大健康产业发展

风险识别与防控问题研究

邓勇 等◎著

法律出版社

LAW PRESS · CHINA

—— 北京 ——

图书在版编目（CIP）数据

大健康产业发展风险识别与防控问题研究／邓勇等
著. -- 北京：法律出版社，2024. -- ISBN 978 - 7 - 5197 -
9272 - 5

Ⅰ. R199.2

中国国家版本馆 CIP 数据核字第 20249HA643 号

大健康产业发展风险识别与防控问题研究 DAJIANKANG CHANYE FAZHAN FENGXIAN SHIBIE YU FANGKONG WENTI YANJIU	邓　勇　等著	策划编辑 孙　慧　余群化 责任编辑 孙　慧　余群化 装帧设计 李　瞻

出版发行 法律出版社	**开本** 710 毫米 ×1000 毫米　1/16
编辑统筹 司法实务出版分社	**印张** 26　**字数** 388 千
责任校对 王语童	**版本** 2024 年 9 月第 1 版
责任印制 吕亚莉	**印次** 2024 年 9 月第 1 次印刷
经　销 新华书店	**印刷** 北京建宏印刷有限公司

地址:北京市丰台区莲花池西里 7 号（100073）

网址:www. lawpress. com. cn　　　　　　　销售电话:010 - 83938349

投稿邮箱:info@ lawpress. com. cn　　　　　客服电话:010 - 83938350

举报盗版邮箱:jbwq@ lawpress. com. cn　　　咨询电话:010 - 63939796

版权所有·侵权必究

书号:ISBN 978 - 7 - 5197 - 9272 - 5　　　　　定价:98. 00 元

凡购买本社图书,如有印装错误,我社负责退换。电话:010 - 83938349

序言

PREFACE

医疗反腐风暴引起强烈震动，不少医院领导、企业家银铐入狱，这引起了社会各界对"医蠹"成因的反思。各执一词之际，总离不了"利益"二字。《黄帝内经》云："天覆地载，万物悉备，莫贵于人。"然沧海桑田、朝迁市变，医者以何为大又成了一个值得深虑的问题。我们都熟知的那句口号"时间就是金钱，效率就是生命"实际在一定程度上也刻画了市场经济下的生命价值，而如何在湍急浪潮当中把握尺度，亦只有作为共识的法律规范以及社会责任能够回答。

本人作为执教于中医药首善学府——北京中医药大学的高校教师和专注于大健康法商的执业律师，马齿徒长之际，也曾发表过一些文章，以表达对于医药卫生法律、政策、管理、经济、投资等方面的思考，力求经世致用。本书的诞生旨在记录十年时间内的这些思考，并期望为每一个寻求理论真理、政策理解以及实践应用的朋友献上一桩路标。每一篇文章都是我对医药的理解、对政策的判断以及对时代的感悟，希望能为您带来启发。

同仁们，正如我们曾经发表过的那么多不同的意见一样，"横看成岭侧成峰，远近高低各不同"，每个富有远见卓识的志士，都有着自己的阅读需求及知识品位，通过这本书，期待能够与您交流对相关领域的深度洞察和专业见解，共同推开大健康产业规范发展的方便之门。

我怀着敬畏写作这本书，期望在冷硬的文字中传递出温暖与力量，期待以激烈的笔墨，在尘世中描绘出真实的智慧画卷。这些文章都是基于当时的社会热点关注问题而写作，展示事实之余，也能引发时段式的思考，白驹过陈间，也许能诞生新的恍悟。

本书分为六章，第一章是绪论，主要内容为大健康产业概述以及大健康产业的相关数据。此外，第一章还对大健康产业的政策进行了剖析，分析了大健康产业的法律风险与规范风险并提出应对措施。第二章是风险识别与防控研究专题一：医院篇，分为多个小节，介绍了不同主题的医院风险识别与防控，其中包括公立医院院长任职责任、民营医院投资并购、民营医院股权融资、医院融资租赁、医院托管、外商投资医院等内容。第三章是风险识别与防控研究专题二：医药企业篇，涵盖了药企经营常见法律风险及防范、药企外资并购风险与法治应对、药企研发环节风险防控、中医药领域技术委托开发合同法律风险防控、药物临床试验合作中的法律风险识别与防控等方面的内容。第四章是"互联网＋大健康"产业风险识别与防控篇，介绍了AI中医药云平台、中医药信息化、中药材电商产业、"互联网＋上门采血服务"等方面的内容。第五章是风险识别与防控研究专题三：大健康新兴产业篇，分为多个小节，包括运动医学产业风险及防控、第三方医疗平台业务拓展及风险防范、基因测序公司风险识别、职业陪诊风险及防范对策、"寄血验子"非法产业的整顿与反思等内容。第六章是大健康产业主体IPO风险识别与防控篇，本章研究了生物医药企业、中成药企业、互联网医疗企业、食品企业、连锁茶饮企业、毛发诊疗企业、医疗器械企业等的IPO风险识别与防控。

每一篇文章背后，都是我对生活的热爱和对知识的尊重，更有本人对时代变迁下医者、患者、企业家之间的关系的思考。我希望各位读者在阅读之后能够认为，这本书不只是一个个文字的堆砌，而是一种思考的方式，是一种关注社会、法治、经济气息的独特视角，更是将科技的探索和人性的丰满连接在一起的桥梁。希望读者能够结合自己对医疗行业的领悟和体会，翻开这本书，一起对个人、社会和时代进行深度反思，或炽热，或冷静地遍历一段段时间，从中挖掘一些共性的东西，进一步反馈社会、力求精进。

同时，这些文字亦记载了我的教学与实践生涯，在执教、实践兼济的过程当中，正是这些文字让我意识到，"逝者如斯夫，不舍昼夜"。我们既充当着时代的齿轮，亦刻画着自己的年轮，每一次成功或失败都是我前进的动力，每一次颔首或批评亦是我精进的动力。我将继续砥磨笔端，寻找更多未知的角落，产出更多关于医药卫生法律、政策、管理、经济和投资的相关内容。

在未来的日子里，让我们一同在学术的海洋、实践的潮流中探索，不断地寻找那些深藏的智慧珠宝。大健康，风险识别与防控，医疗反腐，公平竞争，这些词汇，每一个都有丰富的内涵，每一个都代表了一片广阔的知识领域以及一个个鲜活的案例。虽然它们看似冷僻，但是他们指向一个个鲜明的案例，深深影响着我们每一个人的生活。每一篇文章都聚集了那个时间段下媒体人的共同关注、法律人的精准剖析以及管理者的精准设计，反映着时代的变革和那个时间段下不同行业工作者的辛劳汗水，对生活的热情及对公众、社会的责任。

《伤寒论序》当中讲："自非才高识妙，岂能探其理致哉？"在攀登医药卫生法学术高峰的过程中，亦常常深感浅薄，"思求经旨""多闻博识"亦谨记于心。写作是热情的外放，更是寻求和分享。在这个宏大而复杂的医药卫生法律、政策、管理、经济、投资领域里，没有人能够拥有所有的答案，然而，我坚信每一次探索都有意义，这些文字会带来新的理解、新的观察、新的问题，然后开启新的旅程，寻找下一个答案。我由衷地期待读者们在这些或许不完美的答案里，保持自己的独立思考，以给出有价值的洞察，找到自己的答案。

生活在不断前行，知识在不断积累，而我，会继续探寻，分享我的思考，以期给您带来更深的思考和更丰富的认识。

每一个结束，都是新的开始，让我们一同携手，向着更广阔的智慧大海，扬帆起航。衷心地祝愿您在阅读这本书的过程中，找到属于自己的宝藏。感谢您对我的支持，谢谢您选择和我一起启程，我期待，您与我共同收获的，将会是更为深厚的理解、更为高远的视野，以及更为精彩的生活。

在此，我们要诚挚感谢安利中国对本书出版的大力支持和帮助。安利中国作为大健康产业的重要参与者和推动者，致力于倡导健康生活方式，促进人们的身心健康。作为一家具有社会责任感的企业，安利中国不仅积极投身于产品研发和创新，更注重对各个领域的支持和贡献。通过安利中国的慷慨赞助，我们得以顺利出版本书，将大健康产业风险识别与防控的重要性和方法论传播给更多的读者。安利中国的支持不仅体现了其对大健康产业的关注和支持，也为我们的出版提供了坚实的后盾，使我们能够更好地完成这一使命。

相信通过这本书的出版，我们能够为大健康产业的发展贡献一份力量，为人们的健康保驾护航。愿我们的旅程一帆风顺，愿大健康事业发展蒸蒸日上！

2024 年 1 月 5 日

于北京中医药大学良乡校区刺猬河畔

目录

CONTENTS

第一章 绪 论

大健康产业，是指以医疗行业、医药行业、保健品行业、"互联网＋大健康"产业等为主要内容的大健康产业联盟。近年来，在国家利好政策的支持、老龄化社会的加深、民众健康意识的提升等因素的推动下，大健康产业正处于快速发展阶段，市场规模日益扩大。同时，我们也要意识到，经过三十多年的迅猛发展，大健康产业市场依然没有变得成熟，还处于初期阶段，大健康产业面临诸多法律风险与规范风险。本书将在风险识别的基础上提出防范应对措施，以期促进大健康产业进一步发展。

第一节 大健康产业概述

所谓大健康产业，是与维持健康、修复健康、促进健康相关的一系列健康产品生产经营、服务提供和信息传播等产业的统称；通常包括医药工业、医药商业、医疗服务、保健品、健康保健服务等方面。[①] 大健康产业是在对生命全过程全面呵护的理念的指导下提出来的。它追求的不仅是个体身体健康，还包含精神、心理、社会、环境、道德等方面的完全健康。

随着健康中国战略的持续推进，大健康产业正在逐渐占据顶层设计的重要位置，成为各方资本竞相追逐的朝阳产业，大健康产业迎来了加速发展期。此外，2020 年新冠疫情席卷全球，各国医疗卫生水平和承载能力遭受严峻考

---

① 参见赵莹：《我国大健康产业发展现状及推进建议》，载《中国国际财经（中英文）》2017 年第 23 期。

验，居民健康保健意识大大提升，对健康产品和服务的需求爆炸式增长，给大健康产业的发展带来了新的机遇。当前，大健康产业已发展成为全球规模最大、发展速度最快的新兴产业之一，是发达国家推动经济增长、优化经济结构的重要力量。[①] 虽然与美国、日本等发达国家相比，我国大健康产业正处于初级阶段，但蕴含着巨大的发展潜力。目前，中国大健康产业总体规模仅次于美国，位居世界第二，2030 年中国大健康产业总体规模有望达到 30万亿元，成为世界第一名。

上奇研究院数据显示，截至 2022 年 8 月 31 日，全国共有 1963475 家大健康产业企业，占全国企业的 5.91%。截至 2022 年 8 月 31 日，广东省、山东省和河南省大健康产业企业数量位列全国前三，分别有 209200 家、171053家和 113315 家。截至 2022 年 10 月 4 日，全国大健康产业有上市企业 1243家，占全国大健康产业企业数量的 0.06%；高成长企业 4493 家，占全国大健康产业企业数量的 0.23%；高技术企业 19972 家，占全国大健康产业企业数量的 1.02%。

随着时代的飞速发展，大健康产业的数字化发展成为该产业发展的新方向，如线上售药、"互联网 + 上门采血服务"、网约护士等新业态不断出现，不仅丰富了产业的内涵，而且便利了人们的生活。"互联网 + 健康"已成为大健康产业发展的新趋势。从技术层面分析，相关数据显示，国内移动互联网发展势头十分强劲，"互联网 +"发展的客观条件已经趋于成熟。从资本角度分析，近年来"互联网 + 大健康"领域投融资事件频繁发生，2018 年呈井喷之势，2019 年"互联网大健康第一股"新氧上市更将资本市场对"互联网 + 大健康"的关注引向了高潮。目前，就互联网与健康结合，大概可分为以下几个类型：（1）以健康管理为主，主打个人部分或全方面健康档案及应对的解决方案；（2）以预约咨询为主，提供专家的预约服务和在线的咨询服务；（3）以知识学习型为主，网站提供多种医疗健康知识供用户自行获取；（4）以健康交流互动为主，提供医与患、医与医、患与患之间的互动交流，提倡人与人之间的相互关怀和帮助；（5）以健康 App 应用为主，如新

[①] 参见李欢、张城彬：《国际大健康产业发展路径研究》，载《卫生经济研究》2021 年第 3 期。

近兴起的健康终端平台，内容包含以上一种或多种类型，基于地理位置即时通信等功能，赋予移动医疗健康服务更多新活力。

第二节 数说大健康产业

宽泛而言，大健康产业包含了一切与人的身心健康相关的产业体系，包含健康人群的创造和维持健康、亚健康人群的恢复健康，以及患病人群的健康修复，是覆盖全人群、全生命周期的产业链。产业范畴包括药品、医疗器械、中药材、医用材料、保健食品、保健产品（健康用品）、健康器械等内容的健康制造业，以及包含医疗服务、健康管理、健康养老、调理康复、科学健身、营养保健、健康监测、健康咨询、健康信息、健康保险、健康理财等内容的健康服务业。[①]

大健康产业可划分为以下几个行业：医疗行业、医药行业、保健品行业、健康管理服务业、健康养老行业、其他行业。

一、医疗行业

医疗行业主要包括医院、诊所、中医馆等传统医疗服务方式。伴随我国人口老龄化，医院诊疗人次不断攀升，消费水平不断升级，医药卫生体制政策的相继出台，使我国医疗行业迎来新的发展格局。市场化的专科医院、高端医疗机构、综合性医院层出不穷，产业链条也在不断整合、完善。

（一）医院

医院是指按照法律法规和行业规范，为患者提供必要的医学检查、医学治疗、护理、接诊、救治运输等服务，以救死扶伤为主要目的专门机构。根据国家统计局 2023 年 2 月 28 日发布的《中华人民共和国 2022 年国民经济和社会发展统计公报》，2022 年年末全国共有医疗卫生机构 103.3 万个，其中医院 3.7 万个，在医院中有公立医院 1.2 万个，民营医院 2.5 万个。医疗卫

---

① 参见《大健康产业发展现状及趋势分析》，载前瞻产业研究院网 2019 年 12 月 9 日，https://bg. qianzhan. com/report/detail/1912091601040855. html#read。

生机构床位 975 万张，其中医院 766 万张，乡镇卫生院 145 万张。

（二）中医馆

国家中医药管理局、国家卫生和计划生育委员会、人力资源和社会保障部印发的《关于印发基层中医药服务能力提升工程"十三五"行动计划的通知》对基层中医馆建设下达了明确指标：85% 以上的社区卫生服务中心、70% 以上的乡镇卫生院建设中医馆、中医堂等中医药综合服务区；并规定在健康教育印刷资料、音像资料的种类、数量、宣传栏更新次数以及健康知识讲座、公众健康咨询的次数方面中医药内容不低于 40%。有观点认为，之所以采用中医馆而不是中医诊所或者门诊部这些名称，是因为其代表的就是大健康理念，并非一个单纯的医疗机构，而是一个集医疗药品、保健理疗、休闲养生、健康饮食、文化渗透、理念教育为一体的综合体。在中医医疗服务市场，对于一些民间的小投资者来说，中医馆是一个很好的切入点。

2021 年，中医医疗服务行业呈明显复苏态势，民营中医医疗行业、公立中医医疗行业增速分别回升至 18% 与 16%。民营中医医疗行业增速明显更快，行业收入占比由 2016 年的 8.8% 提升至 2021 年的 12.1%。由于线下中医馆以中医门诊为主要业务，我们进一步将中医医疗服务行业拆分为门诊市场与住院市场。2021 年，中医门诊市场行业规模约 2700 亿元，其中民营中医门诊市场规模超 400 亿元。[①]

二、医药行业

医药行业是大健康产业中最为基础的产业，可以分为医药工业和医药商业两大部分。

（一）医药工业

按产品的用途，医药工业可分为制药工业和医疗器械工业。其中，制药工业按原料来源和工艺特点可分为化学合成药、抗生素、中成药、植物提取药、脏器生化药、生物制剂六类；按生产程序又可分为原料药生产和药物制

---

① 参见《民营中医门诊规模超 400 亿元，发展现状如何?》，载微信公众号"民营院长俱乐部"2023 年 1 月 17 日，https://mp.weixin.qq.com/s/sd5pHpsNze3nVl7W85VL7A。

剂生产两个部分。医药工业的生产特点是：（1）生产流程长，工艺复杂。（2）所需原料种类多，许多原料和生产过程中的中间体是易燃、易爆、有毒、腐蚀性很强的物质，对劳动保护、工艺操作、设备等方面的要求严格。（3）产品质量标准高。（4）生产的副产品多，"三废"多，污染严重。（5）药物品种多，更新快，新药开发期长，难度大，代价高，风险大。[①]

医药工业是关系国计民生、经济发展和国家安全的战略性产业，是健康中国建设的重要基础。2021 年 12 月，工业和信息化部、国家发展和改革委员会、科学技术部等九部门联合印发了《"十四五"医药工业发展规划》，提出"到 2025 年，主要经济指标实现中高速增长，前沿领域创新成果突出，创新驱动力增强，产业链现代化水平明显提高，药械供应保障体系进一步健全，国际化全面向高端迈进……展望 2035 年，医药工业实力将实现整体跃升，创新驱动发展格局全面形成……实现更高水平满足人民群众健康需求，为全面建成健康中国提供坚实保障"。

（二）医药商业

医药商业主要负责药品在市场上的流通，是专门从事医药商品经营活动的独立的经济部门。医药商业对于工厂生产出来的医药商品，包括药品、医疗器械、化学试剂、玻璃仪器等，通过购进、销售、调拨、储运等经营活动，供应给医疗机构、消费者，完成医药商品从生产领域向消费领域的转移。医药商业是处于医药商品生产和消费之间的中间部门，起到把生产和消费联系起来的中介作用，是医药商品买卖的组织者。医药商业在组织商品流通过程中，一般分为批发和零售两大流转环节。批发是商品从生产领域进入零售企业和医疗单位，或批发企业之间的买卖活动；零售是商品从生产领域进入消费者领域的买卖活动。[②]

进入 2023 年，从上市医药商业企业的年报预告增幅看，共有 6 只"医药商业"股实现不同程度的增长，其中药易购、第一医药、漱玉平民业绩实现翻

---

① 参见中国大百科全书总编委会：《中国大百科全书》（第 2 版），中国大百科全书出版社 2009 年版，第 26 页。

② 参见《医药商业》，载前瞻经济学人网 2014 年 3 月 17 日，http://baike.qianzhan.com/detail/bk_76c91be7.html。

倍，药易购年报预告增幅最高。药易购是一家专注于"院外市场"的医药流通综合服务商，该公司预计全年实现营收 39.75 亿元，同比增长 16.9%，销售业绩再创新高，公司主营业务毛利率也从 2021 年的 5.46% 上升至 7.99%。[①]

三、保健品行业

保健品行业主要是指对身体有益的产品或者是营养品的生产、销售、物流等整个系列，包括普通食品、保健食品、膳食营养补充剂等细分行业。与发达国家相比，我国的保健品行业起步较晚，且基数较小。

（一）普通食品行业

普通食品包含许多具有保健效果的品类，如虫草、燕窝等初级农产品。近年来，我国食品行业积极适应变化，在国家扩大内需等政策支持下，逐步走向规模化、国际化、产业链一体化。高速发展的线上平台成为食品行业发展速度最快的分销渠道，未来食品电商零售与线下零售结合将会继续助力食品行业的快速发展。

（二）保健食品行业

根据最新公布的《保健食品注册与备案管理办法》，保健食品是指声称具有特定保健功能或者以补充维生素、矿物质为目的的食品，即适用于特定人群食用，具有调节机体功能，不以治疗疾病为目的，并且对人体不产生任何急性、亚急性或慢性危害的食品。

在营养及健康知识普及、消费升级及政策的影响下，中国保健品市场发展迅猛。2014 年，中国保健品市场规模达到 1797.14 亿元，2019 年增至 2669.56 亿元，成为全球第二大保健品消费国。[②] 我国营养及健康知识不断普及，保健品渗透率低，老龄化加剧，国民收入提高，由此看来，中国保健品市场潜力大。2020 年以前，中国保健食品行业产量和需求量均整体呈现快速

[①] 参见《迎政策利好！"医药商业"概念爆发，低估值 + 年报预喜股请收藏！》，载百家号"聚焦黑马股" 2023 年 2 月 16 日，https://baijiahao.baidu.com/s? id = 1757973309150873346&wfr = spider&for = pc。

[②] 参见《2020 年中国保健品行业发展现状及未来发展趋势分析》，载婴童招商网 2023 年 3 月 3 日，http://www.jsjsj.com.cn/market/28041.html。

增长的趋势。2020 年以来，保健食品产量和需求量的增速放缓。2022 年，在经济发展整体受挫的大环境下，我国保健食品行业仍然实现了增长：中国保健食品行业产量为 70 万吨，需求量为 69.12 万吨，分别同比增长 1.7% 和 1.6%，保健食品行业市场规模为 3946.8 亿元，同比增长 2.95%。[①]

（三）膳食营养补充剂行业

膳食营养补充剂是以维生素、矿物质及动植物提取物作为原材料，通过口服补充人体必需的营养素和生物活性物质，以达到提高机体健康水平和降低疾病风险的目的，通常以片剂或者胶囊剂等浓缩形态存在，是介于食品和药品之间的一种特殊食品，可以调节人体的某种功能。随着生活水平的不断提高，人们对自身的健康状况越来越关注，在培养新的健康习惯的同时，寻找功能性解决方案，通过膳食营养补充剂等营养保健食品来改善健康状况。该市场消费群体规模不断扩大，整体行业呈现较大幅度的增长。北京研精毕智信息咨询有限公司数据显示，2020 年全球膳食补充剂行业市场规模为 1495 亿美元左右，与上年年末的 1422 亿美元相比增长 5.1%，2021 年全球市场规模已增长至 1566 亿美元，与 2020 年同期相比增长 4.8%。

四、健康管理服务业

健康管理服务以现代健康概念和中医"治未病"的思想为指导，运用医学、管理学等相关学科的理论、技术和方法，对个体或群体健康状况及影响健康的危险因素进行全面连续的检测、评估和干预，实现以促进人人健康为目标的新型医学服务过程，[②] 主要包括健康体检、健康咨询、康复服务等。我国健康管理市场潜在规模大约 600 亿元，而现阶段仅完成了 30 亿元左右，有超过 500 亿元的市场空缺有待填补，健康管理产业未来发展空间巨大。其中，体检中心、体外诊断、微量元素检测、生殖健康、中医养生、月子中心

---

① 参见《2022 年中国保健食品行业发展动态分析（附产业链、行业政策、竞争格局分析）》，载搜狐网 2023 年 3 月 13 日，https://www.sohu.com/a/653442323_120950077。

② 参见《2022 年中国健康管理服务行业发展历程、主要产业政策及发展建议》，载百家号"华经情报网" 2023 年 3 月 3 日，https://baijiahao.baidu.com/s? id = 1759308929022472459&wfr = spider&for = pc。

和康复中心成为最具投资潜力的领域。数据显示，截至 2021 年 12 月 24 日，我国数字健康管理企业注册数量达到 16146 家。

（一）健康体检行业

一般医学家认为，健康体检是指在身体尚未出现明显疾病时，对身体进行的全面检查。为了了解身体情况，筛查身体疾病，应用体检手段对健康人群的体格进行检查，就是健康体检，或称为"预防保健性体检"。

目前，市场上的健康体检机构形式多样，根据健康体检机构的经营性质、隶属关系、商业模式等可分为专业健康体检机构、综合医院附属的体检中心和依附于其他产业的健康体检机构三种不同类型。近几年，国民生活水平提高、健康观念深入人心，加之消费升级，国民健康体检行业的市场需求旺盛，呈现井喷发展的趋势。从健康体检人次数来看，健康体检人次从 2011 年的 3.44 亿人次增长到 2019 年的 6 亿人次。2020 年全年，健康体检市场规模达到 1905 亿元。① 随着人们对健康的日益重视以及体检人次的增加，我国健康体检市场前景巨大。

（二）健康咨询行业

随着人们生活水平及保健意识的提高，人们越来越认识到日常保健、定期检查对于健康的重要性。作为当前大健康产业中的热点，健康咨询业务正在各地兴起，健康体检市场展现出良好的发展前景。全国每年有近亿人进行体检，健康咨询市场规模在 100 亿元左右，而高端体检市场大约占整个健康咨询市场的近 1/3。健康咨询市场规模正快速增长，其中高端消费市场以每年 30% 的速度递增，健康咨询市场潜力巨大。未来几年，健康咨询市场将迎来快速增长期。②

我国还逐渐兴起一批健康咨询公司。以京东健康为例，截至 2021 年 6 月 30 日，过去 12 个月的年度活跃用户数量达到 1.09 亿，同比净增加超过 1880

---

① 参见《2020 年中国健康体检行业发展现状及趋势分析》，载百家号"智研咨询"2021 年 6 月 17 日，https://baijiahao.baidu.com/s?id=1702778359176494499&wfr=spider&for=pc。

② 参见 Liu MingYue：《2021—2025 健康咨询行业发展前景及现状分析报告》，载中研网，https://www.chinairn.com/hyzx/20210906/121751307.shtml。

万。一年来，京东健康总收入为 136.4 亿元，健康咨询同比增长 55.4%；前 6 个月毛利率连续两年同比下降超 1%，主要是由于免费提供了大量在线咨询服务及优质商品持续平价销售，让利用户；京东健康互联网医院开设的专科中心已增至 24 个，已有超 13 万名医生及医疗专家加入，日均在线咨询量超 16 万人次。[1]

（三）康复服务行业

康复治疗指的是综合、协调地运用各种治疗手段，消除患者身心及社会功能障碍，使患者恢复工作、生活、学习，从而重返社会。治疗手段方面包括西医治疗和中医治疗，西医以声、电、光等物理治疗和作业治疗为主，中医则以中药、针灸、推拿、刮痧和心理调节为主。康复服务行业产业链较短，大致可以分为三个部分：上游是康复器械、药物生产商；中游是康复治疗机构，以及部分出售康复药物及器械的零售药店等机构；下游则是需要接受康复治疗的患者。康复治疗机构可分为康复医院（康复专科医院）、康复科（综合医院中的康复科）、康复门诊（康复诊所）、康复医疗院、准康复医疗机构（长期留治机构、病残护理院）等。

我国康复治疗市场刚刚起步，潜力巨大。2021 年，我国康复医疗服务行业市场规模约 1011 亿元。未来，随着人口老龄化的加速、国民康复意识的觉醒以及国家政策的强力推动，康复医疗服务行业市场规模将持续增长，预计 2025 年中国康复医疗服务行业市场规模将达 2686 亿元。

五、健康养老行业

健康养老行业主要包含社区居家养老、机构养老、智慧养老等一系列养老产业，包括为老年人提供设施、特殊商品及服务的相关产业，具有特殊性、综合性、微利性等特征。我国早在 2000 年就已正式步入老龄化社会，随着人口老龄化加速，健康养老产业地位凸显，且健康养老产业链较长，上下游带动效应明显。《中华人民共和国 2022 年国民经济和社会发展统计公报》显

---

[1] 参见 Liu MingYue：《2021—2025 健康咨询行业发展前景及现状分析报告》，载中研网，https://www.chinairn.com/hyzx/20210906/121751307.shtml.

示，截至 2022 年年末，全国共有各类提供住宿的民政服务机构 4.3 万个，其中养老机构 4.0 万个；民政服务床位 849.1 万张，其中养老机构服务床位 822.3 万张。

（一）社区居家养老行业

根据全国老龄委办公室、国家发展和改革委员会、教育部等发布的《关于全面推进居家养老服务工作的意见》，居家养老是指政府和社会力量依托社区，为居家养老的老年人提供生活照料、家政服务、康复护理和精神慰藉等方面服务的一种服务方式。目前，我国确立了"9073"的养老格局——90% 的老人居家养老，7% 的老人社区养老，3% 的老人机构养老。

开展社区居家养老，不仅能够在一定程度上解决养老困难的问题，而且增加了就业岗位，缓和了"就业难"问题，也加快社会经济发展。此外，社区居家养老费用低，但是水平高，社区卫生服务体系的建立也为社区居家养老奠定了基础，从而实现个人、家庭、社区和政府的资源共享，节约养老成本。

（二）机构养老行业

目前，国内还没有专业完善的养老服务团队，无论是人员培训还是团队管理方面，养老机构都难以做到专业可持续。加之养老行业还需要医疗等更加专业的资源，真正能够持续经营的养老机构少之又少。国内养老企业受无法持续经营影响，目前运营成本较高，因而给人造成的印象是，养老行业发展慢、花费高、盈利差。目前，我国大陆一线城市中，有三成左右的老人能够接受每月 10000 元以下的养老服务。从我国台湾地区的养老机构运行情况来看，我国台湾地区的养老机构还属于非营利组织，在免除税务的背景下，每年能够实现 8% 左右的利润。

目前，结合养老行业下游以及我国老年人口潜在消费力来看，养老行业市场潜在规模或已接近 5 万亿元。随着养老行业市场规模的逐步扩大，养老机构数量也在逐年增长。数据显示，2021 年中国注册的养老服务机构为 4.25 万家，社区养老服务机构和设施有 31.8 万家。尽管养老机构数量在增长，但中国养老行业需求还未得到满足，所以只要能妥善处理上述问题，在宏大的市场规模面前，养老产业的利润不容小觑。

（三）智慧养老行业

随着中国 65 岁以上老人数量的增长，中国智慧养老行业迎来了爆发性的增长。数据显示，中国智慧养老行业市场规模在 2021 年迎来了爆发性的增长，市场规模为 6.1 万亿元，同比 2020 年上涨 62.23%。随着中国人口老龄化的加剧和政策利好，预计未来中国智慧养老行业市场规模会进一步扩大。

根据共研网统计，2013 年以来，中国智慧居家养老市场规模不断攀升。2013 年，中国智慧居家养老市场规模为 8439.9 亿元；2021 年，智慧居家养老市场规模增长至 28725.1 亿元，较 2013 年增长 20285.2 亿元。随着中国智慧养老行业的发展，加之政府政策的扶持作用，越来越多的企业投入智慧养老行业中来，数据显示，2021 年中国智慧养老行业企业数量为 920 家，2022 年 1 月至 8 月中国智慧养老行业企业数量为 618 家。

六、其他行业

与健康相关的其他行业，包括医疗旅游、运动医学、基因测序等。目前，健康企业的数量、产品的种类不断增多，大健康产业的整体容量、涵盖领域、服务范围正在不断扩大，涌现出一批新建新型医疗健康类机构，呈现市场与政策双轮驱动的格局。

（一）医疗旅游行业

医疗旅游作为医疗行业和旅游业相结合的一种新兴产业，在世界各地悄然兴起，逐渐成为全世界增长最快的新兴产业之一。国人对医疗旅游的需求也在与日俱增。中国公民每年到韩国、日本、美国等国家接受美容、抗衰老、亚健康、体检等医疗服务的消费规模超过 50 亿美元。在国家扩大消费的国策之下，发展新兴的医疗旅游业有利于促进这一目标的实现，将外流的消费拉回国内。目前，国内也有部分城市在推进这一新兴产业的发展，如上海、北京和海南等地就明确提出大力发展医疗旅游业。中国旅游资源非常丰富，特别是中医药领域拥有传统技术和广阔市场，中国在发展医疗旅游业方面具有独特优势。加上政策的不断支持，中国医疗旅游业必将迎来快速发展的新时期。预计到 2025 年，中国医疗旅游市场规模将达 5000 亿元。[①]

随着医疗旅游在亚洲的不断发展壮大，目前国内上海、北京、海南等省市也在加大医疗旅游的推进力度。在当下的大环境下，有三类地区可适度推进医疗旅游发展：第一类是以上海、北京为代表的经济发达地区，可强化现代化、高端的医疗技术，培养专业化的医疗人才，向国际现代医疗旅游目的地迈进。第二类是以云南、广西为代表的优质气候环境体验地区，以中医药诊疗手段和生态文化旅游景观为吸引，打造中医疗养旅游目的地。第三类是以海南、四川为代表的交通便捷、环境优越的综合性目的地，可促进中医药文化旅游产业和现代医疗产业共同发展，打造综合型康养旅游目的地。

（二）运动医学行业

运动医学是医学与体育运动相结合的一门基础和临床多学科综合性应用的医学学科，在临床上以膝、肩、肘、髋、踝关节运动伤病为主体，开展较大规模的各类关节镜和切开手术。运动医学产品主要分为关节镜系统和植入物，其中关节镜系统包括关节镜、动力系统和辅助设备等，是运动医学相关疾病的必备检查和治疗工具，植入物则包括固定装置、软组织重建物和相关配套工具等。

近年来，体育运动在人们生活中的受关注度逐步增强，与其相伴而生的运动医学领域也逐步走进大众视野。随着中国运动人群的快速增长、人口老龄化趋势加快以及居民医疗消费需求的持续提升，国内运动医学市场正处于快速发展阶段。[②] 目前，中国运动医学市场由外资占据主导地位，其中施乐辉、Arthrex、史赛克、强生和康美五家外资企业合计占据 86% 的市场份额，国内企业经过前期的积极布局，以凯利泰、天星博迈迪等为代表的企业已完成了多款产品线的布局。整体来看，国产企业发展虽处于早期阶段，但已具备了与外资竞争的能力，国产替代有望开启。

[①] 参见郭梦：《医疗旅游行业发展现状及前景分析 2023》，载中研网，https://www.chinairn.com/scfx/20230127/110724628.shtml。

[②] 参见《运动医学行业概况与市场分析（上）》，载百家号"思宇 Med Tech"2022 年 3 月 19 日，https://baijiahao.baidu.com/s？id=1727681168634135937。

（三）基因测序行业

中国基因测序市场的规模在不断增长扩大，也将会迎来一个蓬勃发展的未来。一方面，随着生物技术的不断发展，基因测序技术日益成熟，成本也在不断降低，使基因测序技术的应用范围不断扩大，并吸引了越来越多的消费者。另一方面，中国政府对基因测序行业的支持力度也不断加大，对基因测序技术的研究和应用给予了高度重视，并出台了一系列有利于行业发展的政策措施。此外，中国基因测序行业的国际竞争力也在不断提高。中国的基因测序公司正在不断壮大，并将越来越多地进入国际市场，与国际领先的基因测序公司竞争。

根据有关行业报告，随着基因测序技术的发展，中国基因测序行业正在迎来一个蓬勃发展的未来。根据最新报告，中国基因测序市场规模将从2019年的3.39亿美元迅速增长至2025年的16.87亿美元，复合年均增长率（CAGR）达到29.2%。

第三节 大健康产业政策剖析

大健康产业作为朝阳产业，其发展与政策息息相关。长期来看大健康产业的利好政策必将持续出台。目前，中国的大健康产业占GDP的比重不到5%，远远低于发达国家10%的比重。随着产业结构调整成为主流趋势，国家可能会倾向于出台利好政策，鼓励支持大健康产业发展。由于国家层面和地方层面政策支持力度的不断加码，加上需求的增加，大健康产业将会迅猛发展。

一、国家层面

2011年，科技部、卫生部、食品药品监管局等部门推出《关于印发医学科技发展"十二五"规划的通知》，明确提出培养大健康产业新型健康产品开发的发展目标。这是我国对大健康产业的第一个规划，也是首个明确将大健康产业作为一个整体产业所做的规划。

2012 年，卫生部发布《"健康中国 2020"战略研究报告》，主要阐述了我国卫生事业发展所面临的机遇与挑战，明确了发展的指导思想与目标，提出了发展的战略重点和行动计划以及政策措施等。明确到 2015 年，使我国医疗卫生服务和保健水平进入发展中国家的前列；到 2020 年，保持我国在发展中国家前列的地位，东部地区的城乡和中西部地区的部分城乡接近或达到中等发达国家的水平。

2013 年 9 月，国务院出台《关于促进健康服务业发展的若干意见》，提出到 2020 年基本建立覆盖全生命周期、内涵丰富、结构合理的健康服务业体系；明确了今后一个时期发展健康服务业的八项主要任务——大力发展医疗服务，加快发展健康养老服务，积极发展健康保险，全面发展中医药医疗保健服务，支持发展多样化健康服务，培育健康服务业相关支撑产业，健全人力资源保障机制，夯实健康服务业发展基础。

2014 年 9 月，国家发展和改革委员会、民政部、财政部等部门公布《关于加快推进健康与养老服务工程建设的通知》，提出要加快推进健康与养老服务工程，鼓励社会资本参与建设运营健康与养老服务项目。

2015 年 4 月，国务院办公厅出台《中医药健康服务发展规划（2015—2020 年)》等一系列大健康相关政策，这是"健康中国"首次进入政府规划文件，为健康产业的发展指明了方向，提供了政策支持和保障。

2016 年，中共中央、国务院公布了《"健康中国 2030"规划纲要》，这是我国首次公布健康领域中长期的规划，其中明确了我国在卫生健康方面的宏伟蓝图和行动纲领，并以单独一篇章提出发展健康产业，提及优化多元办医格局、发展健康服务新业态、积极发展健身休闲运动产业、促进医药产业发展。同时，国务院办公厅发布了《关于促进医药产业健康发展的指导意见》《关于加快发展健身休闲产业的指导意见》等利好政策，以促进相关健康产业的发展。

2017 年 2 月，工业和信息化部、民政部、国家卫生和计划生育委员会印发《智慧健康养老产业发展行动计划（2017—2020 年)》，提出要推动健康养老服务智慧化升级，提升健康养老服务质量效率水平，为加快智慧健康养老产业发展培育新产业、新业态、新模式。

2017 年 5 月，国家卫生和计划生育委员会、国家发展和改革委员会、财政部等联合发布《关于促进健康旅游发展的指导意见》，明确指出促进健康服务和旅游深度融合；科技部、发展改革委、工业和信息化部等公布了《"十三五"健康产业科技创新专项规划》，提出"以科技创新为动力，以健康需求为导向，以新技术、新产品、新模式、新业态的创新引领，加快推进新药、医疗器械、健康产品、新型健康服务的创新突破，促进健康医学模式转变和支撑健康产业发展"。

2018 年，国家层面发布了一系列有关人民健康的相关政策，其中尤以"互联网＋健康"类政策最为明显。2018 年 4 月 25 日，国务院办公厅公布《关于促进"互联网＋医疗健康"发展的意见》，明确提出一系列政策措施支持"互联网＋医疗健康"发展，并鼓励创新，明确了融合发展的重点领域和支撑体系，也划出了监管和安全底线。

2019 年，由国家卫生健康委负责制定的发展战略《健康中国行动（2019—2030 年）》，围绕疾病预防和健康促进两大核心，提出将开展 15 个重大专项行动，更好地指导各部门制定提高人民健康水平的行动方案。2019 年 9 月 29 日，国家发展和改革委员会、教育部、科技部等联合制定了《促进健康产业高质量发展行动纲要（2019—2022 年）》，指出到 2022 年基本形成内涵丰富、结构合理的健康产业体系，优质医疗健康资源覆盖范围进一步扩大，健康产业融合度和协同性进一步增强，健康产业科技竞争力进一步提升，人才数量和质量达到更高水平，形成若干有较强影响力的健康产业集群，为健康产业成为重要的国民经济支柱性产业奠定坚实基础。

2020 年 6 月 1 日，《基本医疗卫生与健康促进法》开始实施，在法律层面为大健康产业发展明确了规范标准，提供了法治保障。

2021 年 3 月，第十三届全国人大四次会议表决通过了《国民经济和社会发展第十四个五年规划和 2035 年远景目标纲要》，该文件提出要全面推进健康中国建设，加快发展健康、养老、托育、文化、旅游、体育、物业等服务业。

2022 年 1 月，国家卫生健康委员会印发了《"十四五"卫生健康标准化工作规划的通知》，以标准化支撑卫生健康事业创新发展，针对卫生健康领域新技术、新产品、新服务及时跟进相关标准研制，满足互联网健康服务、健身休闲、健康管理、智慧健康产品及服务、健康医疗旅游等新兴业态对标准的需求。2022 年 4 月，国务院办公厅印发《"十四五"国民健康规划》，明确提出做优做强健康产业，推动医药工业创新发展，促进高端医疗装备和健康用品制造生产，促进社会办医持续规范发展，增加商业健康保险供给，推进健康相关业态融合发展。

对于上述政策性文件，笔者以表格的形式梳理如下（详见表 1-1）。

表 1-1　大健康产业政策梳理

文件名称	发文号/发文年份	类别
科技部、卫生部、食品药品监督管理局等部门《关于印发医学科技发展"十二五"规划的通知》（已废止）	国科发计〔2011〕552 号	鼓励类
《"健康中国 2020"战略研究报告》	2012 年	鼓励类
国务院《关于促进健康服务业发展的若干意见》	国发〔2013〕40 号	鼓励类
国家发展和改革委员会、民政部、财政部等《关于加快推进健康与养老服务工程建设的通知》	发改投资〔2014〕2091 号	鼓励类
《中医药健康服务发展规划（2015—2020 年)》	国办发〔2015〕32 号	鼓励类
国务院办公厅《关于促进医药产业健康发展的指导意见》	国办发〔2016〕11 号	鼓励类
《"健康中国 2030"规划纲要》	2016 年	鼓励类
国务院办公厅《关于加快发展健身休闲产业的指导意见》	国办发〔2016〕77 号	鼓励类
国务院《关于印发"十三五"卫生与健康规划的通知》	国发〔2016〕77 号	鼓励类

续表

文件名称	发文号/发文年份	类别
《智慧健康养老产业发展行动计划（2017—2020 年)》	工信部联电子〔2017〕25 号	鼓励类
国家卫生和计划生育委员会、国家发展和改革委员会、财政部等《关于促进健康旅游发展的指导意见》	国卫规划发〔2017〕30 号	鼓励类
《"十三五"健康产业科技创新专项规划》	国科发社〔2017〕149 号	鼓励类
国务院办公厅《关于促进"互联网＋医疗健康"发展的意见》	国办发〔2018〕26 号	鼓励类
国务院《关于实施健康中国行动的意见》	国发〔2019〕13 号	鼓励类
《促进健康产业高质量发展行动纲要（2019—2022 年)》	发改社会〔2019〕1427 号	鼓励类
《基本医疗卫生与健康促进法》	中华人民共和国主席令第 38 号	规范类
《中华人民共和国国民经济和社会发展第十四个五年规划和 2035 年远景目标纲要》	2021 年	鼓励类
国家卫生健康委员会《关于印发"十四五"卫生健康标准化工作规划的通知》	国卫法规发〔2022〕2 号	规范类
国务院办公厅《关于印发"十四五"国民健康规划的通知》	国办发〔2022〕11 号	鼓励类

随着健康中国战略的深入实施，完善健康服务、发展大健康产业是维护国民健康的必然要求。大健康产业作为未来发展的重点领域和朝阳产业，中央和地方对此陆续出台各项政策和相关规划，为大健康产业的发展提供了行动的方向。总体而言，我国大健康政策以鼓励支持类居多，如营造良好的环境，加强基础设施建设，通过采购、宣传等方式为大健康产业发展提供动力等。我国大健康产业正处于初级阶段，现阶段为促进发展以鼓励类政策为主是正确的选择。但我们也要注意，大健康产业是涉及范围较广的朝阳产业，包括医疗卫生、健康保障、医药制造、体育运动服务、健康旅游等众多领域，而这些领域切实关系到人民群众的生命健康安全，需要规范服务供给，严格

规范行业综合监管，对非法行医、医疗欺诈、科室承包、虚假宣传等行为予以重点打击，因此严格有效的监管机制尤为重要。目前的政策体系中，监督性政策的使用比例相对较低，因此需要加大政府政策介入力度，加强健康相关产业的监管力度。[①]

二、地方层面

为贯彻落实国家政策，发展大健康产业，各省市也纷纷出台地方大健康产业发展政策。本书选取北京、山东、浙江、广东等重点省市展开介绍。

（一）北京

北京市出台的重点政策主要有：

2011年，北京市人民政府印发《健康北京"十二五"发展建设规划》，坚持以人为本，促进大健康产业发展；2016年7月，北京市卫生和计划生育委员会、北京市发展和改革委员会、北京市教育委员会公布《关于加强北京市康复医疗服务体系建设的指导意见》，提出进一步加强康复医疗服务体系建设；2016年12月，北京市出台《京津冀卫生计生事业协同发展行动计划（2016—2017年）》，进一步强化区域卫生资源对接，促进民营企业发展；2016年，北京市出台《北京市"十三五"时期卫生计生事业发展规划》，确立了未来5年北京卫生计生事业发展的纲领；2018年，北京市出台《北京市加快医药健康协同创新行动计划（2018—2020年）》，提出促进医药健康产业高质量发展；2020年，北京市出台《健康北京行动（2020—2030年）》，强调将健康融入所有政策；2021年5月，北京市出台《北京市健康企业建设试点工作方案》，推动企业落实职业健康主体责任，助力健康北京；2021年12月，北京市出台《"十四五"时期健康北京建设规划》，确立了新时代发展大健康产业的工作方针。

（二）山东

山东省出台的重点政策主要是各项发展规划，结合各时期全省卫生健康

[①] 参见岳喜优：《基于内容分析法的我国健康产业发展政策研究》，载《南京中医药大学学报（社会科学版）》2021年第2期。

事业发展实际，明确了大健康产业发展的指导思想、战略任务、主要目标和组织保障等内容。山东省出台的重点政策主要有：

2012 年，山东省出台《山东省"十二五"期间深化医药卫生体制改革规划暨实施方案》；2017 年，山东省出台《山东省"十三五"卫生与健康规划》；2018 年 2 月，山东省出台《"健康山东 2030"规划纲要》；2018 年 7 月，山东省人民政府公布《关于印发〈山东省医养健康产业发展规划（2018—2022 年）〉的通知》；2021 年，山东省出台《山东省"十四五"卫生与健康规划》。

（三）浙江

浙江省出台的重点政策主要有：

2012 年，浙江省出台《浙江省公共卫生事业发展"十二五"规划》，提出促进发展公共卫生事业；2016 年，浙江省出台《浙江省卫生和计划生育事业发展"十三五"规划》，鼓励社会力量发展医疗健康服务业；2021 年 5 月，浙江省出台《浙江省卫生健康事业发展"十四五"规划》，提出加快提高卫生健康供给质量和服务水平；2021 年 9 月，浙江省经济和信息化厅等部门《关于浙江省中药产业高质量发展的实施意见》，加快推动中药产业高质量发展。

（四）广东

广东省出台的重点政策主要有：

2012 年，广东省出台《广东省卫生事业发展"十二五"规划》，明确加快卫生事业发展；2017 年，广东省出台《广东省卫生与健康"十三五"规划》，明确了"十三五"时期卫生健康工作发展的指导思想和主要目标；2018 年，广东省卫生健康委员会办公室出台《关于进一步加强健康体检机构管理有关工作的通知》，提出进一步规范省内健康体检服务机构诊疗行为，保障健康体检质量和安全；2022 年 1 月，广东省出台《广东省中医药发展"十四五"规划》和《广东省国民经济和社会发展第十四个五年规划和 2035年远景目标纲要》。

（五）小结

总体而言，地方政府紧跟国家政策脚步，在结合当地实情的基础上出台相关政策，但是大部分对国家政策的内容改动不大，多为支持鼓励的利好政策，监督规范的政策还有待完善。

第四节　法律风险与规范风险识别

国家卫生健康委员会、国家医疗保障局、国家市场监督管理总局、国家发展和改革委员会、国家药品监督管理局、中央网络安全和信息化委员会办公室等监管部门不断出台新政，进行单独及联合执法，从医疗、医药、医保、数据规范管理及网络安全、互联网反不正当竞争与反垄断等角度对大健康产业内的企业机构及其相关负责人进行全面规范，对大健康产业内的企业机构的医疗规范管理提出了更加细致的要求。本书从医院、医药企业、"互联网＋大健康"产业、大健康新兴产业、大健康产业主体 IPO 等领域、视角出发，对大健康产业中的法律风险与规范风险进行识别，以期为大健康产业的风险防范和应对举措的提出奠定基础。

规范风险识别，是指对大健康产业内部规范风险存在或者发生的可能性以及规范风险产生的原因等进行分析判断，并通过收集和整理所有规范风险点以便进一步对规范风险进行监测和控制的系统性活动。规范风险评估，是指在规范风险识别的基础上，应用一定的方法估计和测定规范风险可能导致法律制裁、监管处罚、重大财物损失和声誉损失等相关风险损失的概率和损失大小，以及对大健康产业整体运营产生影响的程度。尤其是对医院、医药企业开展规范风险识别与评估的目的，在于识别其潜在的规范风险行为，采取积极的管理措施管理风险，以避免规范目标无法达成。基于规范风险识别的结果，医院、医药企业将采取必要的措施管控规范风险，或在内部有效地开展预防性规范管理工作，使其能在业务所在地区/所在国规范地开展业务、诚信经营，从而实现规范目标，提升社会形象，减少或避免监管机构的处罚。

同时，规范风险识别与评估有助于医院、医药企业内部形成规范风险意识，帮助组织及时制定风险应对措施，从而避免违反法律法规和规范承诺，实现规范发展目标，进而为实现大健康产业可持续发展提供必要条件。

一、医院领域的法律风险与规范风险识别

第一，我国的公立医院从性质上属于事业单位，且公立医院作为我国医疗体系的主力军，承担着为广大人民群众提供医疗服务的重任，而公立医院院长则一般是具有一定行政级别的公职人员，他们在管理医院的过程中必然要面对各种法律法规的监管和约束，同时承担着各种法律风险。因此，公立医院院长需要了解刑事责任、行政责任、民事责任等常见法律风险，知晓规避之策，依法依规管理好公立医院。第二，在一系列鼓励政策的引导下，中医医疗机构建设的条件较以往而言更为宽松，社会资本投资开办中医诊所、医馆的热情高涨，但在现阶段，社会资本投资设立中医馆尚存在诸多隐含的法律风险，如不加防范，政策实施效果将大打折扣。第三，民营医院股权融资中的法律准备工作和风险与公立医院融资存在差异，在融资中也存在商业秘密保护风险、高杠杆带来的财务风险、严苛的对赌条款带来的风险、投资人介入医院运营导致的风险等。在"医疗设备投放＋融资租赁"这一模式下，一旦医院作为承租主体，与融资租赁公司签署融资租赁合同，其作为承租主体的还债义务是不可规避的。如果不按时、不足额还款，医院就会面临被融资租赁公司追债的风险。因此，医院在对外签署各类合同时，应该识别因此带来的法律后果，避免不必要的财产损失。第四，医院托管主要是通过托管合同进行的，由于托管后医院的所有者失去了管理权，而且很多时候也不拥有监督权，管理者有可能为了自己的利益而损害医院所有者的利益，如转移资产、为了短期利益损害医院声誉等。第五，医院投资领域。一方面，目前我国对于外商投资的限制正在不断减少，政府持大力鼓励和支持的态度，但相关法律法规政策尚未完善，对经营中的法律风险与规范风险点进行识别具有一定的实践意义。另一方面，近年来国家政策大力支持中医药的发展，社会资本投资中医馆的中医药行业投资并购案例不断增加，但整个行业呈现两极分化严重的态势，存在投资风险与规范经营法律风险。

二、医药企业领域的法律风险与规范风险识别

第一，药企常见法律风险包括非法委托加工、药品产品质量存在的风险、不正当竞争带来的风险以及知识产权管理的风险。第二，在药企外资并购过程中存在包括中药秘方配方等商业秘密被外资控制、市场定价权和市场格局将重新洗牌、影响中药产业的健康发展和安全等在内的负面效应；药企研发环节中也存在研发数据管理不足、数据监管与风险防控不到位、药物临床试验数据的可溯源机制与企业内部规范性核查机制建设不够完善以及研究数据保密意识不足、提供虚假数据等风险点。第三，在医药领域尤其是中医药领域的技术开发合同中，通常会存在委托方提供传统名方或者秘方，交由受托方开发新药的情况，且受托方在开发制造新药过程中，必须遵照《中华人民共和国药典》的相关规定。但是，《中华人民共和国药典》的修改和完善以及委托方组方的真实性，都容易成为医药领域技术开发合同不能实现的障碍，同时将成为技术开发合同中标的不能实现的争议点。第四，药物临床试验合作中，申办者与研究机构签订合同时涉及民事法律风险；申办者未经批准开展药物临床试验存在整顿、吊销资格等行政处罚风险，严重违规行为存在警告、罚款等行政处罚风险，临床数据造假行为可能有撤销许可、十年不受理等行政处罚风险；刑事法律风险包括：申办者或临床机构工作人员的临床数据造假行为构成妨害药品管理罪，研究机构工作人员的商业贿赂行为可能构成受贿罪。第五，随着反垄断执法力度的不断加大，医药行业成为反垄断执法的重点领域，横向垄断是医药行业规范化过程中经常遇到的问题，其表现形式主要有：固定或提高药品价格、投标者之间串通投标、分割销售或原材料采购市场、联合抵制交易和反向支付协议。第六，医药行业的税收优惠政策和税收规范文件多，税务风险高，处罚力度大，税务风险防范对医药企业发展尤为重要。医药行业税务风险内嵌于采购、生产、销售三大环节，对每一个风险控制点都需要给予足够的关注。同时，医药企业分为药品生产企业和药品经营企业两大类，某些医药集团也存在产销合一的运营模式，在税务风险管理时既要关注制药和销售的区别，也要关注其联系。第七，医药企业赞助学术会议时存在商业贿赂的法律风险。医药企业赞助学术会议时，通过

有意识地对合同条款进行设计，可有效规避被认定为商业贿赂的风险，以实现经济效益与社会效益的有机统一。第八，近年来，医药生产、经营企业以回扣、提成等方式对医疗机构及其医务人员进行商业贿赂，医药企业存在商业贿赂的法律风险，这既损害患者健康、加重患者经济负担，也严重破坏了正常的市场经济秩序。

三、"互联网＋大健康"产业领域的法律风险与规范风险识别

第一，随着人工智能的发展进入新阶段，AI中医药云平台为医疗、健康、养老等领域的建设带来了全新机遇，也带来了一定的风险。在日常药品网络销售工作中，自制中药制剂即使有疗效，某些时候在未取得相关许可证的情况下也会被认定为假药；擅自配制药品并予以销售，涉嫌构成生产、销售、提供假药罪等。第二，随着信息技术和医疗卫生领域的深度融合，互联网医院、网上问诊、多点执业等新兴业态和执业方式迅速出现，中医药在信息化道路上也存在机构准入、远程医疗、非法行医增加诉累、信息安全等法律风险。第三，在中药材电商产业领域中，中药系通过电子平台进行销售，然而由于中药自身的特殊性，特别是其药品属性，使中药电商在规范性发展方面一直处于模糊地带，中药材电商经营过程中存在行政监管风险、税收风险、质量风险、药品追溯风险、虚假宣传风险等风险点。第四，"互联网＋护理服务"行业领域中"互联网＋上门采血服务"为出院患者或罹患疾病且行动不便的特殊人群提供上门血液采样服务，该产业的发展受到实际消费需求有限，公众对疾病风险的认知不足，人力、物力、财力的供给有限，存在上门医疗服务责任风险、人身安全事故风险、多主体责任纠纷风险等因素的制约。第五，医疗数据管理方面，不少医院的病案存在疾病诊断和操作说明不准确、病案首页不完整、手术记录不完善等问题，应当加强医院的数据质量管理以及相关风险的防控，健全医院数据管理制度，建立医疗数据质量管理的常态化监管制度。

四、大健康新兴产业领域的法律风险与规范风险识别

第一，作为新兴行业，除了巨大的市场潜力，在运动医学市场"入局

者"显著增多的背后，市场投资隐患也应予以注意，主要包括六大风险：政策风险、法律风险、人才风险、财务风险、利润分配和退出风险以及群众风险。第二，医养结合、"互联网＋医疗"等新的医疗服务需求增加，第三方医疗平台业务不断拓展，在风险防范方面一是互联网医院与医保对接的风险防范，二是零售药店与医保对接的风险防范。第三，基因测序企业存在上市IPO风险：一是资产评估不确定性、坏账问题、净资产收益率下降、收入季节性波动等财务风险；二是产品质量、研发失败、知识产权纠纷、筹资项目等技术风险；三是境外经营风险、业绩下滑、诉讼赔偿、经销商管理风险、核心技术人员流失风险、实际控制人控制风险等内部管理风险；四是宏观环境风险、行业环境风险、经营环境风险等外部风险。第四，职业陪诊行业关系患者的生命权、健康权、隐私权等关键权益，但目前存在不少职业陪诊乱象，亟须规范治理以保障公民的合法权益。第五，随着二胎政策的放开，非法提供胎儿性别鉴定服务的"寄血验子"产业乱象滋生，然而，这类违法成本依然处在一个低廉的状态，且法律规定较为模糊，这也使在实践中，是否构成犯罪、适用何种罪名都存在一定的争议，导致违法分子日益猖獗，亟须相应规范予以规制。第六，近些年，海外代孕在国内悄然兴起。然而，海外代孕行为本身有巨大的法律风险，我国目前的法律和相关政策对此采取禁止态度，相关制度规范存在缺失。因此，如何平衡市场需求与法律风险，需要立法与行政机关对海外代孕行为的性质进行界定，加强对市场行为的引导和监管。第七，生产与消费水平的不断提升，以"白"为美的消费理念使中国居民对于美白产品的消费热情持续增长，但是根据近年来对于国家药品监督管理总局以及各省市药品监督管理部门的化妆品风险监测及质量评价抽验的结果并结合市场反馈，可知我国美白类化妆品仍旧存在部分问题与风险隐患，包括超范围宣称产品用途问题、违规生产经营问题、虚假广告问题、非法添加问题等。第八，医疗手术也存在多种风险因素，如变性手术、医疗美容手术、器官移植手术、整牙或口腔手术。这些医疗手术类型的快速发展，除了发挥自身医疗价值外，也不可避免面临一部分医疗乱象，从而带来法律风险，甚至产生诉讼纠纷，这也对卫生部门相关标准的制定与监管、从业者的行医规范、医患沟通等方面提出了新的更高的要求。

五、大健康产业主体 IPO 法律风险与规范风险识别

大健康产业中，企业上市的筹备阶段、上市中、上市后都伴随着各种风险。目光长远的企业和医疗机构应当事先识别风险，并及时采取应对策略，避免经济损失，提高企业和社会的双重效益。

第一，生物医药企业科创板上市的必要条件包括拥有核心技术、高效的研发体系、已有市场认可的研发成果、处于优势地位、与相关行业政策的契合度以及不断加强自身实力，提升核心竞争力，与时俱进。第二，随着 2017 年以来暴涨的被否率，中成药医药企业上市 IPO 风险加大，包括原材料价格波动风险、产品销售价格下降风险、主要客户集中和变动风险、供应商风险等经营风险，净资产收益率下降风险、应收账款回收风险、预付款项金额较大的风险、汇率变化风险等财务风险，大股东控制风险、依赖核心技术人员的风险、产能扩大可能引起产品销售不足的风险、固定资产折旧增加导致利润下滑的风险等管理风险，《药品生产质量管理规范》认证风险、医药行业政策变化的风险、行业竞争加剧的风险等行业风险；环保风险、税收优惠政策变化的风险等政策风险。第三，目前食品行业企业仍面临各类短期挑战和中长期问题：原材料、运输、营销等成本上升、产业抗风险能力亟待提升、产业升级后劲不足等。食品企业 IPO 上市的风险与挑战包括行业政策变化风险、行业商誉风险、市场竞争风险等行业风险，食品安全风险、原材料价格波动风险、环境监管风险、商标侵权风险等经营风险，产品改进及新产品开发风险、技术人才缺失风险等技术风险，实际控制人管理不当风险以及规模扩大带来的管理风险、净资产收益率和每股收益等指标下降的风险、短期债务偿还风险等财务风险以及税务风险，产能消化风险、募投项目市场风险等募集资金投资项目风险。第四，医疗器械制造行业发展迎来重要战略机遇，产业基础能力日益增强，然而在当今产业变革严峻与高端创新"卡脖子"的形势下，医疗器械龙头企业上市阻力增大。医疗器械企业 IPO 上市过程中的风险主要包括产品技术创新不能持续、关键核心技术遭受侵权、研发失败或无法产业化、专利技术许可不稳定、知识产权纠纷等技术风险，产品质量控制、经销模式稳定性等经营风险，内部控制不当、技术人才短缺及流失、商

业贿赂等管理风险，即期回报被摊薄、投资风险大、应收账款无法收回等财务风险，市场竞争加剧、行业监管严格等行业风险，税收优惠影响较大、实施集中采购导致降价等政策风险。第五，以信息技术为核心的互联网医疗企业 IPO 的相关风险要点主要包括用户信任度问题、如何建立竞争优势问题、数据安全保护问题、技术迭代风险、医生管理难题、医疗责任索赔风险等。

法律风险与规范风险识别是大健康产业内部主动预防和控制规范风险的有效方法，它既是建立规范管理体系的起点，也是运行规范管理体系的前提，体现了大健康产业规范风险管理的质量和水平，促进规范管理目标的实现与大健康产业的可持续发展。

第五节　风险综合应对与防范控制

随着大健康产业的不断进步与发展，各种可以预见和难以预见的风险因素出现在产业经营的过程中。我们要对大健康产业中的法律风险与规范风险进行识别，在风险的综合应对与防范控制的过程中精准着力。本书从裁判案例及其争议焦点、裁判结果出发，从多个角度提出了各领域相关风险的识别以及综合应对与防范控制的举措，多措并举对风险点进行规制防控，以促进大健康产业的可持续发展。

一、医院领域风险的综合应对与防范控制

第一，在医院管理方面，要严格狠抓医疗服务质量，制定科学合理的管理规范。一是要提高医疗服务质量，既要提高医务人员的医疗服务技术，又要强化医疗服务队伍的责任感和风险意识，通过建立完善的医疗服务规范和操作体系避免出现医疗事故。二是要强化法律风险意识，在对外合作投资以及签订合同方面，要有法律风险方面的意识，充分考虑各种法律风险，提高警惕意识，不被蒙蔽和欺骗，保护医院国有财产不被侵害。三是建立专业的法律服务队伍。法律是一个专业化程度很高的领域，需要专业的法律人才，对外业务过程中最好聘请专门从事医院法务的律师参与医院日常管理、对外

商务谈判和合同签订，从而最大限度地规避法律风险。四是医院院长应当时刻谨记党纪政纪，从严律己，减少或避免刑事、行政、民事法律风险。第二，民营医院投资并购过程中，为了事前防范并购后才显露出来的法律风险，应当进行尽职调查，内容包括主体资质、诉讼审查、各项文档（收购协议及其他相关合同）、财务状况、规章制度、人员状况和结尾工作的审查等。民营医院在股权融资过程中应当加大商业秘密的保护力度，警惕高杠杆带来的财务风险、严苛的对赌协议带来的风险，以及投资人介入医院运营导致的负面影响。医院在融资租赁中应按照法律法规及规章的规定流程办理，并有效防范相应的法律风险，这样才能使医疗融资租赁在提高公立医疗机构医疗服务水平方面发挥巨大的作用。第三，随着国家政策的不断推进，社会资本投资中医馆的热度会不断增加。为最大限度降低投资风险，确保自身利益不受损失，投资方务必要调查清楚中医馆的具体状况，明确其中的法律风险，做好应对措施以促进投资的顺利进行。

二、医药企业领域风险的综合应对与防范控制

第一，针对药企常见的法律风险，可建设一支职业化、专业化的药品监管人员队伍。药品监管专业性极强，有必要对其工作人员进行选拔与培训吸纳优秀人才，并对从业人员进行药品检查的专业培训，使其在执法过程中依法履行职责、遵循正当程序，符合行政执法的要求。同时，建设并健全药品监管人员职业晋升机制，提高药品监管人员的职业归属感与荣誉感。此外，要加大行政处罚力度，使药企不敢违法。第二，外资并购中国药企过程中，应注意预测政策风险，重点关注知识产权的权属问题，包括权利的稳定性、有无无效风险、是否能够提供实质保护、有无侵权风险等，同时注意防范财物所有权相关风险，审查不动产所有权、机器设备所有权以及被并购方的合同履行、债权债务与法律诉讼情况。第三，药企在研发环节中应当在自身研发过程中注意数据存储备案、数据分析与规范化的自查核查，建立健全研发数据标准化管理系统，给予研发管理人员相应权限；在与外包公司签订合同时，要对其资质与研发过程做好前期调查与考察，同时做好企业内部研究人员和管理人员的规范培训工作，建立健全包括数据修改、数据质疑、第三方

盲审等的监管制度；同时，制定企业自身的关于数据对外提供的管理章程，做好数据保密工作。第四，针对中医药领域技术委托开发合同中的法律风险防控，签订技术开发合同时，委托方与受托方之间应事先约定好政策变化时双方的责任承担方式。若国家政策发生变化，委托方与受托方之间应及时沟通，确认国家政策的变更对于合同标的实现是否会产生实质性影响。第五，防控中药新药临床试验合作中的法律风险，需要适当地改变申办者或研究机构的合作策略，将法律风险控制在合理的范围内。申办者和研究机构都应该及时掌握政策变化，适应新政策下的新要求；药企及研究机构应当加强规范化培训，引导参与方提高规范意识；强化申办方和研究机构的主体责任，构建质量管理体系；同时，申办方和研究机构要重视受试者的生命健康权、知情同意权、隐私权等合法权益的保护。第六，针对新药申请被退审的风险责任，签订药品技术开发委托合同的双方有必要事先进行法律风险识别与防控，将可能发生的法律风险降到最低；在签订合同之初，受托方应根据自身研发实力和委托方提供的资金支持进行新药研发可行性评估；同时，在合同签订时和履行过程中，应当考虑国家政策变化对药品研发的影响。第七，应加强医药企业税务风险防控，理解税收政策，规避税法适用风险；完善内控体系，防范征管规范风险；做好纳税筹划，抵御现金流动风险。第八，针对医药企业商业贿赂风险，既要加强对掌握相关权力的政府部门和官员以及医院相关人员的监督和制约，加大查处力度，也要加大对行贿者的处罚力度，从源头上防止行贿；同时，要提高药企人员的法律意识，增强其法治观念，避免触碰法律红线。

三、"互联网＋大健康"产业领域风险的综合应对与防范控制

第一，针对 AI 中医药云平台所带来的法律风险，中药经营者应当做好医疗机构制剂的备案或者批准工作，保证符合相关法律规范；为避免购买到假药，建议消费者尽量选择规模化、专业化的平台和商铺购买，如网络平台上的官方旗舰店、线下药店、药房等。第二，针对中医药信息化领域中的信息安全等风险，医院在病历书写与管理等收集处理患者信息的过程当中，应当慎之又慎，在保护患者信息与方便医患互动、提升服务效率、保障医疗质量

之间取得平衡；同时，要加强监管，及时发现并制止公民个人信息在使用过程中的不法现象。第三，中药网络销售企业在事前、事中和事后三个阶段都需要注意的规范事项包括：一是做好信息的报告与公示工作；二是广告营销避开"雷区"；三是实行溯源制度；四是通过网络向个人销售处方类中药，应当确保处方来源真实、可靠，并实行实名制；五是中药网络零售企业应当建立健全在线药学服务制度；六是建立健全配送制度，对药品配送的质量与安全负责；七是为应对日后可能出现的医药安全等方面的纠纷，做好凭证记录管理。第四，针对"互联网＋上门采血服务"产业的发展困局，破局思路包括过剩产能转化、资源进一步整合、技术与规范革新；建立公众对疾病风险的认知，进一步鼓励远程医疗的发展；通过技术手段和法律更新防范法律风险等。第五，医疗数据管理风险的防范。一方面，医院应培养专门的医疗信息统计人员，以提升数据分析能力；另一方面，医院要对全体员工进行医院信息系统的培训，提高数据录入的准确性，让医院在系统使用方面的业务能力得到全方位提升。同时，医院应制定并明确各部门相关人员的职责，临床、行政、监管等相关部门人员各司其职，提高工作效率。由此，提高输入质量，强化实时监控，监管层层把关，持续改进，医院的数据质量管理能力才会大大提高。

四、大健康新兴产业领域风险的综合应对与防范控制

第一，运动医学产业的持续发展，从行业发展角度，运动医学应加强人才引进培养、完善内部投资管理、搭建特色商业模式；从人才角度，成立俱乐部等相关组织用于进一步高效聚集行业人群，可以为自身人才储备提供支持并探索依靠优势人力资源驱动运动康复行业发展的模式；从投资者角度，要加强内部投资管理，关键是资金管理与风险管理，并且管理要符合企业战略和行业环境。第二，职业陪诊乱象的治理对策包括以下几种思路：一是加强职业陪诊行业规范，构建职业陪诊企业认证与资质管理机制，明确行政监管主体，着重从职业技能培训、服务收费标准、服务质量标准等方面进行规范；二是畅通消费者投诉举报渠道，完善陪诊行业的投诉流程，引导和鼓励患者在其合法权益受到侵害后，通过消费者维权平台进行投诉举报，维护自

身合法权益，净化行业生态环境，倒逼职业陪诊平台狠抓服务质量；三是推动形成行业自治，充分发挥行业协会的积极作用，通过出台人员任职标准、陪诊标准等相关规范，维护市场竞争秩序。第三，"寄血验子"非法产业危害巨大，对该行为的治理应当从立法层面出发，考虑刑法与行政法的衔接与适应关系；同时，加强对妇女的权利保护，真正使男女享有同等的社会待遇，根除性别不公观念，"寄血验子"类违法行为才会真正消失。第四，海外代孕涉及社会伦理、道德、婚姻家庭等一系列问题，该行为破坏了婚姻与生育的统一，与现行法律法规、社会伦理道德相违背。合同约定的代孕内容破坏了我们国家的生育秩序，侵害妇女儿童的合法权益，违反社会公序良俗和社会公德，因此应无效。代孕行为不只是单纯的民事法律行为，国家应该加强行政监管立法，赋予行政人员打击代孕行为的权力，同时，有待立法部门出台相关领域的法律法规进行效力补充，建立代孕禁止的规制模式，打击代孕黑色产业链。第五，针对美白功效类化妆品的风险隐患，要做好以下几点：一是要建立美白剂准用清单，规范美白剂的安全使用范围，以降低美白功效原料的风险；二是药品监管部门加强抽查监管，确保化妆品质量，进一步提高监管水平，阻止不合格的美白化妆品流入市场，切实做好宏观监管；三是强化生产企业对化妆品生产的安全风险意识与责任感，要求化妆品企业管理人员牢固树立产品质量的第一责任人意识；四是监管部门、行业协会等应充分发挥官方媒体作用，宣传法律知识，推进社会共治。第六，针对医疗手术领域中的医疗乱象及法律风险，为减少法律风险和法律纠纷，要做好以下几点：一是要提升行业标准，加强行业监督，卫生行政部门要进一步完善医疗行业中各种手术的治疗标准和技术要求，不断制定新的医疗标准或行政法规，以适应手术技术的发展；二是医疗机构应具备风险意识，有效履行告知义务，严格履行和完善医疗手术前的告知义务，保障手术患者的知情权；三是完善医疗收费制度，保障自身合法权益，降低诉讼风险，并完善病例采集留痕，以便在产生纠纷时可以进行佐证，表明自己已尽到相应的医疗义务。

五、大健康产业主体 IPO 风险综合应对与防范控制

第一，食品企业 IPO 风险防控策略包括以下几种思路：一是保持政策敏

感度，发挥行业标杆作用，根据行业政策变化及时进行调整，实现产品生产透明化管理，明确公关必要性，保持行业优势地位，持续高水平创新投入；二是优化财务规范举措，注重提升企业持续盈利能力，将企业社会责任、产品开发和供应链管理领域整合为一个连贯的概念，从而创造经济、生态和社会价值，加强税务风险防范，按时纳税的同时及时足额缴纳税款；三是规范经营，完善经营体制运行及救济制度，妥善利用产品定价权，及时通过建立原材料价格与产品售价的联动机制将材料成本的变动影响消化或转移至下游客户，遵守环保规定，促进生产过程绿色化，同时增强反仿冒意识和能力；四是提升技术论证水平，健全人才培养及管理制度，合理评估技术研发的投入产出比，尽可能减小相关风险，加大人才培养力度，确保个人能力与待遇相匹配；五是加强内部经营管理，避免盲目扩张，建立完备的内部监管体系并严加落实，在公司合理承受限度内进行扩张，实现内外部资源全面整合；六是根据市场需求进行募投项目选择与论证，通过充分的可行性论证分析，募集资金数额和投资项目要与公司现有生产经营规模、财务状况、技术水平和管理能力相适应。第二，医疗器械企业 IPO 上市过程中的风险防控主要包括以下几点：一是技术层面，企业应当在充分考察行业发展趋势与市场需求发展趋势的基础上，确定产品研发方向与策略，持续推进技术升级和新产品开发，并将技术创新成果转化为成熟产品推向市场；二是经营层面，企业在开展业务的过程中，应严格遵守并落实医疗器械生产经营规范和医疗器械经营质量规范，确保生产和经营过程符合相关法律规定及业务规范，数据完整、真实、可溯源，制定完善的质量监控体系，降低被监管部门处罚等可能阻碍上市的情形发生的概率；三是财务层面，为了科学开展投资决策，降低投资风险，企业应当加强投资分析与统筹，在研发投资过程中，针对新产品、新技术的研发投资必须经过充分的市场环境调研，深入了解市场需求及未来走向，从投资可行性、投资回收期、投资收益率等方面进行分析，评估投资项目的收益与风险。对技术、经营、管理、财务、行业、政策多方面加强风险识别与防控，提高企业风险意识、完善企业管理系统，方能实现健康、快速的发展。第三，互联网医疗企业 IPO 相关风险的防控措施主要有以下几种：一是维持出众的客户体验以及提供优质服务和产品的能力，包括提高平台的安全性、可靠性，扩大服务及产品的广度以满足不同客户需要，及时更新信息技术基础设施适应不断变化的用户需求，完善客户保障措施等；二是企业应当知悉我国关于管理收集、使用、披露及保护个人信息的法律法规，做到知法守法，同时要做好信息化建设，不断创新技术，维护数据安全；三是互联网医疗企业需要紧跟技术发展步伐，持续创新，不断升级信息基础设施，改善并增设系统内置功能；四是加强对医生的管理，妥善管理医生的登记事项，减少诉讼风险及处罚风险。

第二章 风险识别与防控研究
专题一：医院篇

第一节 公立医院院长任职职责[*]

公立医院是我国医疗体系的主力军，承担着为广大人民群众提供医疗服务的重任，而公立医院院长作为公立医院的掌舵人，肩负着重要的管理职责。由于我国的公立医院从性质上属于事业单位，院长一般是具有一定行政级别的公职人员，他们在管理医院过程中必然要面对各种法律法规的监管和约束，并承担着各种法律风险。因此，公立医院院长需要清楚常见法律风险，知晓规避之策，方可平稳执掌，依法依规管理好公立医院。本节将介绍公立医院院长违法将面临的不同种类的刑事责任，并通过案例加以深入分析。

一、刑事责任

在刑事责任方面，犯罪类型主要分为两种，一类是财产犯罪，另一类是过失类犯罪。

（一）财产犯罪

公立医院院长作为公立医院的医院掌舵人，对医院内部大小事务有着决定权，这就导致院长很容易利用手中的权力为自己谋私利，其中极易触犯的罪名有以下几种：

---

[*] 本节文字论述部分原刊发在《中国医院院长》2016 年第 16 期。收录本书时文字略有改动。本节案例部分系收录本书时新补充。

第一，贪污罪。该罪是指国家工作人员和受国家机关、国有公司、企业、事业单位、人民团体委托管理、经营国有财产的人员，利用职务上的便利，侵吞、窃取、骗取或者以其他手段非法占有公共财物/国有财物的行为。虚构医疗设备维修、虚增医院病房楼工程量、财务造假侵吞医院资金、将医院资产低价出卖牟利等行为，都是公立医院院长贪污医院资产的常见手段。

第二，受贿罪。该罪一般是伴随贪污罪一起出现的，也是公立医院院长触犯最多的罪名之一。受贿罪，是指国家工作人员利用职务上的便利，索取他人财物，或者非法收受他人财物，为他人牟取利益的行为。受贿是典型的权钱交易行为，公立医院院长利用自己手中掌握的权力，收取他人财物为他人牟取利益。公立医院院长的受贿行为主要表现为以下几个方面：一是药品和医疗器械的采购方面。药品和医疗器械是医院采购的大头，企业为了拿到医院的订单，往往通过向院长行贿的方式实现，甚至出现部分药企和医疗器械企业通过向院长行贿的方式将质量较差的产品以较高的价格卖给医院。二是基础工程建设方面。公立医院为了满足不断增长的医疗需求，一直在盖楼建房，工程建设涉及的金额巨大，动辄上亿元，大量工程承包商为了能够拿到项目都蜂拥到院长身边，通过种种手段行贿，使院长利用手中的权力帮助承建商绕开规范的招标程序，承接造价动辄成百上千万元的医院基建工程。三是人事方面。医院内部的人事虽然有一套运作规则，但是由于缺乏足够的监督，往往流于形式，使真正的决定权最终掌握在院长手里。很多人往往通过"走后门"的方式得以进入医院，而他们最主要的行贿对象也往往就是医院院长。

第三，私分国有资产罪。该罪是指国家机关、国有公司、企业、事业单位、人民团体，违反国家规定，以单位名义将国有资产私分给个人，数额较大的行为。公立医院院长在掌管医院的时候，如果违规将医院的资产私分给个人，就有可能触犯私分国有资产罪。

第四，国有资产流失犯罪。在公立医院进行股份制改制过程中，医院在有些操作中的不规范，也给院长提供了贪污的机会，进而造成医院国有资产大量流失。有些院长在进行医院资产估值时，故意对医院资产高价低估，特别是对国家划拨的土地、房产或者专利等无形资产不予评估或按极低的价格评估，为自己低价侵吞医院资产或者低价入股提供方便，从而在改制过程中侵吞医院资产。

（二）过失类犯罪

院长作为公立医院的管理者，其管理水平决定医院的医疗服务水平。过失类犯罪中签订、履行合同失职被骗罪屡见不鲜。院长作为医院的法定代表人，在对外签订合同或者开展合作事宜时因严重不负责任被骗，从而导致医院财产被骗，致使国家利益遭受重大损失，这种情况应受到法律的追究。

同时，医院作为提供医疗服务的场所，容不得医务人员出一点差错，任何一个小小的医疗过失都有可能给患者带来巨大的伤害。在现实当中，一些公立医院院长疏于管理，对医疗服务把关不够严格，使一些医疗服务人员疏忽大意，对事关患者生命健康的操作不够严谨规范。如果真的发生医疗事故，不仅要追究主治医生的责任，院长作为医院的管理者也要受到追究。

由此可见，公立医院院长不仅肩负着保证医院医疗服务质量的责任，还必须保护医院财产不受侵害。在当前市场经济的大环境下，公立医院参与市场活动越来越频繁，公立医院作为市场主体，参与市场活动，在与其他市场主体开展合作和缔约等过程中会面临许多市场风险。另外，目前公立医院对外投资的项目越来越多，由于医院院长本身的法律意识不强，经验不足，投资决策不透明科学，在具体操作层面容易决策失误，最终可能造成投资项目亏损，给医院的财产带来损失。

对于以上过失类的法律风险，院长可以通过多种手段把这些风险降到最低。一是在医院管理方面，要狠抓医疗服务质量，制定科学合理的管理规范。提高医疗服务质量，既要提高医务人员的医疗服务技术，又要强化医疗服务队伍的责任感和风险意识，通过建立完善的医疗服务规范和操作体系避免出现医疗事故。二是要强化法律风险意识，在对外合作投资以及签订合同时，要有法律风险意识，充分考虑各种法律风险，提高警惕意识，不被蒙蔽和欺骗，保护医院国有财产不被侵害。三是建立专业的法律服务队伍。法律是一个专业化程度很高的领域，需要专业的法律人才，对外业务过程中建议聘请专门从事医院法务的律师参与医院日常管理、对外商务谈判和合同签订，从而最大限度规避法律风险。

二、行政责任

行政责任主要是一种补充责任，主要是指对于有违纪行为而没有触犯刑法的公立医院院长给予相应的党纪政纪处分。行政责任主要是公立医院院长作为公职人员所应承担的行政机关内部的惩戒责任。因此，院长要时刻谨记党纪政纪，遵守党和国家对公职人员的要求，从严律己，做好人民的公仆。

三、民事责任

公立医院院长是医院的管理者，并不是实际所有人，如果医院与他人发生民事纠纷，真正承担责任的是医院本身，在事实上院长并不是承担相应民事责任的适格主体。

如果由于公立医院院长的原因造成医院资产的损失，院长是否需要承担相应的民事赔偿责任呢？《企业国有资产法》第71条第1款规定，国家出资企业的董事、监事、高级管理人员造成国有资产损失的，依法承担赔偿责任。但是对于像医院这样的非企业性质的事业单位没有相应的规定，这也使公立医院院长的有关民事责任在我国实践中被过度弱化，难以有效发挥其在保护和管理公立医院资产、规范公立医院治理等方面的重要价值。因此，不排除今后的立法会强化对公立医院院长这种性质的国家公职人员的民事赔偿责任，从而对相关违法行为起到震慑作用。

四、案例分析：易某华受贿案

（一）案号

（2019）苏02刑初13号、（2019）苏刑终332号

（二）案情简介

易某华于2002年12月至2008年12月任无锡市第二人民医院党委书记、院长，2008年12月至2017年12月任无锡市第二人民医院党委副书记、院长。其利用担任无锡市第二人民医院党委书记、院长的职务便利，为东方药

业、李某甲、张某甲等在医疗器械租赁纠纷处理及药品、医疗器械销售等方面牟取利益，于 2005 年至 2017 年通过低价买房、高价卖房、报支机票等方式收受贿赂总计人民币 520 余万元、2000 美元（折合人民币 1. 29158 万元）。其中，268. 43078 万元已经实际获得，其余部分至案发尚未实现。2003 年年初，易某华接受时任东方药业董事长潘某的请托，帮助解决了东方药业与无锡市第二人民医院在医疗设备租赁上的纠纷。2005 年 11 月，被告人易某华通过时任无锡民生地产有限公司董事长潘某以明显低于市场价的价格即 71. 572 万元购买了无锡民生地产有限公司投资开发的保利广场二期 11 - 2701 号房产。

案发后，经价格认定，上述房产在交易时的市场价格为 146. 767 万元。被告人易某华从中收受贿赂 75. 195 万元。2013 年，易某华为药品供应商李某甲在向无锡市第二人民医院销售药品过程中牟取利益，李某甲提出以每年销售额 8% 左右的比例作为好处费支付给易某华。双方约定，易某华应得好处费暂放李某甲处，等需要使用时再提取。易某华先后收受李某甲贿赂的 400 余万元（其中 146. 7682 万元通过交易房产已实际获得，其余尚未实现）及 2000 美元（折合人民币 1. 29158 万元）。2016 年年初，易某华以明显不合理的价格将其名下的南京市秦淮区文昌巷××号××室房产出售给王某丁，其为张某甲连襟。经价格认定，易某华从中收受贿赂 42. 166 万元。2017 年，易某华为张某甲在向无锡市第二人民医院销售医疗器械过程中牟取利益，先后以高价出售房产、报支机票等方式收受张某甲所送 45. 176 万元。

另查明，2018 年 8 月 10 日，无锡市监察委员会决定对易某华涉嫌受贿罪立案调查，同日对易某华采取留置措施。易某华到案后逐步交代了侦查机关掌握的受贿犯罪事实。案发后，侦查机关暂扣从易某华家中搜查出的现金 231. 55106 万元、2000 美元，并冻结易某华银行账户资金共计 189. 090826 万元。

（三）裁判结果

法院判决：被告人易某华犯受贿罪，判处有期徒刑九年，并处罚金人民币 50 万元。扣押、冻结在案款项中人民币 268. 43078 万元予以没收，上缴国库。

再审法院判决：一审判决认定事实清楚，证据确实、充分，定性准确，量刑适当，审判程序合法。江苏省人民检察院出庭检察员发表的出庭意见与事实和法律相符，本院予以采纳。裁定驳回上诉，维持原判。

（四）案例评析

1. 受贿罪未遂与既遂的认定

《刑法》第八章专章规定贪污贿赂罪，第385条规定："国家工作人员利用职务上的便利，索取他人财物的，或者非法收受他人财物，为他人谋取利益的，是受贿罪。国家工作人员在经济往来中，违反国家规定，收受各种名义的回扣、手续费，归个人所有的，以受贿论处。"一般认为，行为产生侵害法益的具体危险就是"着手"。根据刑法理论，着手是犯罪实行行为的起点，行为人着手实施犯罪之后，就要承担相应的刑事责任，区分未遂、中止或既遂形态。本案中，"双方约定，易某华应得好处费暂放李某甲处，等需要使用时再提取"，属于约定受贿，在实践中频发，行贿、受贿双方达成行贿、受贿的合意，受贿人利用公权力为行贿人牟取利益，即便受贿人没有实际取得财物，其公权力与财物之间也已经产生交易，国家工作人员的职务行为廉洁性受到侵害，应认定为受贿罪，未获得的受贿金额部分按未遂处理。

2. 涉案赃物估价如何认定

最高人民法院、最高人民检察院《关于办理受贿刑事案件适用法律若干问题的意见》第1条规定："国家工作人员利用职务上的便利为请托人谋取利益，以下列交易形式收受请托人财物的，以受贿论处：（1）以明显低于市场的价格向请托人购买房屋、汽车等物品的；（2）以明显高于市场的价格向请托人出售房屋、汽车等物品的；（3）以其他交易形式非法收受请托人财物的。受贿数额按照交易时当地市场价格与实际支付价格的差额计算。前款所列市场价格包括商品经营者事先设定的不针对特定人的最低优惠价格。根据商品经营者事先设定的各种优惠交易条件，以优惠价格购买商品的，不属于受贿。"在本案中，"易某华以明显不合理的低价借助潘某购房，以明显不合理的高价卖房给张某甲"，如何评价"低价、高价"需要结合对于"交易时"

和正确认定"市场价格"的理解，进行准确认定。首先，应当以行贿、受贿双方签订的房屋交易合同成立时为"交易时"。《民法典》第215条规定："当事人之间订立有关设立、变更、转让和消灭不动产物权的合同，除法律另有规定或者当事人另有约定外，自合同成立时生效；未办理物权登记的，不影响合同效力。"双方签订房屋买卖时行受贿的意思表示已经明确，房屋买卖行为的实质是权钱交易，因而"交易时"应当认定为房屋买卖合同成立时。其次，应当委托估价机构评估，以市场评估价格作为"市场价格"。各省市价格认证中心一般是政府批准设立、发展和改革委员会直属或物价局直属的具有独立法人资格的事业单位。其评估房产价值时一般综合几套房源取平均价值进行估价，认定方法规范、科学，具有指导性与权威性，且价格认定结论需要得到其他证据的印证，形成证据闭环。本案中，无锡市价格认定中心具有相应的法律资质，能够提供合理的价格评估服务。综合上述分析，涉案房产的估价应当以房屋买卖合同成立时的市场评估价格与实际支付价格之差额认定受贿数额。

3. 司法解释的诉讼时效如何适用

最高人民法院、最高人民检察院《关于适用刑事司法解释时间效力问题的规定》第2条规定："对于司法解释实施前发生的行为，行为时没有相关司法解释，司法解释施行后尚未处理或者正在处理的案件，依照司法解释的规定办理。"2006年，易某华以明显不合理的低价购买房屋，收受贿赂75.195万元。可以适用2007年最高人民法院、最高人民检察院出台的《关于办理受贿刑事案件适用法律若干问题的意见》。根据最高人民法院、最高人民检察院《关于办理贪污贿赂刑事案件适用法律若干问题的解释》对于贪污贿赂犯罪金额的规定，该犯罪行为法定最高刑为10年，追诉时效为15年，审判时并未超过诉讼时效，应当判处相应的法律处罚。

4. 综上分析

易某华利用担任无锡市第二人民医院院长的职务便利，非法收受他人财物，为他人牟取利益，进行权钱交易，涉案数额特别巨大，且其行为在追诉时效之内，构成行贿罪，但其存在未遂情节，可以比照既遂犯从轻或者减轻处罚，且涉案赃款已追缴，可酌情从轻处罚，最终认定其犯受贿罪，判处有期徒刑 9 年，并处罚金人民币 50 万元。

（五）法律风险识别与防控

1. 医疗贿赂法律政策梳理

医疗商业贿赂是发生在医疗领域中的严重的犯罪现象，大多涉及医疗器械租赁，药品、医疗器械销售等内容。近年来，我国关于禁止商业受贿的法律法规日益严密，医疗贿赂更是被纳入严厉打击范围之内，具体情况如下：

1996 年 11 月，国家工商行政管理总局局务会议审议通过《关于禁止商业贿赂行为的暂行规定》，明确禁止收受回扣、账外暗中。

2016 年 4 月，最高人民法院、最高人民检察院《关于办理贪污贿赂刑事案件适用法律若干问题的解释》正式施行，对于办理贪污贿赂刑事案件有关法律问题进行解释。

《反不正当竞争法》（2019 年修正）第 7 条规定："经营者不得采用财物或者其他手段贿赂下列单位或者个人，以谋取交易机会或者竞争优势：（一）交易相对方的工作人员；（二）受交易相对方委托办理相关事务的单位或者个人；（三）利用职权或者影响力影响交易的单位或者个人。经营者在交易活动中，可以以明示方式向交易相对方支付折扣，或者向中间人支付佣金。经营者向交易相对方支付折扣、向中间人支付佣金的，应当如实入账。接受折扣、佣金的经营者也应当如实入账。经营者的工作人员进行贿赂的，应当认定为经营者的行为；但是，经营者有证据证明该工作人员的行为与为经营者谋取交易机会或者竞争优势无关的除外。"

2020 年 9 月，最高人民法院和国家医疗保障局签署了《关于开展医药领域商业贿赂案件信息交流共享的合作备忘录》。双方将建立医药领域商业贿赂案件定期通报制度，拓展医药领域商业贿赂案件司法成果在医药价格和招采领域运用，共同推动全系统各层级开展信息交流共享，持续深化医药领域商业贿赂治理的协同合作。

2020 年 8 月，国家医疗保障局发布《关于建立医药价格和招采信用评价制度的指导意见》，对医疗器械、药品和耗材采购中的商业贿赂开始进行全面曝光与全面整治，一旦涉及商业贿赂等违法失信行为，最严将直接被全面禁止挂网采购。同年12月，《刑法》修正，仍延续专章规定贪污贿赂罪的传统。

2021年4月，国家卫生健康委员会、工业和信息化部、公安部等部门公布《2021年纠正医药购销领域和医疗服务中不正之风工作要点》，提出贯彻落实"管行业必管行风""谁主管谁负责"的行业治理主体责任，强调持续纠正医药购销和医疗服务中的不正之风。

2022年5月，国家卫生健康委员会、工业和信息化部、公安部印发《2022年纠正医药购销领域和医疗服务中不正之风工作要点的通知》，设置了13条落实细则，进一步加强对医院内"商业贿赂""耗材回扣"① 等违规行为的监管，严厉打击医药购销领域中的非法利益链条。此后，各地纷纷响应，制订具体实施方案。

2023年开年之际，中央纪委国家监委网站发布题为《多部门加大联合惩处力度 形成强监管震慑力 综合施治遏制商业贿赂》的文章，重点指出医疗领域有关医务人员回扣、虚高价格采购原料药、流通环节虚假交易等商业贿赂问题。

2. 医疗贿赂的表现形式

传统医学模式下，医药产品的商业贿赂主要体现在各种形式的"回扣"上，而随着国家打击商业贿赂的力度不断加大，商业贿赂正在以更加隐蔽、复杂的形式来逃避法律制裁，除现金回扣、实物回扣之外，逐渐演变出报销私人费用、假借各种名义间接给付金钱、考察旅游、提供学术活动经费、赠送股票等有价证券、资助子女留学、免费投放设备、捆绑销售耗材等多种表现形式。医院医疗产品领域中的商业贿赂之风盛行使该领域已经成为当前扰乱市场经济秩序、破坏社会风气、损害人民群众切身利益的灾难性领域，并且越来越公开化，严重影响了我国政治、经济、社会的健康发展。

3. 医药贿赂产生的原因

从国家层面出发，医药贿赂是"以药养医"政策的后遗症。"以药养医"的机制诞生于计划经济时代，卫生需求远大于医疗供给，政府采用以药品收

---

① 参见王征：《向公立医院免费投放设备构成商业贿赂行为吗？》，载《中国市场监管报》2022年5月7日，第3版。

入补偿医院开支的方法，符合当时的医疗发展水平。进入市场经济以后，由于政府投入严重不足，公立医院所获得的财政拨款仅占总支出的9%，[①]已不能满足医院不断发展的需要。"以药养医"使药品生产销售企业与医疗机构、医务人员之间产生了直接的经济利益关系，药品和各类辅助检查收入成为医院的主要收入来源。群众医疗服务需求的不断提高与国家医疗卫生改革体制之间的矛盾，导致医疗机构一味地争取经济利益最大化，致使大处方、滥检查、高价药等不良现象蔓延，导致人民群众看病难、看病贵等严重问题。

从药企的角度来看，医药贿赂是同质化竞争的恶果。国内药企的同质化竞争严重，卫生部门最多会为70~80个厂家审批同一化学名的产品，造成一药多规格、多产地。[②]仿制药普遍化导致药企呈现低水平重复建设的情况，过度竞争演化为采用商业贿赂方式进行不正当竞争也成为必然。大量的事实和证据表明，当前在市场交易中，商业贿赂已被不少药企当作生意场上的有效润滑剂。[③]占据行业主导地位的大型国内药企和跨国药企凭借其在科技、学术、市场资源等方面的优势地位，带头上演商业贿赂闹剧，影响恶劣。一些中小企业在发展过程中，或许面临资金不足、产品影响力较小、突破技术壁垒困难等问题，而采取一些极端不当的方法来弥补缺陷，更容易陷入商业贿赂的漩涡。医疗行业市场营销给回扣被视为市场潜规则，基于从众心理、法不责众等想法而走偏的医务工作人员更不在少数，进而形成医疗贿赂闭环，导致行业不正之风盛行。

从医院层面出发，医药贿赂是改革不到位的"温床"。我国实行药品集中招标采购制度，目的在于促进药企公平竞争，提高资源配置的效率，降低药品平均价格，利用市场机制调节供求关系，但随着医疗体制的改革与发展，其弊端也逐渐展现。药企之间的恶性低价竞争使行业利润被压缩，投标企业逐渐丧失生产积极性，长此以往，在投标的前期阶段便产生了"高价中标"的病态模式，多家药企轮流中标牟取集体利益，集中招标采购制度在降低药品价格方面的收效变得微乎其微。此外，借助买通招标办、相关机构评审专

---

① 参见袁占国、苏宝锋：《反医疗领域商业贿赂之我见》，载《卫生经济研究》2006年第8期。
② 参见万玲玲：《论医药代表治理之道》，载《时代经贸（下旬刊）》2007年第9期。
③ 参见谢仕敏：《医院医疗设备商业贿赂及其防治对策》，载《中国卫生产业》2015年第10期。

家等方式暗箱竞争，甚至集中招标采购后为保证药品销量，对医务人员进行商业贿赂等现象频发，集中招标的不规范、不透明使药品进入医院的道路关卡重重，商业贿赂犯罪也因此滋长。

4. 医药贿赂的风险防控

第一，积极推进医药分离。如果要从根本上解决"以药养医"，那么就需要积极推进"医药分离"。推行"医药分离"医疗体制改革提议模式主要有药管中心模式、药房协管模式、药房托管模式、药房剥离模式等，[①] 但在现实中落实却还有很长的路要走。从目前的医院功能与服务定位来看，强化公立医院公益服务目的与增设医保适用药房更为重要。一方面，强化公立医院公益服务目的，明确以治病救人为中心的医疗理念，持续推进总额预付、按病种付费、按疾病诊断分组等支付方式改革，对药品和药事服务成本进行打包支付，使药品真正成为医疗服务的成本。继续规范医院药品采购行为和方式，在省级药品集中采购的基础上，积极探索医院药品集团采购等形式的集中采购，切实降低药品采购价格。[②] 另一方面，增设医保指定医院外部社会药房，门诊病人凭处方到社会药房购药，既减少了药品流通环节，也有利于切断既往药企与公立医院间的药品利益链。[③] 提倡适当的医药分离，能够削弱医院与药企之间的销售关联，减少医药贿赂发生。

第二，整顿医药行业风纪。医药产品领域中的商业贿赂问题由来已久，而解决这个医药产品领域的"顽疾"需要整顿行业内外风纪。首先，药企是商业贿赂产生的源头，治理医疗卫生行业商业贿赂，就必须从源头上加以遏制，切断商业贿赂进入下一环节的通道。应当加强药品的注册审批管理，可以采取药品通用名制度，对药品种类加以规范，使真正具有创新性的产品通过，杜绝旧药新用、虚报高价等不良问题出现。其次，政府应当鼓励药企提高自主创新能力。无论是药品还是医疗器械，只有具有国内自主创新性的产品才能提高我国药企行业竞争力与医疗行业的整体水平，而改善仿制困境、

---

① 参见殷婷等：《后以药养医时代公立医院药房改革模式初探》，载《中国医院管理》2019 年第 1 期。

② 参见张海娜等：《公立医院药房托管及相关问题探讨》，载《医院管理论坛》2017 年第 9 期。

③ 参见吴紫娟：《医院自办药店托管的实践与体会》，载《临床合理用药杂志》2017 年第 28 期。

鼓励原研创新，离不开政府的政策取向与鼓励扶持。最后，医院内部也应当加强廉政文化建设，定期开展对于医疗工作者的思想道德教育与法治教育活动，将廉政建设融入医院管理之中，定期进行典型案例宣讲、普及法律知识，帮助内部员工提升思想觉悟和道德素质，坚持以患者为中心的工作作风，自觉抵制商业贿赂，净化医院的内部环境。

第三，完善医院控制模式。医院内部控制由医院内部会计控制和医院内部管理控制两部分组成，加强医院的内部控制在一定程度上对遏制医院医药产品领域的商业贿赂问题将起到重要作用。首先，应坚持"集中管理、统一领导"的原则，医院的一切财务收入与支出情况统一由财务部门集中管理，防止账外暗中，使各部门、各科室的账目与医院财务账目保持一致。其次，应当加强医院内部管控，在采购、统方和用药等关键环节严格把控。改进药品采购制度，控制药械价格，积极推行并完善网上采购管理办法，充分挤压药械价格虚高空间。① 探索合理使用药械评价机制。实行药械用量动态监测和不当使用点评、公示制度。完善处方管理制度，严禁非法商业"统方"行为。② 同时，对全院医生的处方和用药量进行评估和分析，对于不良行为和不良趋势、违反规定用药的个人和科室进行通报批评，对于超过医院相关药品比例规定的医生和科室也作出相应处罚，筑牢"拒贿之墙"。

第四，树立领导责任意识。医疗商业贿赂绝非个案。根据对国家及各地纪检监察部门公示的信息所做的不完全统计，2022 年以来，各地累计已经有 55 位三甲医院书记、院长因涉及药品进院、销售等环节收受回扣、利用职务为他人牟取利益等原因严重违纪违法而落马。强化组织领导工作、提升医院领导责任意识至关重要。医院领导管理层要起到模范带头作用，坚决按照制度内容履职，做到知行合一，成为执行制度的表率，严禁为亲属及下属的违法犯罪行为"开绿灯"，鼓励将医院决策由院长专断转变为由医院管理机构或者医院管理委员会来决策，并实行重点部门负责人定期轮岗制度，将监管

---

① 参见刘春涛：《当前医药购销领域职务犯罪的特点分析》，载《法制与经济（下旬）》2011 年第 10 期。

② 参见聂喆、王文文、刘同波：《医院防统方解决方案的设计与实现》，载《中国数字医学》2020 年第 12 期。

"关口"前移，使各项权力相互制衡、商业贿赂无法滋生。

第二节 民营医院投资并购[*]

2016 年《中医药法》的颁布使中医医疗机构建设的条件得到松绑。在一系列鼓励政策的引导下，社会资本投资开办中医诊所、医馆的热情高涨。但在现阶段，社会资本投资设立中医馆尚存在诸多隐含的法律风险，如不加防范，政策实施效果将大打折扣。

一、社会办医掀起热潮

2016 年，国务院印发了《中医药发展战略规划纲要（2016—2030 年)》，提出要放宽中医药服务准入，对中医诊所依法实施备案制，鼓励社会力量举办连锁中医医疗机构。同年 12 月，《中医药法》出台，社会资本举办中医医疗机构得到法律层面的肯定和支持。该法第 13 条规定："国家支持社会力量举办中医医疗机构。社会力量举办的中医医疗机构在准入、执业、基本医疗保险、科研教学、医务人员职称评定等方面享有与政府举办的中医医疗机构同等的权利。"在政策和法律的支持下，社会上掀起了投资设立中医馆的热潮。

据不完全统计，2017 年上半年，发生在中医药行业的并购投资案例约有50 起，已与 2016 年全年中医药行业并购数量持平。同时，随着《中医药法》的实施，中医诊所改为备案制，审批环节和区域卫生规划的限制减少，在全国范围内，中医馆（诊所、门诊部、工作室等）的数量迅速增加。

此外，随着商业模式的不断改革发展，连锁药店在转型或者开拓新业态模式的过程中，出现很多的业态选择，其中最为成熟的发展趋势是中医馆业态。目前，中医馆受到普遍的关注，在实际操作中也有较大发展。

---

* 本节文字论述部分原刊发在《中国中医药报》2018 年 3 月 22 日，第 3 版。收录本书时文字略有改动。本节案例部分系收录本书时新补充。

但是在社会资本投资并购中医馆的过程中，存在很多法律风险，稍不谨慎就会为长远的发展埋下隐患。数据显示，过去3年中，中医馆的投资成活率整体不足25％，意味着每新开业的4家中医馆中，只有不到1家能够存活和生存下来，剩下的大多数中医馆都在勉强维持，甚至面临关闭的风险。

二、社会办医的法律风险

投资方在投资前一般会委托独立的律师或者律师事务所对中医馆进行法律尽职调查以发现潜在的法律风险。在投资的中医馆中进行调查，结果显示大部分中医馆都存在法律风险。

第一，存在行为不规范问题。有的中医馆在采购药物过程中根据采购价款的不同，存在不同比例的返利。一些供应商以实际货物价格加返利额作为开票价格，中医馆付款后，再与供应商签订知识产权许可使用协议，将返利回流，这样虚构的债权债务可能成为日后上市的实质性阻碍。

第二，多点执业备案登记不完全。根据《医师执业注册管理办法》的规定，医师拟在其他机构进行多点执业，要向批准该机构执业的卫生计生行政部门申请备案。据此，当中医馆存在多点执业的现象但没有备案时，可能会面临行政处罚的法律风险。中医馆可能存在卫生许可证未办理、医疗废物收集和处置协议到期、医疗机构执业许可证到期等不规范问题，这些问题直接影响着中医馆主体资格的合法性。

第三，诉讼纠纷。诉讼纠纷也会对中医馆产生负面影响。中医馆的诉讼纠纷主要包括劳动纠纷和医患纠纷，以及控股股东及主要股东纠纷。

部分中医馆可能因为未与劳动者订立书面劳动合同、单方面解除合同等原因与劳动者发生劳动争议。此外，有些中医馆无法确认是否全额缴纳社保和公积金，根据《社会保险法》的规定，可能会面临补全社保、公积金甚至行政处罚的风险。

由于科学水平和医务人员技术等条件的限制，医患纠纷也常常在中医馆和患者之间发生。此类纠纷不仅难以处理，而且对中医馆的声誉有很大影响。因此在投资之前，应当调查中医馆是否存在尚未了结的或可预见的重大医疗纠纷诉讼、仲裁及行政处罚案件。

对于控股股东以及主要股东，要明确其是否存在尚未了结的或可预见的重大诉讼、仲裁及行政处罚案件。如果中医馆控股股东以及主要股东存在此类情况，其又不具备执行能力，就会对中医馆产生影响，增加投资风险。

第四，权利瑕疵问题。该类问题较隐蔽，但风险很大。例如，已出质的股权进行了转让但未见质权人的同意文件，此种转让可能构成出质股权的违规转让。

另外，如果长期借款中未提供证明材料，则中医馆在通过法律途径索要借款时，由于证据的缺乏，借款很有可能无法收回，从而造成对投资者的损失。

租赁瑕疵和保险瑕疵问题也时有发生。依有关法律规定，单位和个人必须严格按照国家确定的用途使用土地，租赁他人房屋的应办理登记备案。在实际投资中，部分中医馆存在违反法律规定的用地性质使用土地或者未履行租赁登记备案手续的问题，阻碍了投资的进程。

由于医疗行为的高风险性，医疗机构有必要以购买医疗责任险等方式来分散医生执业的风险，同时减少因医疗事故而造成的经济损失。在投资并购中，中医馆已购买的雇主责任险和医疗责任险可能并未涵盖全部中医馆下属门店，发生事故时可能面临无法理赔的风险。

第五，其他法律风险，如存在未支付股权购买价款的问题。有的中医馆通过签订协议确定相关方股东的身份，但是相关方的股权购买价款还未支付，这极有可能降低中医馆的债务清偿能力。如果投资者对此不加重视，不督促相关股东尽快支付价款，则极易因为债务清偿问题与债权人之间产生纠纷，从而造成损失。

在中医馆签订的合作协议中，可能存在对方权利过大、中医馆承担的义务过多等纯义务性条款或者其他限制性条款。例如，在某种情形下，相关方有权单方面解除协议，并要求中医馆赔偿。投资者如果对此疏于审查，可能在日后的合同履行中处于被动，甚至遭受巨大的经济损失。

三、法律风险应及早防范

中医馆行为要规范化。针对在尽职调查中发现的不符合法律规范的行为，要使其规范化。例如，要求中医馆规范药品采购过程，不得牟取不当利益；对从事多点执业的医师，要求其依法进行备案登记。还应妥善解决诉讼纠纷。在投资中医馆前，投资者有必要对中医馆的纠纷与解决情况进行审查。要着重关注中医馆是否有正在进行的法律诉讼或仲裁，并时刻关注法律诉讼或仲裁的进展，努力通过协商或者其他合法措施解决这些纠纷或仲裁。同时，投资者应对中医馆是否有潜在的重大诉讼进行评估，对于将来可能会发生的纠纷或仲裁，在交易文件中约定免责条款。

另外，消除权利上的瑕疵也非常重要。对于已经发现的权利瑕疵，要求中医馆在一定时期内尽快消除，如对于已出质股权的转让，要求提供质权人的同意文件；对无证明材料的长期借款，要求借款人及时清偿或出具证明材料。除此之外，投资者还可以与中医馆在交易文件中明确约定涉及某项瑕疵而受到行政处罚或者遭受其他不利后果的，损失由中医馆及现有股东实际承担，与投资方无关。

对无法预知的其他风险，如针对前述未支付股权购买价款、中医馆对外签订带有纯义务性条款的合同等问题，投资方可以在交易文件中要求中医馆及现有股东连带陈述和保证，产生任何损失由中医馆及现有股东实际承担，与投资方无关。同时，投资方可与中医馆签署防范措施条款，标明没有披露的事项所带来的损失由中医馆负责，从而避免承担因对方未披露的事项所带来的损失。随着国家政策的不断推进，社会资本投资中医馆的热度会不断增加。为最大限度降低投资风险，确保自身利益不受损失，投资方务必要调查清楚中医馆的具体状况，明确其中的法律风险，做好应对措施以促进投资的顺利进行。

四、社会资本投资民营医院风险

2015 年 11 月 20 日，国内首只"精神疾病医疗服务"题材股票"温州康宁医院股份有限公司"在港交所主板挂牌上市，这是国内第一家上市的三甲私立精神专科医院。而后，随着社会办医政策的松绑、投资环境的改善，不少资本跃跃欲试想要进入医疗行业，民营医院发行股票也日益升温。随后，2017 年 12 月 22 日，康宁医院正式就 A 股发售向中国证券监督管理委员会

（以下简称证监会）提交 IPO（首次公开募股）申报稿，试图建立"H＋A"股格局。2018 年 1 月 23 日，康宁医院发布公告称，证监会股票发行审核委员会未批准通过该申请。可见，民营医院运行风险众多，投资者应当在谨慎考虑各项投资风险和相关法律规定后，理智地作出投资选择。

（一）经营风险

第一，专业医务人才流失的风险。医务人员是医院提供优质医疗服务的保障，但根据当前实际，现有的大多数医生加入了公立医院，民营医院人才资源流入较少。随着民营医院网络布局的逐步扩大，经营规模的大幅提升，如果无法招募或保有充足的医务人员，则难以为患者提供理想的医疗服务。

第二，业务经营所需资质、许可无法续期的风险。如果医院在经营过程中，未遵守相关法律法规，可能面临行政罚款、暂停营业或吊销营业许可证的风险。同时，民营医院持有的各项许可证都存在有效期，并需定期接受检查，如果民营医院管理不善或未守法经营，可能导致相关许可无法续期。此外，未来如果医疗监管相关法律法规发生变化，可能会要求民营医院进行设施、设备、人员或服务的调整，从而导致资本投入和运营费用的增加。

第三，快速扩张的风险。民营医院在扩张中，势必会受到市场竞争态势、地方医疗行业监管环境、医疗保险支付水平及能力、地方居民收入水平等多种因素的影响。因此，民营医院扩张布局的进度和效益存在一定的不确定性。此外，民营医院快速扩张也使管理复杂度和难度逐步增加，对医院的管理能力构成较大挑战。

（二）市场风险

第一，市场竞争的风险。民营医院与公立医院、其他民营专科医院等，在服务范围、服务质量、声誉、设施、地理位置和价格等方面展开竞争。如果民营医院无法在服务、管理、规模、布局、品牌和人才等方面持续保持竞争优势，则存在市场份额减少、盈利能力下降的风险。

第二，供应商提供不合格药品、医疗耗材和医疗设备的风险。若民营医院在医疗服务中使用不合格产品，导致诊疗效果不佳或不安全，则可能遭到患者申诉、投诉或媒体负面报道，甚至受到监管部门的处罚。

（三）政策性风险

第一，医疗保险支付政策变化的风险。如果民营医院无法持续保持医保定点资格，或者未来国家医疗保险政策发生不利变化，如减少医保承担比例或缩小医保覆盖诊疗项目范围等，将会降低患者的支付能力，造成就诊患者数量减少，从而对民营医院的财务状况产生不利影响。

第二，医疗服务和药品价格变化的风险。虽然相关法律法规仅对公立医院提供的医疗服务及药品价格提出限制，但民营医院为确保市场地位，以及与经营区域内的公立医院进行有效竞争，其医疗服务和药品价格一般都会参照公立医院的定价标准。因此，未来如果相关政府机构、医疗保险机构调整药品和医疗服务价格，将极大地影响民营医院的盈利能力。

第三，税收优惠政策发生变化的风险。当前，国家为鼓励社会资本办医，促进民营医疗机构发展，对民营医院实施了较为优惠的税收政策，如医疗服务免征营业税和增值税等。未来如果国家对医疗机构的税收优惠政策发生变化，则会对民营医院的现金流和盈利能力形成冲击。

第四，医疗体制改革变化的风险。未来如果国家医疗体制改革政策发生变化，如缩减医疗保障体系的覆盖范围和支付规模、限制民营资本投资医疗机构、限制民营医疗机构药品和医疗服务价格等，将会影响民营医院的发展。

（四）潜在技术风险

第一，发生重大医疗事故或纠纷的风险。如果医院未能对治疗程序进行有效的管理，可能导致患者对自身或他人造成伤害，在极端情况下甚至会导致死亡事件。当然，该风险是所有医疗机构的固有风险。

第二，计算机网络基础设施发生故障的风险。任何与信息系统有关的技术故障，包括由停电、自然灾害、计算机病毒或黑客攻击、网络中断或其他非法篡改而导致的故障，都可能导致医院无法向患者提供服务、准确记录信息及维护正常营运。此外，如果发生与民营医院收费及医疗保险报销有关的信息系统故障，或遗失相关记录，医院可能无法及时全额收取相应款项。

（五）潜在管理风险

第一，经营管理不善致声誉损失的风险。作为民营医院，社会声誉对其持续发展起着至关重要的作用。如果未能持续维持和提升声誉，患者对医院的服务质量和服务能力产生不信任，将导致医院经营发展难度加大。

第二，医生存在腐败行为的风险。医疗行业存在较高的违反腐败法律法规的风险。民营医院无法保证医务人员及医院管理人员一直充分遵守法律法规，也不能保证能够发现、识别所有腐败事件。一旦发生腐败事件，不仅涉事人员要受到调查和处罚，医院声誉也将受到一定损害。

（六）财务风险

第一，固定资产折旧金额增加的风险。随着民营医院的改扩建，固定资产的金额将大幅增加，从而导致未来的固定资产折旧金额也大幅上升。

第二，应收账款回收期较长的风险。民营医院应收账款主要为医院应向医保和民政部门等收取的医疗款，应收账款的回收期取决于医院与所在地医保部门、民政部门等的结算进度。各地医保部门应收账款的回收期通常为2~9个月，民政等部门应收账款的回收期通常为6~24个月，回收期较长。

第三，无形资产减值的风险。有些规模较大的民营医院会为规模较小的医院提供管理服务，而将提供管理服务的合约权利确认为"无形资产"并进行摊销。如果市场环境发生变化或发生其他不利因素，合作医院业务出现下滑，可能导致民营医院的管理服务收入不及预期，使上述无形资产存在减值的风险。

五、潜在的法律风险

近年来，政策对于民营医院的扶持态度日渐清晰，甚至提出"非禁即入"措施拓宽社会资本投资民营医院的门槛。对于身处于政策"蜜月期"的上市公司来讲，收购医院似乎成为一种"潮流"，但在目前民营医院并购热潮的现状背后还存在诸多法律风险。

所谓法律风险，是指因操作不当，企业就可能因违反市场准入限制和反不正当竞争法等有关法律规定而招致诉讼或其他风险。法律风险主要有以下几点：

首先，法律规定尚存在漏洞。企业并购是市场经济的产物，而市场经济本质上是一种法治经济。对过程较为复杂的企业并购活动，几乎各国都有相关的法律加以规范。由于我国不同时期出台的法律法规之间衔接性不强，内容过于笼统，缺乏可操作性，可能给并购带来障碍。尤其在目前，在没有完善的法律对医院并购形成有效约束的情况下，这些问题会对并购双方产生深刻影响。

其次，产权模糊边界不清。目前，我国并购市场突出的问题是支撑并购良性发展的产权市场和中介市场不健全，如产权模糊、产权边界不清和并购价格生成机制不合理等，这增加了并购的谈判成本和交易成本，均会给并购企业带来风险。例如，在医院并购交易谈判中土地是否有偿使用成为争执不下的焦点。政府的意见通常是虽然国有医院的土地是无偿划拨的，但既然转让给民营企业，医院理所当然属于营利性质，自然要交土地使用费。企业的观点是根据国家有关法规，医院与军队、学校的土地使用政策一样，可以无偿使用，无论是国有企业还是民营企业。这种情况并不罕见。关于土地使用费问题，由于国家对此没有法律规定，每一桩并购案都有不同的条件，而条件对哪一方有利和有利的程度则取决于每一次的谈判结果。

再次，合法性审查有难度。每一位合理的并购者都试图选择那些没有违法行为或者虽然其经营活动存有疑点但是合法的并购目标。但是，买方如何对以上选择加以确认呢？显然彻底的确认是不可能的，因此，并购者对并购目标进行合法性调查的深度不同可能会带来不同的风险。

最后，诉讼纠纷的负面影响。目前，医患纠纷严重，目标医院的诉讼、仲裁或行政处罚也是应当予以重视的内容。应当调查目标医院是否存在尚未了结的或可预见的重大诉讼、仲裁及行政处罚案件，因为如存在此类情况，可能会对目标医院的生产经营产生负面影响，从而在很大程度上降低收购成功的可能性；同时，应当调查目标医院控股股东以及主要股东是否存在尚未了结的或可预见的重大诉讼、仲裁及行政处罚案件，因为如果目标医院的控股股东以及主要股东存在此类情况，其又不具备执行能力，就会对目标公司产生影响；与此相关联，应当调查目标医院控股股东以及主要股东所持股份有无质押。

六、法律风险防范措施

防范风险首要的是建立防范措施条款。

购买方可在与卖方公司共同签署的责任协议中建立防范措施条款。协议中标明没有披露的债务由卖方公司负责，从而避免承担对方未披露的债务。收购协议阐述了买卖双方对收购交易所达成的合法共识。其主要目的是约定交易的结构并披露重要的信息及对应的责任条款。与一般意向书不同的是，意向书可能有约束力也可能没有约束力，主要取决于意向书是如何表述的，而收购协议是有法定约束力的，一旦签订收购协议，其中一方若不能按协议完成交易而又没有法律上可以接受的理由，他将为其行为所带来的损失承担责任。

虽然双方就交易的重大方面达成了一致，但在协议中，双方所关注的利益仍是不同的：卖方希望在签约之后，尽可能快地完成交易，并且不希望有任何事项要求其降低交易价格；买方则希望当其发现目标公司存在的任何财务、经营或法律缺陷时能灵活地放弃交易，同时希望他在交易完成时所支付的价格是合理的，该价格能补偿来自未预计到的财务或法律风险所带来的任何经济损失。

总体来说，双方都对风险的转移和责任的承担很谨慎，因此，都力图在协议中为自己争取权利，规避风险，这就致使双方将利害关系的冲突较量体现于协议的主要条款当中。

对于尚未判决的诉讼，购买方还需进行诉讼分析活动。这时需注意的问题主要有两个：

一是对于这些诉讼，在收集尽职调查所需的信息之前，法务人员必须首先确定什么类型的诉讼是属于"重大"的。也就是说，调查人员应重点关注那些"如果败诉便可导致被告公司和合并公司的业务活动产生重大负面影响的案件"。这通常是将交易的规模与本诉讼涉及的规模进行对比，以数字金额来界定的。此外，调查人员也应参考和研究同行业公司的类似已知案件。例如，法院已经认定行业中一家公司的商务行为构成商业欺诈或其他违法行为，那么，如果卖方公司处于与之相同的行业，并且已经采取或即将采取同样的行为，那么这将对公司未来经营产生重大影响。

二是进行诉讼成本分析，及时确定以何种方式解决纠纷。调查人员应预先进行潜在诉讼费用的评估，以决定是否选用庭外和解的方式，尽量以较小的成本迅速解决争执。这种途径可以产生隐性收益。

此外，还要加强法律尽职调查。"尽职调查"（Due Diligence）一词最初起源于英美法中的普通法。在我国，尽职调查通常被界定为：在收购中买方对目标公司的资产和负债情况、经营和财务情况、法律关系以及目标公司面临的机会和潜在的风险进行的一系列调查。

一般来讲，专业机构所做的尽职调查包括财务尽职调查、税务尽职调查、业务尽职调查和法律尽职调查，对于"尽职"的谨慎程度则并未规定具体的评判标准。购买者应当与高级法律顾问密切合作，共同关注重要的法律和当前的诉讼案件发展趋势，尤其是尚未判决的诉讼案件，以及从总体上决定对该公司进行合法性调查的深度。其重要性有以下两个方面：一方面，是由于"除非收购协议中有特别规定，否则被收购企业的法律弱点就会变成买方公司的权利"。另一方面，做好事前防范，防止并购后才显露出来的法律风险。尽职调查的内容包括：主体资质、诉讼审查、各项文档（收购协议及其他相关合同）、财务状况、规章制度、人员状况和结尾工作的审查。

七、案例分析：济民健康并购案

（一）案号

（2020）浙 10 民初 190 号、（2021）浙民终 259 号、（2021）最高法民申7802 号

（二）案情简介

2016 年 12 月 13 日，原告济民健康管理股份有限公司（本案中简称济民健康）与被告浙江尼尔迈特针织制衣有限公司（本案中简称尼尔迈特公司）、王某松、叶某庆、嘉禾公司签订了《股权转让及增资协议》。协议约定：第一，济民健康以 2.08 亿元的价格受让尼尔迈特公司持有的鄂州二医院有限公司 80% 的股权，并向目标公司增资 1.36 亿元。第二，尼尔迈特公司向济民

健康作出目标公司的业绩承诺，2017 年、2018 年、2019 年扣除的非净利润分别为 2300 万元、2645 万元、2843 万元，并约定目标公司在未完成业绩承诺时被告须向济民健康进行相应的股权和现金补偿。第三，王某松、叶某庆、尼尔迈特公司、嘉禾公司互相就对方的责任和义务提供连带责任保证。第四，尼尔迈特公司将其持有的目标公司 20% 的股权质押给济民健康，用以担保其在本协议项下包括但不限于业绩承诺条款的实施。

2017 年 1 月 11 日，济民健康与尼尔迈特公司、鄂州二医院有限公司签订了《股权出质合同》，约定尼尔迈特公司以其持有的鄂州二医院有限公司 20% 股权对其违反《股权转让及增资协议》后向济民健康承担的付款义务提供质押担保。

2017 年 1 月 13 日，鄂州市工商行政管理局办理上述股权出质登记手续。

2019 年 5 月 31 日，因目标公司未完成《股权转让及增资协议》中约定的 2018 年度的业绩目标，济民健康与王某松、叶某庆、尼尔迈特公司、嘉禾公司、目标公司签订了《股权转让及补偿协议》，约定尼尔迈特公司按照《股权转让及增资协议》的约定对济民健康进行股权和现金补偿，包括：第一，尼尔迈特公司以零售价转让其持有的目标公司 20% 的股权给济民健康，并在协议签署之日起 30 日内完成股权转让的工商变更登记手续。第二，现金补偿额为 43870765.70 元，在对赌期结束即 2019 年年度审计报告出具后 1 个月内，结合目标公司 2019 年年度业绩承诺的实现情况，统一核算确定现金补偿总金额，由尼尔迈特公司一次性支付给济民健康。

《股权转让及补偿协议》签订后，尼尔迈特公司未按约履行股权转让过户义务，现其持有的目标公司 20% 的股权已被多个债权人轮候冻结，致使济民健康不能获得该股权，亦未支付相关的补偿款。

（三）裁判结果

一审法院判决如下：（1）被告尼尔迈特公司赔偿原告济民健康因鄂州二医院有限公司 20% 的股权无法变更登记给原告济民健康造成的损失，济民健康有权于判决发生法律效力之日起 10 日内申请对尼尔迈特公司持有的鄂州二医院有限公司 20% 的股权进行拍卖、变卖，并对拍卖、变卖所得价款享有优先受偿权。（2）被告尼尔迈特公司于本判决发生法律效力之日起 10 日内支付原告济民健康因未完成业绩承诺而需要支付的现金补偿款 75536700 元，并支付逾期付款利息损失。（3）被告尼尔迈特公司于本判决发生法律效力之日起 10 日内支付原告济民健康律师费 150000 元、保全保险费 93424.02 元。（4）案件受理费 820334 元、保全费 5000 元，合计 825334 元，由被告尼尔迈特公司、嘉禾公司、王某松、叶某庆负担。

再审法院判决：驳回尼尔迈特公司、嘉禾公司、王某松、叶某庆的再审申请，维持原判。驳回尼尔迈特公司、嘉禾公司、王某松、叶某庆的再审申请，维持原判。

（四）案例评析

1. 医保政策调整导致企业坏账应当视为不可抗力还是经营风险

《民法典》第 180 条规定："因不可抗力不能履行民事义务的，不承担民事责任。法律另有规定的，依照其规定。不可抗力是不能预见、不能避免且不能克服的客观情况。"2012 年起，国家即开展基本医疗保险付费总额控制，按照"结余留用，超支分担"的原则，确定基本医疗保险基金和定点医疗机构对结合资金与超支费用的分担办法。鄂州市人力资源和社会保障局在 2015 年发布医保政策文件，对医保基金决算办法作出规定，其中超支分摊机制明确了医院和医保基金对超过年度预算控制总额部分的医疗费用的分摊方式。医保付费总额控制政策是 2012 年即开始实施的政策，医保结算差额是医疗行业早已存在的普遍现象，在鄂州二医院有限公司经营期间已经存在的医保结算差额，在签订《股权转让及增资协议》时即已经能够预见，医保结算差额不属于不可抗力，而是属于医院经营风险，应由鄂州二医院有限公司承担。

2. 投资并购中合作目标及合同目的如何认定

一般来说，合同目的是指合同双方通过合同的订立和履行最终所期望得到的东西或者达到的状态。适格主体基于真实意思表示，签订不违背法律强制性规定和公序良俗的合同具有法律效力，可以约束双方当事人的行为。在本案中，《股权转让及增资协议》订立双方意思表示真实，内容并不违反法律法规的强制性规定，应为合法有效。争议焦点在于新医院的建设是否属于合同目的。若属于合同目的，济民健康未建成新医院的行为违背缔约目的，进而构成根本违约。尼尔迈特公司有权以济民健康根本违约在先而不能实现合同目的为由请求解除合同，进而不承担对赌协议失败所产生的法律责任。但济民健康与尼尔迈特公司从未在相关协议中约定二者合作的目标是加快新医院的建设进程，也从未在任何协议中承诺新医院的建成时间，更从未将新医院未建成约定为违约条件。且二者签订对赌协议时，鄂州二医院有限公司尚未购买新医院房地产，新医院建成运营不可能成为业绩对赌的前提条件。因而未完成医院如期开业并不属于济民健康违约的事实依据，济民健康并未违约在先，且合同具有法律效力，尼尔迈特公司应当承担因对赌失败而应承担的相应的法律责任。

3. 质押权是否可以请求以股权对价现金形式补偿

《民法典》第386条规定："担保物权人在债务人不履行到期债务或者发生当事人约定的实现担保物权的情形，依法享有就担保财产优先受偿的权利，但是法律另有规定的除外。"本案中，济民健康与尼尔迈特公司约定，尼尔迈特公司以其持有的鄂州二医院有限公司20%的股权对尼尔迈特公司违反《股权转让及增资协议》后向原告承担的付款义务提供质押担保，并办理股权出质登记手续，济民健康所持有的20%股权具有正式的法律效力。但济民健康请求尼尔迈特公司偿还"20%股权的股东权益对价款80020000元"没有相应的法律依据。根据法律规定，济民健康有权申请对尼尔迈特公司持有的鄂州二医院有限公司20%的股权进行拍卖、变卖，并对拍卖、变卖所得价款享有优先受偿权。

4. 综合分析

鄂州二医院有限公司未完成《股权转让及增资协议》中约定的业绩目标，对赌失败。基于此，济民健康与尼尔迈特公司、嘉禾公司、王某松、叶某庆签订了《股权转让及补偿协议》，对股权补偿和现金补偿作出明确约定，根据法律规定，济民健康有权请求尼尔迈特公司支付因未完成业绩承诺而需要支付的现金补偿款75536700元及逾期付款利息损失，并有权请求对尼尔迈特公司持有的鄂州二医院有限公司20%的股权进行拍卖、变卖，并对拍卖、变卖所得价款享有优先受偿权，嘉禾公司、王某松、叶某庆对尼尔迈特公司的上述债务承担连带清偿责任。

基于再审法院观点第 3 条关于鄂州二医院有限公司经营性质的争议又涉及济民健康收购以前存在的债务担保引起的另外三件法律纠纷，具体情况如下：

第一，案件名称：

鄂州二医院有限公司、龙游西联超市有限公司（本案中简称西联公司）、尼尔迈特公司与翁某祥、姜某发、陈某军的民间借贷纠纷案件。

第二，案件编号：

翁某祥案：（2020）浙 08 民终 648 号、（2019）浙 0825 民初 2657 号。

姜某发案：（2020）浙 08 民终 139 号、（2019）浙 0825 民初 2656 号。

陈某军案：（2019）鄂 02 民终 697 号、（2018）鄂 0203 民初 1642 号。

第三，案情介绍：

2003 年 11 月 12 日，尼尔迈特公司出资 5000 万元整体收购了位于鄂州市鄂城区武昌大道 357 号的鄂州市第二医院。收购完成后，尼尔迈特公司于 2006 年 1 月 17 日在鄂州市民政局登记设立了鄂州二医院。鄂州二医院系民办非企业单位，负责人王某松，开办资金 3000 万元，经营性质为非营利性，住所地鄂州市鄂城区武昌大道 357 号。

2010 年起，翁某祥陆续借款给西联公司，2016 年 2 月 4 日，翁某祥与西联公司、鄂州二医院签订《还款协议》一份，协商约定至 2015 年 1 月 24 日止，西联公司尚欠翁某祥借款本金 800 万元，翁某祥同意分期返还，鄂州二医院作为关联方，同意债务加入，与西联公司作为共同债务人按照《还款协议》约定履行义务和承担相应的法律责任。2016 年 9 月 16 日，尼尔迈特公司、王某松个人在上述协议上均签署同意担保。2019 年 5 月 17 日，尼尔迈特公司、王某松个人在上述协议上又签署"同意担保贰年"。

2012 年 2 月 9 日与 8 月 28 日，姜某发与西联公司两次签订《借款协议》。约定西联公司向姜某发借款 400 万元，借期 3 年，约定利息为月息 30‰。2016 年 2 月 3 日借款仍未还清，鄂州二医院作为第三方，同意债务加入，与西联公司作为共同债务人按照《还款协议》约定的义务承担相应法律责任。

同日，尼尔迈特公司在两份协议上均注明同意担保。2017 年 8 月 9 日，王某松个人在两份协议上均签署"同意担保贰年"。另查明，西联公司、尼尔迈特公司的股东均为王某松及其配偶叶某庆。

2013 年 6 月 6 日，陈某军与鄂州二医院签订一份《借款协议》。协议约定鄂州二医院向陈某军借款 210 万元，年利率 25%，借款时间 3 年。陈某军以银行转账方式交付了借款。借款逾期之后，陈某军向鄂州二医院负责人王某松追索借款。2018 年 8 月，王某松、尼尔迈特公司共同出具担保书，自愿对陈某军的借款本息承担连带保证责任。

2016 年，鄂州二医院向鄂州市卫生和计划生育委员会请示，拟变更名称和经营性质。2016 年 7 月 11 日，经鄂州卫生计生发（2016）63 号文批准：同意将原"鄂州二医院"名称变更为"鄂州二医院有限公司"，经营性质由"非营利性"变更为"营利性"，其他事项不变。

2016 年 7 月 22 日，鄂州二医院有限公司在鄂州市工商行政管理局登记注册成立。鄂州二医院有限公司系尼尔迈特公司认缴出资 6800 万元创设的一人有限责任公司。公司经营性质为营利性医疗机构，法定代表人王某松，住所地鄂州市鄂城区武昌大道 357 号。鄂州二医院有限公司承继了鄂州二医院的医院资质等级以及全部资产、人员。鄂州二医院虽未注销，但已无资产和经营场所，只剩一个空壳。2016 年 12 月 10 日，鄂州市卫生和计划生育委员会重新核发了医疗机构执业许可证，许可证上登记的机构名称仍为鄂州二医院，经营性质变更为营利性，法定代表人王某松，有效期自 2008 年 6 月 4 日至 2023 年 6 月 3 日。

2017 年 1 月 4 日，鄂州二医院有限公司变更登记，增加浙江济民制药股份有限公司为公司股东，注册资金由 6800 万元变更为 23800 万元，法定代表人由王某松变更为邱某鹏。

事后鄂州二医院有限公司意图主张债务加入无效，并对翁某祥、姜某发、陈某军三位债权人辩称，本公司收购了鄂州二医院的资产、设备，并以本公司的名义对外经营，本公司与鄂州二医院是两家独立的法人，并非由鄂州二医院改制而来，鄂州二医院有限公司不承担鄂州二医院的债权债务。

第四，裁判结果：

翁某祥案一审法院判决：西联公司、鄂州二医院有限公司归还翁某祥借款 800 万元及利息，于判决发生法律效力之日起七日内履行完毕，尼尔迈特公司、王某松负连带还款责任。如果未按判决指定的期间履行给付金钱义务，应当依照《民事诉讼法》第 253 条的规定，加倍支付迟延履行期间的债务利息。案件受理费 108320 元，由西联公司、尼尔迈特公司、王某松、鄂州二医院有限公司共同负担，于判决发生法律效力之日起七日内交纳。

翁某祥案二审法院判决：驳回上诉，维持原判。案件受理费 108320 元，由鄂州二医院有限公司负担。

姜某发案一审法院判决：西联公司、鄂州二医院有限公司归还姜某发借款 4000000 元及利息，于判决发生法律效力之日起十日内履行完毕，尼尔迈特公司、王某松负连带还款责任。如果未按判决指定的期间履行给付金钱义务，应当依照《民事诉讼法》第 253 条的规定，加倍支付迟延履行期间的债务利息。案件受理费 60240 元，由西联公司、尼尔迈特公司、王某松、鄂州二医院有限公司共同负担，于判决发生法律效力之日起七日内履行完毕。

姜某发案二审法院判决：驳回上诉，维持原判。案件受理费 60240 元，由鄂州二医院有限公司负担。

陈某军案一审法院判决：被告鄂州二医院有限公司于判决生效之日偿还原告陈某军借款本金 210 万元及利息。被告王某松、被告尼尔迈特公司对上述第一判项的债务承担连带清偿责任。案件受理费 15080 元，由被告鄂州二医院有限公司、王某松、尼尔迈特公司共同负担。

陈某军案二审法院判决：陈某军、鄂州二医院有限公司自愿撤回上诉的请求。

第五，案件评析：

对于鄂州二医院有限公司与鄂州二医院是否具有继受关系。本案中，鄂州二医院于 2016 年 7 月 7 日向鄂州市卫生和计划生育委员会提交的《关于变更二医院名称及经营性质的报告》证实鄂州二医院当时的明确意思表示是将医院名称由鄂州二医院变更为鄂州二医院有限公司，医院经营性质由非营利性变更为营利性。《医疗机构管理条例》第 19 条规定："医疗机构改变名称、场所、主要负责人、诊疗科目、床位，必须向原登记机关办理变更登记或者向原备案机关备案。"可见在许可证持有人仍为同一主体的前提下，医疗机构改变名称、场所、主要负责人、诊疗科目、床位需要备案。第 22 条第 1 款规定："《医疗机构执业许可证》不得伪造、涂改、出卖、转让、出借。"可见，医疗机构执业许可证只能通过合法申请取得，无法突破法律强制性规定的限制。本案中，鄂州二医院有限公司持有的医疗机构执业许可证与鄂州二医院持有的医疗机构执业许可证登记的医疗机构名称、登记号、有效期限等均相同，是同一份许可证，且其有效期均自 2008 年 6 月 4 日起，远早于鄂州二医院有限公司的成立时间 2016 年 7 月 22 日，推定其许可证持有人仍为同一主体，鄂州二医院有限公司只能是借助变更申请取得前述医疗机构执业许可证。《医疗机构管理条例实施细则》第 50 条规定："医疗机构名称不得买卖、出借。未经核准机关许可，医疗机构名称不得转让。"2016 年 12 月 7日，鄂州二医院有限公司设置医疗机构"鄂州二医院"，该医疗机构名称与鄂州二医院名称完全一致，可以证明鄂州二医院有限公司与鄂州二医院具有继受关系。鄂州二医院有限公司的唯一股东是尼尔迈特公司，法定代表人系王某松，鄂州二医院的唯一投资人亦为尼尔迈特公司，负责人为王某松，显然属关联交易，且鄂州二医院有限公司实际继受了鄂州二医院的名称、经营场所、医护人员等，故无法否认鄂州二医院有限公司与鄂州二医院具有继受关系的事实。综上所述，鄂州二医院有限公司与鄂州二医院具有继受关系。

鄂州二医院的案涉债务加入行为是否有效。《担保法》（已废止）第 9 条规定："学校、幼儿园、医院等以公益为目的的事业单位、社会团体不得为保证人。"此条规定的是"公益法人作为保证人的禁止"。改制前的鄂州二医院系非营利性民营医院，但非营利性不等于就以公益为目的。《事业单位登记管理暂行条例》第 2 条第 1 款规定："本条例所称事业单位，是指国家为了社会公益目的，由国家机关举办或者其他组织利用国有资产举办的，从事教育、科技、文化、卫生等活动的社会服务组织。"《社会团体登记管理条例》第 2 条第 1 款规定："本条例所称社会团体，是指中国公民自愿组成，为实现会员共同意愿，按照其章程开展活动的非营利性社会组织。"《民办非企业单位登记管理暂行条例》第 2 条规定："本条例所称民办非企业单位，是指企业事业单位、社会团体和其他社会力量以及公民个人利用非国有资产举办的，从事非营利性社会服务活动的社会组织。"鄂州二医院不属于法律意义上的事业单位和社会团体。鄂州二医院无法适用"公益法人作为保证人的禁止"，无法规避法律责任。改制后的鄂州二医院有限公司，属于营利性医疗机构，即一般商事主体，不属于以公益为目的设立的医疗机构，不受《担保法》（已废止）第9条的限制，其要求认定合同无效之时并不具备认定无效的理由，因而无法通过"公益法人作为保证人的禁止"而规避法律责任。综上所述，鄂州二医院的案涉债务加入行为有效。

鄂州二医院有限公司属于营利性医疗机构，即一般商事主体，可以承担担保责任，鄂州二医院有限公司属于鄂州二医院的继受主体，应当相继承担鄂州二医院的担保责任，即承担西联公司对于翁某祥、姜某发、陈某军的连带清偿责任，应当承担连带债务支付欠款。

（五）法律风险识别与防控

随着经济发展，人民群众对医疗服务的需求不断提高，我国医疗服务资源不足、分布不均的缺陷日益显现，给整个医疗卫生体系带来挑战与变革的要求。尽管我国医疗改革发生发展数十年，国家对公立医院的投入也在逐年增多，但公立医院体制改革进程仍然缓慢。正因如此，近年来，大量鼓励社会资本进入医疗服务领域的政策出台，希望借助资本的力量，将更多现代化的管理方式方法、理念与机制注入医疗服务行业中，提升医疗服务水平，改善民众对医疗服务的体验。2021年，民营医院数量超过2.3万家，占医院总量的69.4%。虽然民营医院数量占比较高，但从床位数来看，民营医院床位数仅占不到30%，受益于政策支持，社会资本办医对医疗资源供给的补充仍有较大发展空间。

1. 民营医院投资并购的风险

第一，政策不稳定风险。为应对人民日益增长的对于卫生健康服务的需求与医疗经济供给不足的矛盾，医疗体制改革之政策性医保制度正在日益完善。改革开放以来至2012年年末，我国的医疗卫生体制改革聚焦在需求侧，着力建立健全基本医疗保障体系解决基本医疗服务的筹资问题。2013年起，医疗保障开始深度开展医药价格形成机制改革与费用支付方式改革，以控制医疗费用的方式，在实现基金财务稳健的同时进一步提高医疗费用风险保护水平，以医保总额预算管理为重点全范围开展付费方式改革。2018 年，新设立的国家医疗保障局整合了国家发展和改革委员会的药品管制定价职能，并进一步推动药品招标采购和价格形成机制改革。2022 年，大数据赋能成为医保改革发展的重要借力点，运用大数据构建全国统一医保信息平台成为新一轮改革焦点。为满足群众的健康需求，保障健康资源的可负担性，政策的调整是十分必要的。与此同时，政策的不稳定性也为企业的投资并购带来一定的不确定风险，政策导向性过强的项目能否长久持续难以保障，如何利用政策助力投资并购成为企业发展的重中之重。

第二，投资并购本体风险。通常来说，企业投资并购的本质目标是壮大本体从而获得更高程度的经济价值。投资并购之前，主要存在的是机构选择风险、组织形式选择风险以及资金募集失败等风险。并购活动与企业发展目标不匹配、并购模式选择风险过高或投资并购主体资金难以维持今后的企业运营都会导致经营状况恶化，甚至出现亏损。在投资并购过程中，可能发生介入时间短、整合困难、竞争力小、无法超越同行先人和投资企业资金不足、无法支持目标医院持续发展等问题，且并购过程中的风险具有更强的不确定性，投资企业不仅要承担资金风险，还要承担己方的声誉风险。[①] 投资并购过程结束后，若经营效果不佳，项目亏损的同时也会累及商誉。实务中存在以对赌、股权担保、转股或向外借款等手段获得资金支持，也可能带来一定的诉讼风险，可见投资并购的失败会反扑原公司，为其带来不可逆转的伤害，盲目跟风投资并购切不可取。

2. 投资并购内部监管风险

投资并购的成功是万众期盼，但投资并购成功也意味着母公司多了一份对子公司实施监管的责任。2019 年，知名上市企业亚太药业对全资子公司上海新高峰生物医药有限公司失去控制的"大雷"引起大众热议。承诺期后业

---

① 参见王文光：《医院并购时存在的风险和应注意的几点问题》，载《医学信息》2005 年第 11 期。

绩变脸、违规担保激化矛盾、财务造假连年亏损等问题重重，亚太药业由此被证监会立案调查，并受到行政处罚。此外，基于医疗行业的特殊性质，医药制造企业、药品生产企业涉嫌医生医药商业贿赂等问题频发。随着国家严厉打击医药贿赂的进行，医药贿赂的出现也会对企业本身产生极为严重的负面影响，如何进行企业管理，预防违法犯罪问题发生，也是风险防控的重要一环。

3. 民营医院投资并购风险的防控

第一，事前防控措施。民营医院应当密切关注相关行业政策。在并购的整个过程中，并购企业应密切关注相关行业政策和法律法规的变化，尽可能地降低行业政策风险导致的负面影响。① 应充分了解投资并购的市场准入准则、相关优惠政策、正规审批程序、政府监管动向等所有信息，进行全方位的科学评估，认真做好并购前的全部准备工作，尤其是对有无有关该行业即将出台或修改的法律政策更要经过充分调研，结合其变化来衡量是否仍然对目标医院进行并购。医药领域存在许多跨行业并购，在并购之前，并购企业不仅应对其所在行业相关的法律法规、政策充分熟悉，还应对自身投资并购的能力进行合理预判，切忌贸然投资并购。

科学评估并购目标的价值。并购的动因是因为目标医院具有价值，其不仅指的是医院的资产价值如土地所有权、房屋建筑面积、医疗设备等固定资产运行价值，还包括无形资产如技术能力、品牌价值、人力资源、医院文化和成长能力等。可以通过专业的尽职调查与价值评估对目标医院进行定性和定量分析，出具科学、正确和客观的评估报告，保证并购活动的顺利进行。② 投资并购过程中，双方之间存在信息不对称、估价过高或过低都有可能导致并购活动的失败，引入第三方中介机构如资产评估机构对目标医院进行评估更为科学。③

选择适宜的投资方式。双方应共同充分协商选择适合的支付方式和支付

---

① 参见刘春涛：《当前医药购销领域职务犯罪的特点分析》，载《法制与经济（下旬）》2011 年第10 期。

② 参见陈娟：《国企改革背景下的国有企业投资并购研究》，载《财会学习》2019 年第14 期。

③ 参见李剑：《企业投资并购财务尽职调查的措施探讨》，载《中国外资》2020 年第20 期。

时间。主要投资并购方式有现金购买资产、现金购买股票、股票购买资产、股票交换股票、债权转股权、间接控股、承债式并购、无偿划拨等，也可以几种混合支付，目前更为主流的投资并购方式为通过对赌协议实现投资并购。① 单一的并购方式会影响目标医院的财务状况，会影响医院今后的发展。并购方式的选择不仅要考虑流动风险还要考虑资金压力，应结合目标医院自身的资产情况，设计、选择合适的并购支付方式和支付时间，降低支付风险。

第二，事中防控措施。明确投资并购协议需要双方达成真实合意，进而受到法律的保护，同时，在协议条款设置时需要明确设立合同的目的与重大事项的约定。投资并购具有复杂性，并购过程中可能会产生权属争议、目的性条款争议、重大事项不明争议、价格生成机制争议等问题，其可能会影响对于承诺业绩的衡量。如济民健康的案例所示，新医院的建设与否属于合同目的，是诉讼中的法律焦点，给并购企业带来不确定性风险。清晰的合同目的与明确投资并购中的重大事项是法律风险防控的核心。②

设置风险对冲是基于投资中的风险分散原则。可以在投资过程中设置投资对冲，通过投资不同类型或者投资不同的风险项目，使各个项目的投资风险相互抵销，以达到减少波动性风险的效果。③ 例如，在投资并购医院的同时可以投资医疗服务管理类企业，当其投资并购的医院出现问题时，可以由医疗服务管理类企业帮助处理。又如，在投资并购专门的技术研发子公司的同时可以投资其他高新技术企业，这就使企业在自身技术发展缓慢的情况下可以借助外部力量发展，也可以通过自身技术研发的进步，减少外部技术突变所造成的投资风险。

第三，事后重视资源整合。投资购入目标医院容易，整合目标医院资源、完成企业管理、进行企业监督并实现持续发展实属困难。医院并购只是手段，资源整合才是目的。成功的医院并购的关键是并购双方的资产、人力、技术等资源能否实现真正的整合，解决整合中存在的冲突和矛盾，进而最大限度

---

① 参见高树明：《企业并购决策体系的构建与实践》，载《上海化工》2020年第3期。

② 参见彭菊：《企业股权投资并购中的业绩对赌分析》，载《全国流通经济》2022年第30期。

③ 参见邓勇：《我国民营医院并购的法律风险及防范措施》，载《中国医院院长》2017年第5期。

发挥资源效益，促进医院的长期发展。[1]

应该先制订具体整合计划，成立整合团队，与被并购医院人员积极有效地沟通，有效解决并购后的冲突。此外，还要提升并购后的管理能力，可以通过股权激励、文化建设、科学监督取得员工的认同，促进优秀人才积极投身医院今后发展的事业中，提升并购后医院的核心竞争力。[2]

第三节　民营医院股权融资[*]

因类型不同，公立医院和民营医院的融资需求、融资方式、对象的选择以及前置审批不尽相同，其法律准备工作和风险也有差异。对于民营医院，融资前的法律准备包括制订融资计划，寻找投资人并签署意向书；为配合尽职调查做准备；为确定投资架构进行评估和论证；为谈判和签署合同做准备；为完成交割做准备。对于民营医院，在融资中也存在商业秘密保护风险、高杠杆带来的财务风险、严苛的对赌条款带来的风险、投资人介入医院运营导致的风险。

一、医院融资概述

医院融资按不同的分类标准可以有以下类型：从融资主体来看，主要包括非营利性医院（以公立医院为主）融资和营利性医院融资；从融资工具来看，可以分为股权融资、债权融资和夹层融资；从融资对象来看，可以分为向财务投资人（风险投资、私募基金）融资、向战略投资人（医疗投资集团、大型营利性医疗机构）融资和向产业投资人（医疗 PPP 项目中长期持有并运营项目的社会资本）融资。

---

① 参见程兵、姜铁军、夏路：《风险分配与风险预算管理》，载《应用数学学报》2009 年第 1 期。

② 参见赵宁、范晶：《公私合作制下公立医院改革 IOT 模式引论》，载《中华医院管理杂志》2014 年第 6 期。

* 本节文字论述部分原刊发在《中国医院院长》2020 年第 15 期。收录本书时文字略有改动。本节案例部分系收录本书时新补充。

不同的类型中，医院的融资需求和融资方式、对象的选择以及前置审批不尽相同，其法律准备工作和风险也有差异。例如，对于公立医院而言，医院融资需要获得主管部门的审批，如果采取 PPP 方式或所有制改革则还需要获得国有资产管理部门和财政部门的批准，其流程也更为复杂，因此其主要渠道仍为内源性融资。

尽管医院、卫生行政部门普遍反映政府财政投入比例过低，加大政府投入、减轻医院负担的呼声较高，且近年来医疗 PPP 项目的发展也如火如荼，但从 PPP 项目实施（或公立医院改制）的数量来看，相比公立医院总体存量而言还是较小的比例。受公益事业单位国有资产不能抵押的限制，医院多采取授信贷款形式，不同级别医院的授信等级不同，银行贷款有向大医院集中的趋势，这也是目前公立医院改制多集中在中小医院的原因之一。

对营利性医院而言，按照我国目前对医疗机构分类管理的政策，其法人主体资格与一般公司企业并无差异，因此在融资模式上趋同于一般的企业（尤其是中小创企业）融资，银行授信贷款几乎无法取得，可抵押资产也有限，再加上民间借贷的法律风险与财务风险并存，使营利性医院的融资方式主要为股权融资。

从实践层面来看，目前公立医院融资的热点是改制和医疗 PPP；民营医院融资的热点是并购重组，尤其是近两年来上市企业重大资产重组和资产注入的项目中，以民营医疗机构为目标资产的项目不在少数。鉴于此，本节讨论的重点为民营医疗机构的股权融资。

二、民营医院融资前的法律准备

对于融资主体而言，融资前法律准备的目的无非是增加成功融资的概率和降低融资过程中的法律风险。因此，准备工作必须针对融资流程和各环节中可能导致融资失败的因素有的放矢，才能达到事半功倍的效果。我们根据融资的基本流程和关键点，将准备工作分为以下五个阶段：（1）制订融资计划，寻找投资人并签署意向书；（2）为配合尽职调查做准备；（3）为确定投资架构进行评估和论证；（4）为谈判和签署合同做准备；（5）为完成交割做准备。

（一）制订融资计划，寻找投资人并签署意向书

就民营医院的融资项目而言，一份好的融资计划不仅能在一开始就避免不合适的潜在投资人加入谈判而降低效率或增加风险，还能使作为融资主体的民营医院与潜在投资方接触时有统一的意见表达（避免内部意见分歧影响融资项目的进行），同时给投资人留下"很有主见而不是被投资人牵着鼻子走"的印象，为在后期的谈判中寻求双方地位的平衡做铺垫（尽管实际项目中大多是投资方更强势）。

本阶段的准备工作需要注意以下几个方面：

一是根据自身的资本结构和目标资本结构制订融资计划。从企业财务管理的基本原则来看，股东价值最大化是公司理财的最核心目标，这一原则反映到资本结构中就是要设计合理的资本结构和提高股东权益的净利率。因此，拟通过股权融资的民营医院要根据现有的资本结构（通常用净财务杠杆比用传统的资产负债率更准确），比较目前的净经营资产净利率与负债的税后利息率，从而合理确定未来的目标资本结构。以未来的目标资本结构结合目前的资金缺口和未来现金流预测确定融资金额的大概范围。

二是根据融资计划的方案选择投资人。融资计划不仅包括融资金额，还应包括融资的初步方案，不同的方案会导致寻求不同类型的投资人。投资人大致可以分成两类：（1）战略投资人：随着民营医疗行业的发展，以医疗或医药业务为主业的上市公司就是典型的战略投资人。他们投资的直接目标不一定是快速的财务回报，而是通过产业整合（作为融资方的医院未来与上市公司业务的整合空间），让上市公司获得更大的市场占有率或更高的行业地位。如果战略投资人的投资以并购为目的，则进一步演变为产业投资人。（2）财务投资人：就是市场上常见的各类基金。他们投资的最大目的是快速获得财务回报。由于民营医院自身的需求不同，有的民营医院有强大的管理团队和明确的中长期规划，只是发展过程中出现资金缺口，此时可能就更愿意选择财务投资者，以避免投资人过多地参与未来具体的经营活动或改变经营方向；反之，如果医院的发展不仅缺少资金，还希望引入更多的产业链资源和管理经验，则会考虑更多地引入战略投资者，甚至寻求收购方，如成为

上市公司的子公司。

三是签署投资意向书。目标公司跟投资人见面之后，会签一个文件，有的叫条款意向书，有的叫投资框架，主要是一些原则性的条款。核心内容就是确定投资金额、占股比例等。其实它不是一个有法律约束力的文件，只是一个意向，里面除了独家期（独家期内不允许与其他投资人接触）、融资费用（主要是一些中介服务费）、保密的约定外，其他条款一般是没有法律效力的。值得注意的是，虽然没有法律效力，但是它具有道德约束力，所以大家都会尊重（违反会导致商业信誉下降，增加融资的难度）。因此，在准备签署投资意向书的时候建议有内部或外部的法律顾问介入，无论投资意向书是由投资方提供还是医院自己准备。

（二）为尽职调查做准备

尽职调查主要用来了解医院（公司）的整体情况，判断是否存在潜在致命缺陷，分为几个环节，包括财务、技术、产品、业务等方面的尽职调查。投资人一般会找律师帮忙做尽职调查，财务方面的调查还会找审计师来做，而技术、产品、业务等方面，往往就是投资人自己判断。

回到法律问题，一般投融资双方律师的侧重点是不一样的。简单来说，投资方的律师做尽职调查，就是来挑问题的，而作为融资方的医院的律师是来堵对方挑问题的。因此，医院尽职调查阶段的准备工作包括两个方面：一方面，配合投资方的律师准备相关的材料；另一方面，由己方的律师或内部法务人员负责，根据尽职调查的要点对医院进行体检，查出问题，能改正的改正，该披露的披露。

投资方律师在进行尽职调查时会使用尽职调查清单获取医院的相关信息，包括工商档案的基本证件、资质与相关资产证明、债务融资、税务运营、财务基本数据等。融资医院在平常工作时应该先进行整理、对照，可以先做一个融资准备。常见的要点包括：审查公司主体、公司团队与股权架构、企业资产权利、公司治理规范、劳资管理、估价制度、企业运营、重大合同行为、合作协议、财务问题、争议与诉讼调查以及其他重大事项。

（三）为确定投资架构进行评估和论证

完成尽职调查之后，就要确定交易架构。对于医院融资来说，如果未来不打算海外上市或吸纳境外资本、外商投资，则投资架构相对简单，只需要考虑母子（以及关联方）公司的股权结构。但是，如果有上述计划，创业者要考虑自身情况和资本喜好，以及拟上市地的交易所（如果有上市的计划）的要求，选择最合适的结构。

实践中，交易架构的设计往往是融资过程中投资方要重点考虑的事情，但如果作为融资方的医院对未来的融资方式、对象和拟上市交易的地点都有明确的规划，则可以提前对医院的投资结构做出调整，并做好离岸架构或VIE结构的设计，这在融资交易中无疑是加分项，而且可以提高融资的效率。

（四）为谈判和签署合同做准备

完成尽职调查后，投资方的律师会提出讨论具体的估值和商业条款，来准备交易文件。在此过程中，可能会针对不同的架构有各种不同的文件（大多是一些格式化的），甚至之前开会讨论都有一些备忘录和会议纪要，最终的目标是形成交易文件。融资方医院的律师还要准备一个披露清单，尽职调查时发现的一些不太好的事，应该如实地披露出来。最终基于尽职调查，基于来回的讨论，这个交易文件有可能会形成书面的东西，确定后就进入签署环节了。

从实际股权融资项目的操作来看，上述工作在确定投资架构和交易模式阶段就可能基本完成，或者两项工作同时进行。因此到谈判和签署合同的时间可能并不会太长，准备工作也并不会太多。这是因为双方对于合同的主要条款和对价基本都已经在前期达成了一致。所谓的谈判，主要是针对交易的前提条件再次确认，以及前期尽职调查发现问题后的补救，包括降低交易对价、增加保证条款或提供担保、改变对价支付方式等。

此时对于拟签约的医院方来说，要注意以下两点：首先，应按照本次交易的前提条件及陈述保证的内容逐一核查，确定没有遗漏，还包括上文提到的己方律师尽职调查后准备的披露清单问题，因为合同一旦签订生效，就可能没有查漏补缺的机会了。其次，对于前期已经基本达成一致的条款，建议也征求一下医院各业务部门负责人的意见，包括对医院的估值是否合理、融资金额与融资后的股权比例是否符合预期、是否有较为严苛的条款、投资方是否参与后期医院的经营管理等。从医院自身的角度，既要考虑估值、融资金额，还要考虑融资条款。

（五）为完成交割做准备

对于股权融资而言，如果不涉及并购，则融资方与投资方的交割工作相对简单，主要是股权交割文件、登记备案手续。对于作为融资方的医院来说，通常有对应的医院管理公司作为投资方，只需要在公司股东名册、出资协议、出资证明书等文件和工商变更登记工作上做好准备。如果协议中约定融资款分批支付，可能在第一批融资款支付后，就会在投资方的配合下进行上述工作，完成股权交割后投资方支付全部剩余款项（在没有保证金或监管账户的情况下）正式完成股权融资。

（六）其他融资方式中的法律准备

对于民营医院融资来说，除了最为重要和典型的股权融资外，实践中具有操作意义的融资方式可能还包括融资租赁、供应链融资、抵押贷款和资产证券化。但由于上述几种方式都有明显的局限性，因此实际运用并不十分广泛。

融资租赁通常只适用于大型医疗设备的购置，否则无论是从交易成本角度考虑还是从税收角度考虑都不具备可行性。实践中，大量的民营医院本身采取轻资产（经营租赁）运作的方式，因此医疗设备融资租赁虽然近年来也有较快的发展，但始终未能成为民营医院融资的主流方式。

供应链融资，是指医疗机构通过对上游供应商的应付账款延期付款以间接达到融资的目的。对于民营医院来讲，供应商提供的信用支付期要比公立医院短得多，而且通常都会向医院提出附带的要求（捆绑式采购）。这种利益捆绑的方式对医院发展是不利的，甚至会影响医院提供医疗服务的水平。因此民营医院如果有与某供应商形成长期合作关系的打算，至少要在尽职调查和合作协议上做好准备工作。

银行抵押贷款一直是中小民营企业之痛，而且都是在银行主导下进行，融资方只需要配合就行，在此不详述。

资产证券化虽然在实践中没有见到公开披露的案例，但目前在其他行业中已经逐渐成为重要的融资方式。与其他方式相比，资产证券化最大的优势就是把未来的收益变成今天的现金流，非常符合医疗业务稳定现金流的特点。但目前主要受限于民营医院的规模、业务的稳定性以及政策等因素，导致资产证券化的实际运用受到阻碍。

三、民营医院融资风险

（一）股权融资活动中商业秘密的保护

一般在尽职调查的过程中，投资方或其委托的律师会从融资方取得一些资料（尤其是非公开信息）。虽然投资意向书中一般都约定了保密义务，但由于实践中尽职调查工作一般都是团队模式，能接触尽职调查资料的人员范围并不容易控制。更有甚者，如果前期的洽谈就是为了以"合法"的形式掩盖获取商业信息的目的，中止合作后对商业秘密的保护就更成问题。因此，对于医院股权融资项目，作为融资方的民营医院对投资方也要采取适当的方式进行选择，然而，实践中融资方普遍处于弱势地位客观上给融资方对商业秘密的保护带来一定程度上的不利影响。

（二）高杠杆带来的财务风险

前文已经提到，融资要遵循公司理财的一般原则。公司融资的最终目的是通过获取经营所需的资金而更好地开展业务从而增加企业和股东的价值。如果一味追求更大的融资额（尤其是债权融资）而忽略了财务安全，也是得不偿失的。从合理的资本结构和财务稳健角度考虑，需要保证股权筹资与债务筹资处于适当的比例，长期债务与短期债务要合理搭配，尽可能降低融资的财务风险。应充分考虑现有资本结构、融资风险容忍度以及信贷市场情况等因素，选择融资方案。

（三）严苛的对赌条款带来的风险

当年曾被投资界热议的俏江南创始人因对赌协议中的领售权机制而被强制出售股份的事件并未远去，而且此事已经成为股权并购课堂上经典的教学案例。对于作为融资方的医院来说，对融资协议中的投资人保护机制需要有充分的理解和利弊衡量。尤其是对利益补偿机制、领售权机制等从国外风险投资领域直接引入国内股权投资领域的条款，国内企业往往并不是特别熟悉其中的利害。有时如果条件过于苛刻，融到资金比融不到资金对医院的发展（尤其是对创始人和原股东）风险更大。例如，如今的俏江南控股权几易其主，发展也始终不温不火，难现昔日辉煌。

（四）投资人介入医院运营导致的负面影响

通常财务投资人是不会关心被投资方的具体经营活动的，除非发生影响其股东权益的重大事件。但是，战略投资人通常都会不同程度地介入投资后的经营活动。一般来说，根据并购的协同效应，战略投资人对被投资医院的经营管理活动的效率方面和财务方面都会或多或少给予支持，其影响是积极的。但是，同时可能出现投资方通过对被投资方施加重大影响而不恰当地干预甚至通过损害被投资方的利益而获取更大利益的情形。因此，对于作为融资方的医院的原股东和管理层来说，协议中对投资人股权的表决权的安排也是需要关注的重要因素。

四、案例分析：营利性医院股权融资纠纷

（一）案号

（2021）吉 06 民终 271 号

（二）案情简介

中医院系一家民办股份合作制非企业单位，车某才占股 85.0134%。章程载明："股东会对本章程第十四条第八款（增减注册资本）、第十款（合并、分立、变更医院形式、解散和清算等事项）、第十一款（修改医院章程）规定的事项作的决定，应代表 2/3 表决权的股东表决通过，股东会应当对所议事项的决定制作会议记录，出席会议的股东应当在会议记录上签名，会议记录为医院的档案材料予以保存……"2015 年中医院康复中心修建期间，中医院的法定代表人、董事长车某才通过其妻弟韩某海认识了李某梅的女儿陈某红。李某梅的女儿陈某红为中医院干了一年工程，为中医院提供帮助。年底工程即将结束时，车某才考虑到陈某红在中医院康复工程建设融资等方面对中医院有过帮助，对陈某红提出准备给其一定的款项表示感谢，但陈某红

当时回复不要钱，让车某才给其一定干股，并将干股登记在自己母亲李某梅名下，不参与公司盈亏。每年支付 10% 的红利，即每月支付 3330 元，以《专业技术人员聘用合同》的方式支付履行给付义务，一直到付清 40 万元为止。车某才在未召开中医院股东会就此事项作出决议的情况下，即给陈某红出具了一份股东姓名填写为李某梅、出资额填写为 40 万元、出资方式打印"现金"字样且加盖有中医院公章并由自己签名的股权证，落款日期填写为 2016 年 1 月 22 日。该股权证上打印有"本股权证经医院法定代表人签字并加盖公司公章且与医院收取股东出资的收款收据一起方可有效，特此为证"内容的特别提示。车某才出具上述股权证之后要求中医院财务人员以给李某梅发放工资的形式每月向李某梅银行卡转款 3330 元，转款总额至 40 万元为止。自 2016 年 3 月 15 日至 2018 年 7 月 31 日，中医院的财务人员共向李某梅的银行卡转款 30 笔，每笔的金额均为 3330 元，总额合计 99900 元（其中 2016 年 3 月 15 日、16 日各转款一次），自 2018 年 8 月停止转款。

（三）裁判结果

一审法院判决：（1）驳回李某梅的各项诉讼请求；（2）李某梅于本判决生效后三日内返还中医院 99900 元。

二审法院判决：（1）维持吉林省抚松县人民法院（2020）吉 0621 民初 1971 号民事判决第一项即驳回李某梅的各项诉讼请求；（2）撤销吉林省抚松县人民法院（2020）吉 0621 民初 1971 号民事判决第二项即李某梅于本判决生效后三日内返还中医院 99900 元。

（四）案例评析

关于股权证有效性的问题，两审法院均认为，李某梅虽提供有中医院 2016 年 1 月 22 日颁发的股权证，但股权证为现金出资证明且其生效附加了特别提示的条件，与医院收取股东出资的收款收据放在一起方有效。因李某梅既未能提供股权证上记载出资 40 万元现金的收款收据，又未能提供中医院签发的出资证明书，根据股权证打印的"特别提示"内容的规定，应认定李某梅至今未履行出资义务，其不享有中医院股东资格，该股权证应依法确认无效，对中医院无法律约束力。虽然中医院法定代表人车某才同意给李某梅的女儿陈某红 40 万元的干股，但在签发该股权证时对股权证的生效附加了条件，而李某梅亦认可没有实际履行 40 万元现金出资义务，因此认定该股权证无效并无不当，李某梅不享有中医院股东资格。

关于《专业技术人员聘用合同书》的有效性问题。该《专业技术人员聘用合同书》上载明中医院聘用李某梅在中医院财务岗位从事统计工作，通过一审查明的事实，《专业技术人员聘用合同书》既无李某梅签名捺印，又未约定聘用报酬等，且李某梅亦未实际按合同约定的所聘用岗位履行义务，法院据此认定《专业技术人员聘用合同书》未成立，李某梅与中医院之间未产生实际劳务用工关系。李某梅针对反诉所称中医院与其签订聘用合同，实为支付股权红利，已支付的 99900 元是 40 万元股本红利的答辩，反而能够说明李某梅在起诉状中所述与中医院签订聘用合同之事，纯系虚假陈述。也就是说，聘用之说根本不存在、自始不成立。

关于工程款欠付问题，李某梅未能提供陈某红承包中医院工程建设的承包合同或结算凭证予以佐证，中医院不予认可，故对李某梅所述陈某红曾为中医院从事过工程施工及中医院欠付陈某红工程款的主张不予采信。

关于李某梅已取得的 99900 元是否应当返还的问题，一审法院认为，由于不存在陈某红为中医院进行工程施工之说，因此，必然不存在以欠付工程款入股中医院之说。车某才在李某梅及其女儿陈某红均未交纳股金的情况下出具股权证，并以支付工资的方式按月返还固定数额的所谓股权红利款的行为，无论支付所谓工资还是支付所谓红利，意思表示明显虚假，应属于无效的民事法律行为。车某才作为中医院的法定代表人在未经召开中医院股东会决议通过的情况下，擅自出具以李某梅名义为股东的所谓股权证、安排财务人员按月向李某梅发放所谓的聘用工资，明显损害了其他股东及中医院的合法利益，在诉争股权证无效、聘用劳务用工不成立的情况下，李某梅实际获取的 99900 元，应当根据无效合同的处理原则返还给中医院。而针对是否按照赠与认定，中医院 2018 年 8 月发现李某梅所谓的吃空饷停发红利至今已超过一年的除斥期间。一审法院认为，由于李某梅上述反驳主张与中医药反诉诉争股权证自始无效的事实不符，因此不存在赠与和撤销权行使的问题，本院对李某梅该种反驳主张不予支持。然而，二审法院则认为，通过查明的事实，中医院法定代表人车某才考虑到陈某红在中医院康复工程建设融资等方面对中医院有过帮助，对陈某红提出准备给其一定的款项表示感谢，但陈某红当时回复不要钱，让车某才给其一定干股，并将干股登记在自己母亲李某梅名下。车某才同意给 40 万元干股后，陈某红要求中医院每个月给其母亲3330 元，一直到付清 40 万元为止，不参与公司盈亏。车某才作为中医院的法定代表人，其系中医院对外事务的全权代表，其同意给予陈某红 40 万元干股并每月向其母亲李某梅支付 3330 元，且已实际履行，应视为代表中医院的行为。该 40 万元的性质实际并非股权而应当视为赠与。中医院自 2016 年 3月 15 日至 2018 年 7 月 31 日在履行了向李某梅银行卡转款 30 笔、每笔金额均为 3330 元、总额合计 99900 元后，停止了向李某梅的按期给付，应视为中医院对该赠与行使的任意撤销权。根据《合同法》（已废止）第 186 条第 1款的规定，赠与人在赠与财产的权利转移前可以撤销赠与，中医院对 40 万元中尚未支付的部分款额应视为撤销赠与，而对已向李某梅赠与并实际履行的99900 元不应该要求返还。

在该案件中，关于工程款欠付，由于李某梅未能提供陈某红承包中医院工程建设方面的承包合同或结算凭证予以佐证，无法证明存在工程承包的事实和工程款欠付的事实，因此该事实之下的劳务出资股权和红利的诉讼请求皆未得到法院支持。由于股权证体现为现金出资，而当事人缺乏审查意识，未意识到该股权证的现金出资性质，也未意识到该股权证为格式合同，具有特别提示项下的生效条件，因此未及时获取并具备相应的法律文书和手续，导致两审法院对于股权证的有效性皆持否定意见，李某梅享有的股东资格也被否定，理由为未提供履行出资义务的现金收款收据，不符合股权证生效要求。《民事诉讼法》（2017 年）第 64 条第 1 款规定："当事人对自己提出的主张，有责任提供证据。"第 3 款规定："人民法院应当按照法定程序，全面地、客观地审查核实证据。"最高人民法院《关于适用〈中华人民共和国民事诉讼法〉的解释》第 90 条规定："当事人对自己提出的诉讼请求所依据的事实或者反驳对方诉讼请求所依据的事实，应当提供证据加以证明，但法律另有规定的除外。在作出判决前，当事人未能提供证据或者证据不足以证明其事实主张的，由负有举证证明责任的当事人承担不利的后果。"因此，法院必须依照证据进行事实认定，依据法律进行裁判。关于《专业技术人员聘用合同书》有效性的问题，对于虚假意思表示应探求当事人的内心真实意思。

一审法院依据虚假意思表示直接认为无效，对于《专业技术人员聘用合同书》项下的 99900 元是否为赠与的认定仅依据后续中医院反诉的表示而判定先前行为并无赠与的意思表示，而忽视了事后的反悔在未履行前应认为是赠与的撤销。故二审法院的探寻更为精细和真实，对于虚假聘用合同背后转账的实际行为，名义为红利而实际是车某才对陈某红表示感谢的真实意思表示予以探寻，其作为法定代表人同意给予陈某红 40 万元干股并每月向其母亲李某梅支付 3330 元，且已实际履行，应视为代表中医院的行为且已实际履行的赠与部分不可撤销，未实际履行的部分享有任意撤销权。因此，中医药后续要求认定股权红利无效的举动应视为行使任意撤销权。因此，该 99900 元应当视为赠与，是更为公正的裁判。

（五）法律风险识别与防控

1. 获取股东会决议意识

对于向外人转让股权的事项，须参照章程是否有特殊程序事项规定，是否须代表 2/3 表决权的股东表决通过决议。若只经法定代表人签字同意，该法定代表人有无权代表的风险，所获股权具有程序瑕疵的风险，可能导致最终所获股权得不到公司承认，从而产生诉讼成本。

2. 股权性质风险

对于股权证的性质要进行合理的法律审查，股权证上格式合同条款要注意相应文件手续，对于特别提示或附加条款应赋予一定注意义务，履行相应法律程序以获取相应法律文件，须确认满足生效条件以及出资证明方可获得股权。要注意标的公司存在的未知的或有债务，如标的公司对外偿债，将影响受让股权的价值。

3. 红利分配应明确表述

对于股东红利的分配，其意思表示应明确为红利或对赌资金的返还。若表现为职工聘用合同等形式，由于双方未签订劳动合同且不成立事实劳动关系，根据《民法典》第 146 条第 1 款"行为人与相对人以虚假的意思表示实施的民事法律行为无效"的规定，可能存在认定为虚假意思表示导致合同无效的风险。

第四节　医院融资租赁[*]

一、签署协议须知风险

在"医疗设备投放＋融资租赁"这一模式下，医院与其合作方的法律关系主要分为以下三种：（1）公司和医院方签署所谓的"合作协议"，实质为"投放分成协议"。公司向医院提供医疗设备及远程医疗协助，医院方只需要提供相应的场所，无须出具资金便可享受该科室建设带来的利润分红。（2）医院与融资租赁公司签署"融资租赁合同"。在该合同项下，融资租赁公司为医院引进的设备提供资金，医院作为承租主体对融资租赁公司负有还款义务。（3）公司与融资租赁公司签署"保证担保合同"，为上述融资租赁交易提供连带责任保证。

无论公司与医院签署了哪种类型的合作协议，一旦医院作为承租主体，以真实的意愿与融资租赁公司签署融资租赁合同，其作为承租主体的还债义务是不可规避的。如果不按时、足额还款，医院就会面临被融资租赁公司追债的风险。在此提醒医院在对外签署各类合同时，应识别由此带来的法律后果，避免不必要的财产损失。

二、按法定流程融资租赁

2012 年国家发展和改革委员会等四部委联合下发的《关于严格禁止县级公立医院举借新债的紧急通知》，以及 2014 年有关部委下发的《关于控制公立医院规模过快扩张的紧急通知》都明确规定，禁止县级公立医院举借新

＊　本节文字论述部分原刊发在《健康报》2018 年 3 月 29 日，第 6 版。收录本书时文字略有改动。本节案例部分系收录本书时新补充。

债，县级公立医院建设项目和大型设备购置需严格按照审批程序和审批标准报批后执行。根据相关规定，医院作为承租主体通过融资租赁的方式采购设备，应当按照相应的程序报批并且采取招投标的方式进行。

医院是独立的事业单位法人主体，是符合融资租赁承租人主体要件的单位。根据上述有关规定，医院应增强法律意识，按照法律法规规定的流程融资租赁。

如果医院作为承租主体操作融资租赁项目，则有别于普通的企业法人，只有按照法律法规及规章的规定流程办理，并应有效防范相应的法律风险，才能使医疗融资租赁在提高公立医疗机构医疗服务水平方面发挥巨大的作用。

有些医院之所以接受该种"投放＋租赁"模式，是因为没有意识到其作为承租主体的还款义务。因此，医院应增加对外商务合作法律风险防控建设，通过自身法律部门或外部专业法律顾问，规避或减少经营过程中的相关讼争。

三、被追债后医院如何维权

一旦医院被追债，医院内部应及时召开院务会议，收集和整理所涉案件材料，包括但不限于投放合作协议、融资租赁合同、委托购买协议、转账交易凭证、货物清单等，应对交易过程的事情原委详细描述，形成会议纪要或备忘录，并及时向上级卫生行政主管部门和党纪监察部门汇报和备案。

另外，应尽快聘请专业律师对争议的问题进行法律性质界定，评估法律风险，制定医院风险防范和维权救济方案。如交易相对方构成合同诈骗，应尽快向公安经侦部门报案；如交易相对方构成违约，应尽快向有管辖权的人民法院起诉。必要时，可以向法院申请财产保全。

如果医疗设备供应商未按照买卖合同约定的时间发货和交货，或交付租赁物存在质量瑕疵，或未按合同约定提供安装、维修服务，导致承租医院遭受损失，影响了租赁公司和承租医院租赁合同的正常履行，承租医院可以采取包括但不限于拒付租金、退货、解除合同以及要求合作方承担违约责任的救济措施。

四、案例分析：远程视界医疗器械融资租赁案

（一）案号

（2021）湘 0724 民初 11 号

（二）案情简介

2014 年起，北京远程视界眼科医院管理有限公司（本案中简称北京远程视界公司）面向全国各地医院推广"互联网医疗＋长期性融资租赁"商业合作模式，承诺"垫付融资租赁业务的前期费用、最终承担项目整体兜底责任"。该模式具有"依靠代理商运营，借用公立医院信用，套取租赁公司资金"的特征。北京远程视界公司作为运营方，其商业模式关系融资出租方、医院方、设备商、专家方、代理商、病患方 6 类主体。该公司先从设备商低价采购医疗设备，再高价出售给融资租赁方，转而高价租赁给医院方。医疗设备用于投放到医院科室进行医疗项目运营，所得收益由融资出租方、运营方、医院方、专家方按比例分配。北京远程视界公司身兼撮合者和担保者的双重角色，负责促成融资租赁合同的签订，确保合作医院的正常运营，并承担项目运营失常的兜底责任。

2016 年 12 月 27 日，（甲方、运营方）北京远程视界公司与（乙方、基地医院方）临澧县人民医院（本案中简称临澧医院）签订《合作协议》，约定："由甲方担保办理，融资租赁保证金和管理费由运营方垫付，所产生的经济责任由甲方承担。乙方将合作收入分配所得 25％用于归还设备方融资租赁本息，还清租赁设备本息后，租赁设备归乙方所有。"

2017 年 1 月 23 日，（甲方、出卖人）北京远程视界公司、（乙方、买受人）海亮公司、（丙方、承租人）临澧医院签订《租赁物买卖合同》，约定："根据丙方对甲方和租赁物的选择，乙方购买租赁物出租给丙方使用。甲方出具对《融资租赁合同》项下全部债权进行担保的《担保确认函》。"2017 年 1 月 23 日，（甲方、出租人）海亮公司与（乙方、承租人）临澧医院签订《融资租赁合同》，载明："10. 支付租赁服务费的义务独立于本合同效力和履

行情况，且为无条件和绝对付款义务，乙方不得要求甲方退还或减少租赁服务费。11. 甲方支付全部或部分租赁物价款后，出卖人不履行或不能履行交付义务，由乙方承担相关风险和损失，并继续履行本合同义务，包括：甲方已付租赁物价款及其资金占用费（自甲方付款之日按年利率24%按日计收，至乙方支付完毕之日）、甲方为实现债权支付的必要费用。"

2018年2月9日，杭州仲裁委员会受理海亮公司与临澧医院融资租赁合同纠纷一案。2018年3月16日，北京远程视界公司与临澧医院签订《补充协议一》，承诺"6个月内设备到齐，否则一切经济损失由北京远程视界集团承担，合作期间产生的违约损失，双方各承担一半"。2018年4月19日，临澧医院与北京远程集团公司、北京远程视界公司签订《补充协议二》，载明："截至2017年9月30日，北京远程视界公司为临澧医院垫付6期租金182.8131万元。自2017年10月开始，临澧医院按照设备租赁还款计划，自行向海亮公司还款。"2018年4月19日，临澧医院与北京远程集团公司签订《补充协议三》，载明："因该公司资金短缺原因，临澧医院在签订本协议前将对海亮公司的应付款981.0527万元（包含罚息6.825万元＋违约金55.0925万元＋仲裁费8.2238万元＋律师费1.8万元＋后期30期的租赁费909.1114万元）全部支付到位。该公司承诺签订协议后2个月内设备到齐。若设备未按时到位，一切经济损失由该公司承担。合作期间产生的违约损失，双方各承担一半。"即案情概括为，海亮公司向北京远程视界公司购买医疗设备，直接交付给临澧医院租赁使用，租金在3年内按月等额支付。北京远程视界公司收取海亮公司货款后，若未完全交付租赁物，临澧医院需向海亮公司承担相关责任，并由北京远程视界公司承担最终责任。

2017年2月16日，海亮公司向北京远程视界公司支付货款983.587万元。2018年3月3日，北京远程视界公司向临澧医院交付654.876万元的设备，遗留328.711万元的设备未予交付，致使临澧医院未能正常开展眼科诊疗业务，继而无力向海亮公司支付租金，最终导致海亮公司申请仲裁。2018年3月，经杭州仲裁委员会调解，临澧医院抵扣已付租金189.638万元后，还需向海亮公司支付各项损失791.4145万元。同年4月，北京远程视界公司书面确认临澧医院遭受损失 981.0527 万元，北京远程视界公司仍未交付剩余设备。同年 7 月，临澧医院为追索损失将北京远程视界公司诉至法院，请求判令北京远程视界公司向临澧医院承担违约责任，其他被告应在各自抽逃出资本息范围内对该公司债务承担补充责任。

（三）裁判结果

一审法院判决：（1）北京远程视界有限公司向临澧医院支付 438.9944 万元；（2）韩某善在 1475.4599 万元的本息范围内对第一项承担补充赔偿责任；（3）郭某卫在 491.8199 万元的本息范围内对第一项承担补充赔偿责任；（4）许某在 983.6399 万元的本息范围内对第一项承担补充赔偿责任；（5）李某青在 327.8799 万元的本息范围内对第一项承担补充赔偿责任。

（四）案例评析

对于临澧医院索赔未交付租赁物的直接损失 328.711 万元，法院根据《租赁物买卖合同》约定"租赁物的争议，临澧医院直接向北京远程视界公司索赔"；《补偿协议一》约定"北京远程视界公司于 2018 年 9 月前交齐设备，否则向临澧医院承担一切赔偿责任"；《仲裁调解书》约定"临澧医院向海亮公司全额支付货款后，取得租赁物的所有权及派生权利"，认为临澧医院既享有剩余租赁物的交付请求权，亦享有直接损失 328.711 万元的赔偿请求权，对临澧医院的该项损失 328.711 万元予以认可。

对于临澧医院索赔向海亮公司超额支付的 55.1908 万元，理由为北京远程视界公司未按期垫付租金，法院认定为临澧医院自身违约款项。在三方共同签订的协议中，未约定北京远程视界公司须每期为临澧医院垫付租金，仅约定北京远程视界公司承担补充的保证责任，故对北京远程视界公司约束力不足。对照租金条款：《合作协议》约定"临澧医院的分配收入不足以支付租金时，北京远程视界公司应予垫付"；《融资租赁合同》约定"租赁物部分交付的风险由临澧医院承担，临澧医院每月按《租金支付计划调整通知书》支付租金"；《补充协议二》约定"临澧医院自 2017 年 10 月自行向海亮公司支付租金"，租金的直接支付主体为临澧医院，担保垫付主体为北京远程视界公司。北京远程视界公司并非《融资租赁合同》和仲裁调解协议的签订主体，临澧医院与海亮公司依据《融资租赁合同》形成的《仲裁调解书》，并不当然对该公司产生全部约束力。因此，该款项法院仅根据协议认定为违约款项，但因海亮公司申请仲裁的根源，为北京远程视界公司的违约行为，北京远程视界公司须根据《补充协议三》承担一半责任。

对于股东责任，根据北京远程视界公司的商业模式、对外投资及经营状况，其注册资本与经营风险难以匹配，股东利用较少资本从事力所不及的经营，完全忽略公司对长期性业务项目承担连带担保责任的事实，在业务拓展的初始阶段，基于分配利润的目的，未全面提供会计资料和披露财务信息，继而认定韩某善、郭某卫、许某、李某青同时存在抽逃出资的违法行为。其单方委托大信事务所出具的半年度《1410 号报告》明显存在错漏：审计报告体现的净利润数额与利润认定条件明显不符；与其关联公司之间频繁存在大额资金输送，但该报告未将所投资公司的盈亏合并计算，未体现与关联公司财务混杂的数据，该报告与半年内另行作出的包含合并会计报表的年度《766 号报告》内容迥异，其财务信息数据的真实性和完整性存疑；从具体内容看，该报告未在"承诺及或有事项"中注明北京远程视界公司须对基地医院的债务承担独立性、无条件、不可撤销的连带保证责任。综上，该报告未全面反映该公司的实际经营状况及真实盈利情况，可以直观认定系虚增营业利润的虚假报告。根据股东忽略风险从事高额利润分配的事实并对财务报告造假，认定股东存在抽逃出资，对北京远程视界公司的给付义务承担补充赔偿责任。

根据最高人民法院《关于适用〈中华人民共和国公司法〉若干问题的规定（三）》第 12 条规定的四种抽逃出资情形的立法精神和规范目的，损害公司权益系认定抽逃出资行为的必要条件，消极不作为也是股东未履行法定义务的方式。许某作为北京远程视界公司的副董事长及其自认的专家顾问，以未参与公司经营管理、对公司事务毫不知情为要求免责的抗辩理由，是未尽忠实勤勉义务的消极不作为，违反了股东的法定义务，符合股东抽逃出资行为方式。故法院对其抗辩理由不予采信。

（五）法律风险识别与防控

融资租赁合同的签订主体意识：对负有项下义务的相对人应保证在该合

同签订主体中。《民法典》第 119 条规定："依法成立的合同，对当事人具有法律约束力。"根据合同相对性原则，合同只对缔约当事人具有法律约束力，对合同关系以外的第三人不产生法律约束力。除合同当事人以外的任何其他人不得请求享有合同上的权利；除合同当事人外，任何人不必承担合同上的责任。若在规定第三方项下义务时，未将第三方纳入合同签订主体范围，则第三方不在场的合同约定，即使规定了第三方义务和责任，对第三方亦无约束力。正如本案中，北京远程视界公司在三方共同签订的协议中，未约定须每期为临澧医院垫付租金，仅约定须承担补充的保证责任。北京远程视界公司并非《融资租赁合同》和仲裁调解协议等临澧医院与海亮公司双方合同的签订主体，依据《融资租赁合同》形成的《仲裁调解书》，并不当然对该公司产生全部约束力。

融资租赁合同的担保人分离：北京远程视界公司承诺"垫付融资租赁业务的前期费用、最终承担项目整体兜底责任"的模式具有一定吸引力，公司利润依赖于社会融资、医院持续盈利及代理商的业务拓展，存在资金链断裂的巨大风险，若同时对长期性业务项目承担连带担保责任，风险与经营难以匹配。一旦出卖方即北京远程视界公司出现违约或不能履行交付货物义务的情况，其担保责任也难保证承担，将对合同的款项交付产生影响，导致款项拖欠产生更多的违约金和损失。因此，要注意融资租赁合同中所提供的担保人应与出卖方相分离，包括第三人保证、自有资产的抵押或质押等。

第五节　医院托管[*]

一、托管合同合法性

医院的托管主要是通过托管合同进行的，实践中对医院托管合同效力的

---

[*] 本节文字论述部分原刊发在《健康报》2017 年 10 月 12 日，第 6 版。收录本书时文字略有改动。本节案例部分系收录本书时新补充。

认识存在分歧。例如，根据《医疗机构管理条例》第 22 条第 1 款的规定，医疗机构执业许可证不得伪造、涂改、出卖、转让、出借。有人认为，医院托管合同借着托管的名义，实际上就是行医疗机构执业许可证出借之实，存在违反国家强制性规定的问题。

有专家对 47 份"医院托管"相关裁判文书进行分析，发现人民法院审理内容涉及医院托管合同效力的有 21 份，其中认定合同有效的有 15 份，占 71%；认定合同无效的有 6 份，占 29%。

由于缺乏明确的法条规定，各地法院在医院托管纠纷中对上述问题有不同的看法，使各地司法机关在这个问题上得出不同的结论，给医院托管带来了很大的不确定性，这其中的立法空白亟待填补。

二、利益损害可能

有些医院通过托管合同将医院转交给其他医院或者投资机构进行管理，并从中收取一定比例的利润，类似于商业活动中的代理模式。委托人为了实现自身效用最大化，将其所拥有（控制）资源的某些决策权授予代理人，并要求代理人提供有利于委托人利益的服务或行为。代理人也是追求自身效用最大化的经济人，在利益不一致和信息不对称的情况下，代理人在行使委托人授予的资源决策权时可能会把自己的利益置于委托人利益之上，从而损害委托人的利益。

由于托管后医院的所有者失去了管理权，而且很多时候也不拥有监督权，管理者有可能为了自己的利益而损害医院所有者的利益，如转移资产、为了短期利益损害医院声誉等。

三、营利模式问题

在现有的医疗体制下，特别是非营利性医院，分红或者营利是一个比较敏感的话题。国家规定经营结余不得用于分红，且投资人不能通过股份转让套现。但是，资本是追求利润的，只能通过"曲线救国"的方式来获取利润。例如，有的社会资本托管公立医院后，采取通过药品、器械采购赚钱的营利方法。但新医改要求降低医疗费用和压缩药品流通的中间环节，因此，靠赚供应链利润的做法难成长久之计。

国务院国有资产监督管理委员会相关负责人曾公开表示，对于社会资本托管公立医院，国家并没有一个明确的政策法规来管理和规范。可以说，如果法律上不做调整，在目前的政策背景下，对非营利性医院进托管，就将面临营利模式的问题。

四、医疗责任划分

医疗责任如何划分？医疗责任是应该由被托管医院负责还是由管理方负责？二者之间是否存在连带责任关系？这些问题在开展托管合作之前都应该得到明确。

例如，在一起医疗损害责任纠纷案中，原告杨某认为，其骨折事件发生在 2014 年 6 月 21 日，两被告郑州人民医院、郑州颐和医院托管关系解除发生在 2014 年 8 月，两被告应该对该事故承担连带责任。法院审理后认为郑州人民医院、郑州颐和医院应该共同承担责任。

在另一起医疗损害责任纠纷案中，被告喀什市阳光医院就申请追加阿克苏光明医院为第三人，称曾于 2013 年 7 月 19 日至 2013 年 12 月 29 日将喀什市阳光医院托管给阿克苏光明医院，原告阿某某是在第三人托管期间进行的治疗，应当由第三人阿克苏光明医院承担赔偿责任。法院审理认为，从本案查明的事实来看，患者是在喀什市阳光医院就诊，门诊收费也是由喀什市阳光医院收取，且后期喀什市阳光医院负责人将患者带往广州继续进行治疗，作为患者的阿某某无法知晓喀什市阳光医院与阿克苏光明医院的关系，喀什市阳光医院以此主张免责显然不能成立。

以上案例说明，如果发生医疗纠纷，不仅被托管医院要承担责任，管理方也要承担相应的责任。

五、民事纠纷责任认定

一般来说，在托管期间发生的债务一般由被托管的医院来承担。但是在被托管医院无法承担的情况下，有些债权人会主张被托管医院的管理方或者医院所有者承担连带责任。

如在一起买卖合同纠纷案中，原告湖南盟盛医疗用品科技有限公司要求管理方湘南学院附属医院承担责任，湘南学院附属医院则认为，涉案买卖合同的主体是湖南盟盛医疗用品科技有限公司与中铁五局集团第五工程有限公司手足外科医院，湘南学院附属医院不是合同主体，且湘南学院附属医院与中铁五局集团第五工程有限公司手足外科医院互相独立，不能以内部的托管协议要求湘南学院附属医院对外承担责任。

本案一审法院和二审法院对于责任的认定有不同的看法。一审法院根据托管协议中的责任承担的约定，认定管理方应该承担责任。二审法院则认为，根据合同相对性原则，上述纠纷与管理方没有关系，应该由合同的主体被托管医院承担。

因此，在制订托管合同方面，一定要明确双方应该承担事务的权利和义务，厘清管理方、被管理方和医院所有者之间的责任义务关系，避免产生纠纷。

六、案例分析：清徐县农民医院托管案

（一）案号

（2013）清民初字第 330 号、（2015）并民终字第 995 号、（2020）晋 01民再 107 号

（二）案情简介

2007 年 5 月 9 日，原告清徐县农民医院（本案中简称农民医院）与被告山西医科大学第二医院（本案中简称山医大二院）签订《清徐县农民医院全权委托山医大二院经营协议书》（本案中简称《经营协议书》），《经营协议书》中写明，自 2005 年 7 月山大二院完成支农助农工作后，农民医院遇到医院经营上的困难，难以继续维持生存。为了农民医院进一步发展，以及解决当地民众就诊难、看病贵等现实问题，农民医院集体一致同意将农民医院全权委托给山医大二院经营管理，并签订该协议。双方就如下内容达成共识："1. 投资方将农民医院经营权委托给山医大二院。行政、人事、财务、后勤全权由山医大二院管理，院长由山医大二院委派，投资方不再干预医院的一

切活动；2. 农民医院现有的房屋、设备仪器、车辆以及一切办公用品，全部移交给山医大二院无偿使用，产权仍归投资方，维修经费另议；3. 农民医院建院时投资贷款及利息、债务均与山医大二院无关；4. 山医大二院每月上交投资方底线为 9 万元，用于建设的收回……9. 农民医院现有医务人员全部由山医大二院考核后对不合格者决定其去留；10. 投资方通过有关渠道筹集的各种资金，以及上级部门拨付的扶持款项，除专项款外，原则上由投资方用来归还建院投资，投资方考虑到为使山医大二院没有负担地搞好医院工作，决定在山医大二院接管农民医院后，从本年 6 月开始每月付投资方 9 万元，接管日期自 2007 年 5 月 15 日开始；11. 为使农民医院稳定发展，做长期打算，委托管理经营期限暂定为四年，期满后双方再重新协商制定合作方式；12. 本协议双方共同遵守执行。"后原告将农民医院依约委托被告经营。

除此之外，山医大二院、农民医院法人肖某实、李某亮于 2007 年 9 月 15 日签订《清徐县农民医院移交备忘录》，内容为："将农民医院全权托付二院经营管理，将现有医院资产、财务（资产药品等以 2007 年 2 月交接日为限，财务往来和现金以 2007 年 7 月 15 日交接日为限）向二院移交，移交物品总额为 400854.81 元（其中药房药品 114141.20 元、中草药 38545.34 元、中心药库药品 48458.42 元、耗材 80589.10 元、办公用品 56074 元、现金 55910.64 元、银行账款 7136.11 元）。"

委托经营期满后，2011 年 5 月 16 日双方签署《山医大二院农民医院移交耗材、库存物资、药品等统计表》，移交物品总价 164622.87 元（其中西药 51072.75 元、草药 30082 元、耗材 24076.62 元、办公用品 59209.65 元、银行存款 29.17 元、现金 152.68 元）。同年 9 月 20 日，双方又签署《山医大二院交接医疗设备给农民医院情况表》，该表载明被告山医大二院将总数为 281 件的设备移交农民医院（原设备数量为 267 件），另该表将有争议的设备备注如下："1. C 形臂系郝某慧院长安排人拆坏，必要时可通过法律向郝某慧解决；2. 缺 13 个氧气瓶，原农民医院移交未点氧气瓶，刘院长承担多少自定；3. 原农民医院移交未点消毒锅，现增加两台消毒锅，金额为 76000 元。"

在委托经营结束后，双方根据以上《经营协议书》《清徐县农民医院移交备忘录》《山医大二院农民医院移交耗材、库存物资、药品等统计表》等证据，就双方应当承担的金钱义务产生争议并提起诉讼。

（三）裁判结果

一审判决结果：（1）山医大二院向农民医院支付特管费 4004981 元；（2）山医大二院向农民医院返还垫付款 91608 元；（3）农民医院向山医大二院支付房屋、设备维修费 1022268 元；（4）农民医院向山医大二院返还经营期间医院投入的医疗设备、消毒锅、病床；（5）驳回农民医院其他诉讼请求；（6）驳回山医大二院其他诉讼请求。

二审判决结果：驳回双方的诉讼请求。

（四）案例评析

从 2013 年起，本案经过三级法院六次审判，各级法院依据的原因虽然不同，但最终的判决结果仍然是维持了最初的一审判决，现对该案例的判决作出如下分析：

在本案中，农民医院与山医大二院之间依据《经营协议书》建立了委托管理关系，由山医大二院全权接收农民医院的经营管理权，行政、人事、财务、后勤等均由山医大二院管理，为期 4 年。农民医院与山医大二院双方签订的委托管理合同系出于双方真实意思表示，合同内容不违反法律法规，不违反禁止性规范，因此依据《合同法》（已废止）第 44 条的规定该合同合法有效，对双方均产生法律上的约束力。

同时，依据《民事诉讼法》（2012 年）第 64 条第 1 款的规定，当事人应当对其主张的事实进行举证。根据最高人民法院《关于民事诉讼证据的若干规定》（2008 年）第 2 条第 2 款的规定，没有证据或证据不足时需要由原告、被告双方承担不利后果。在本案中，农民医院和山医大二院均为自己的诉讼主张提出相应的证据，但是以上证据均是来自 2007 年委托管理前以及 2011 年结束委托管理经营时，但是针对山医大二院经营的 4 年内委托经营的履约情况并未予以证明，且双方对对方的证据提出三性的质疑，但是并未提出有力的证据予以反驳。

综上所述，虽然农民医院与山医大二院之间存在合法有效的合同，双方也需承担诚信切实履约的义务，但是由于双方提出的证据无法达到法院认可的证明力，且针对 4 年间经营情况双方均无法举证证明，因此，法院依法判决驳回原告、被告双方的诉讼请求。

发回重审后，山西省清徐县人民法院作出与原审截然相反的判决，其分别支持了农民医院与山医大二院的部分诉讼请求。

首先，针对农民医院要求山医大二院偿还特管费 1911359.73 元的诉讼请求。依据双方签订的合法有效的《经营协议书》，山医大二院应当于委托管理期限内每月支付农民医院 90000 元，委托管理期限为 4 年，共计 4320000元。并且，依据山医大二院提交的证据《关于农民医院债权债务协议书》，山医大二院代付款为 315019 元。以上两份协议的真实性、合法性、关联性均被双方认可，因此将两个款项冲抵后，山医大二院仍需返还农民医院4004981 元。

其次，针对农民医院要求山医大二院返还委托经营时交接的财务款236231.94 元的诉讼请求。2012 年 12 月，山医大二院向农民医院发送《协调函》，请求农民医院核查账目，农民医院董事长确认后签字。在本次审判过程中，山医大二院请求鉴定该笔款项的真实性，并委托山西利鸿会计师事务所进行鉴定。但因现存凭证不完整，审计结果不能反映农民医院委托经营的4 年内的财务收支情况。同时，持有记账凭证的农民医院未尽举证责任，因此需要依法承担举证不利后果，法院对该笔款项不予支持。

再次，针对农民医院要求返还垫付款 91608 元的诉讼请求。经法院查明，该笔垫付款项系在委托经营过程中发生，且有相应的生效法律文书作为支撑，法院对此的真实性、合法性、关联性予以认可，因此法院支持农民医院提出的该笔款项。

最后，针对山医大二院请求农民医院返还相应设备费、维修费等款项。在双方《经营协议书》中并未对维修费用进行规定，但是该协议中规定针对农民医院原有设备，农民医院享有设备的所有权，山医大二院仅享有使用权，但后期山医大二院新添置的医疗设备的所有权应当归其所有。因此，房屋、维修费用总计 1022268 元应由农民医院支付，而后续新增设备等应返还给山医大二院。

二审再次推翻了一审法院的判决结果，其判决的主要原因为二审应诉主体为清徐县王答乡卫生院，而非农民医院。据相关证据表明，农民医院曾变更为清徐农民医院，并且该医院曾函告山医大二院要求其腾退财务室。此外，再无关于农民医院是否被注销等信息，且无相关证据证明清徐县王答乡卫生院承继农民医院主体地位问题。因此，再无其他证据证明清徐县王答乡卫生院与农民医院之间的关系之前，不可认定其为适格的诉讼主体。

（五）法律风险识别与防控

1. 委托管理合同内容应全面

本案中，农民医院与山医大二院签订的《经营协议书》已经较为全面地规范了委托经营中双方的权利义务，但还是存在些许的漏洞以至于发生纠纷时无法保障各自的合法权利。

首先，合同中应当设有年度财务收支情况的条文。例如，在本案原审的一审、二审法院的判决中，农民医院与山医大二院提供的财务收支证据所记载的时间分别为合同起始时间 2007 年和合同解除时间 2011 年，对于委托经营的 4 年的财务情况并未涉及，因此两级法院的判决理由主要为双方提供的证据无法证明委托经营的 4 年期间的合同履行情况。最有效的证明合同履行情况的证据应当为财务收支报告。为了预防在民事诉讼中出现合同履行情况证明力不足的问题，双方应在合同中约定每年均应对年度的财务收支作出报告予以公示，双方就该年度的财务收支情况每年结清该年度的账款。通过该种方式可以供合同双方当事人及时了解合同履行情况，也可为法院裁判案件提供支持。

其次，合同中应当明确规定各项费用的支出方。其一，对于债权债务承担，应当以委托管理合同生效为节点进行划分，在合同生效前所产生的债权债务应当由被托管方承担，而此后产生的债权债务则应由管理方承担；其二，委托管理合同中，被托管医院的医疗设施设备的所有权一般不发生转移，管理方仅享有使用权。在经营管理的过程中，必然会发生设施设备故障的问题，因设施设备故障而支出的维修费用应当在合同中明确约定，为结束委托管理时财务交接提供依据，也为在后续产生民事纠纷时提供解决纠纷的证据。同时，若合同中并无约定，维修费用的支出则应由设施设备的所有权方承担。

最后，合同中明确约定争议解决措施。其一，委托管理合同应当明确管辖权，管辖法院原则上应当为被托管方所在地人民法院，双方也可以按照《民事诉讼法》自行协商管辖法院；其二，对于证据保存问题，合同中需明确约定被托管方应当就支付凭证等重要的证据向人民法院申请证据保全，若因被托管方自身原因导致证据毁损，不利后果应当由被托管方自行承担。

2. 民事主体变动风险处理

医疗委托管理合同纠纷的特点为合同持续时间长且法院诉讼过程长，因此在过程中容易出现一方主体发生变动的问题。若是变动发生在合同存续期间，双方应当就委托经营事项再次设立新合同明确合同双方当事人。当事人变动发生在诉讼过程中的，发生变动的一方应当准备原主体的注销登记证明、证明新设立主体与原主体之间是否存在承继关系的证据等提交人民法院，以证明其适格的诉讼主体地位，保障变动当事人的合法利益。

第六节　外商投资医院*

一、外商投资医院问题研究

随着中国国民收入的不断提高和老龄化的加剧，国内的医疗健康消费市场正急剧扩大。相对于庞大的医疗健康消费市场，国内以公立医院为主的医疗体系难以满足市场多元化的需求，供给与需求的差距不断扩大。

巨大的市场前景吸引着各方资本的关注，许多外资也看到了这个市场机遇，希望进入中国的医疗行业市场。对于中国医疗机构来说，引进外资和具有外资背景的医疗机构可以引进国外先进的管理经验和诊疗模式，提高国内的医疗服务水平，同时促进市场竞争，推动整个医疗体系的良性发展；对于外资来说，进入中国这个巨大的医疗市场能够提供广阔的发展空间，带来巨

大收益。

因此，许多外商都在尝试通过各种方式进入中国市场，希望能在中国的医疗市场占据一席之地。但是，由于我国政策对于外商投资医院有着严格的限制，相关政策还有待完善，目前外商投资医院的发展不尽如人意，远远没有满足市场的需要，有待进一步的发展。

二、外商投资医院的机遇

（一）外商投资医院的政策利好

医疗行业是关系国民健康的重点行业，一直以来受到国家监管部门的严格把控，因此，对于外资的进入有着严格的规定。我国对于外商投资医院的态度经历了一个严格限制到逐步放开的过程。在政策层面，对于外商投资医院的限制正在不断取消，整体来说政府是持大力鼓励和支持的态度；在具体法律规范层面，相关的法律法规越来越完善，对于外资的进入起到很好的引导作用。

最早关于我国医疗机构外资准入的政策规定是 1989 年卫生部和经贸部发布的《关于开办外宾华侨医院、诊所和外籍医生来华执业行医的几条规定》（已废止），其中明确规定，"外国人为利用我国医疗市场，在我国独资经营医院或诊所，开展盈利性的外宾医疗服务……不宜同意"，只允许"对外国人和华侨要求与我合资、合作建医院、诊所者，可选择一、两家合作条件优惠的合作者进行试点"，但未规定中外股权比例。

1997 年，上述两部门又制定了《关于设立外商投资医疗机构的补充规定》（已废止），明确了内外资共同投资、共同经营、合资合作医疗的政策。此后，为适应改革开放的需要，加强对中外合资、合作医疗机构的管理，明确规定外商投资者不允许设立外商独资医疗机构，同时对中外合资医疗机构中方股权比例作了严格规定，要求中方股权比例一般不得低于50%，特殊情况最低不低于30%。目前，上述几项法规均已被废止，作为改革开放以后对于外商投资医院的第一批政策法规，可以看出当时对于外商投资医院是作出了比较严格的限制。

我国政府在加入世界贸易组织时承诺开放牙医和医疗服务两个部门。我国加入世界贸易组织后，按照 2000 年卫生部、对外贸易与经济合作部发布的《中外合资、合作医疗机构管理暂行办法》的规定，中外合资、合作医疗机构投资总额不得低于 2000 万元人民币，中方所占的股权比例或权益不得低于 30%。该规定使我国在服务贸易准入的商业存在方面履行了加入世界贸易组织的承诺。中国政府承诺，境外资金进入中国建立医疗机构，将依据《医疗机构管理条例》、《医疗机构设置规划指导原则》、《中外合资、合作医疗机构管理暂行办法》以及区域卫生规划进行审批和管理。根据中国的承诺，允许外国服务提供者与中方合作伙伴一起设立中外合营医院和诊所，允许外方控股，这部分根据中国的实际需要，有数量限制，不允许外商独资举办医疗机构。

2010 年 11 月，国家发展和改革委员会、卫生部、财政部、商务部公布《关于进一步鼓励和引导社会资本举办医疗机构的意见》，其中提出扩大医疗机构对外开放，将境外资本举办医疗机构调整为允许类外商投资项目。对具备条件的境外资本在我国境内设立独资医疗机构进行试点，逐步放开。

与之相呼应，2011 年的《外商投资产业指导目录》将外商投资医疗机构从限制类调整为允许类，取消了外资最多不超过 70% 的股权比例限制。

2014 年 7 月，国家卫生和计划生育委员会与商务部联合发布《关于开展设立外资独资医院试点工作的通知》，允许境外投资可以通过新设或并购的方式在北京市、天津市、上海市、江苏省、福建省、广东省、海南省 7 个省市设立外商独资医院。

2013 年，中国（上海）自由贸易试验区（以下简称上海自贸区）建立。国务院发布的《中国（上海）自由贸易试验区总体方案》及《中国（上海）自由贸易试验区服务业扩大开放措施》允许在上海自贸区内设立外商独资医疗机构，并在 2013 年的负面清单中进行了原则性的规定（投资总额不得低于 2000 万元人民币，不允许设立分支机构，经营期限不超过 20 年）。上海市卫生和计划生育委员会等三部门于 2013 年制定了《中国（上海）自由贸易试验区外商独资医疗机构管理暂行办法》，详细规定了设立外商独资医疗机构的条件及审批流程；2014 年版的上海自贸区负面清单甚至删除了"投资总额不得低于 2000 万元人民币，经营期限不超过 20 年"的要求，只规定"投资医疗机构不允许设立分支机构"，进一步降低了外资进入医疗机构投资的门槛。至此，市场普遍乐观估计中国将在不远的未来彻底放开外商投资医疗机构的各种限制。

目前来看，对于外商投资医院的限制正在不断放开，相关文件也在释放支持的态度，对于外资的进入是一个利好的信号。但是目前的文件主要还是停留在指导性的层面，可操作性层面的规定还不够具体，而且在具体层面还存在不少限制，因此，外商投资医院的发展还有待进一步的立法规定。

（二）外商投资医院的市场需求不断扩大

外商投资医院的市场需求扩大的趋势体现在以下两个方面：

第一，高端医疗消费市场的形成。目前，中国的富裕阶层正在不断扩大，富人对于优质的医疗服务有着很大的需求，国内公立医院无法满足这方面的需求，而外商投资医院以其一流的就诊环境、软硬件设施和服务标准吸引越来越多的富人阶层，且由于这个群体对于优质医疗服务有着较高的价格承受能力，外商投资医院较高的收费标准不会影响他们选择外商投资医院。因此，高端医疗消费市场正在不断扩大，为外商投资医院提供了一个很好的市场前景。泰康人寿与胡润研究院联合发布《2015 中国高净值人群医养白皮书》（Retirement Planning and Healthcare of Chinese HNWIs 2015），调查发现高净值人群总资产达到 60.5 万亿元，平均家庭年可支配收入 255 万元，家庭年可支配收入总量为 3 万亿元。截至 2015 年 5 月，中国千万元高净值人群数量已达 121 万人，亿元高净值人群数量达 7.8 万人。在这一庞大的人群基数上，未来高端医疗会迎来一个快速发展期。

第二，在华外籍人士数量增多。随着中国经济的快速发展和对外开放程度的不断拓展，吸引了越来越多的外籍人士群体，定居在中国的外籍人士已经是一个很大的群体。国家统计局于 2014 年公布了第六次全国人口普查接受普查登记的外籍人员主要数据。数据显示，居住在我国境内并接受普查登记的外籍人员 593832 人。外籍人士数量的增多也客观上增加了对外商投资医院的需求。

三、法律风险识别与防控

（一）区分科室共建与科室承包

本书认为，应当从以下几个方面区分共建科室和出租、承包科室：

首先，科室经营主体是否为本医疗机构人员。科室共建是合作模式下的共建科室由本医疗机构人员进行管理，并全面纳入医疗机构的统一管理。出租、承包科室则是医疗机构将本院的科室或者部分房屋交付给非本医疗机构人员经营管理，其自负盈亏，自主运营。因此，双方签订协议时需明确合作方身份地位，其是否为医疗机构人员，否则容易被认定为科室承包等违法行为。

其次，是否独立于原医疗机构自主运营。科室共建本质上仍属于医疗机构自上而下的管理，社会机构或者人员应当属于参与管理。但是，科室承包则是由承包人自主运营，自负盈亏，且该科室医务工作人员均不来自合作医疗机构，其完全独立于合作医疗机构，但对外又以合作医疗机构的名义行医。

最后，双方支出费用用途及利益分配模式的区别。科室共建中合作方一般不参与利润分配，合作方仅收取部分管理费用或者服务费用。科室承包中，医疗机构会向承包方收取场地租金、业务收入分成等。

因此，在订立合作协议或共建协议的过程中需要注意以下几个要点：

其一，协议名称应当定为"合作合同"或"科室共建合同"，而不能用"承租合同""承包合同""租赁合同"等名称，否则容易被司法机关认定为科室承包行为而宣告合同无效。

其二，订立合同时需明确医疗机构与合作方的权利义务，重点约定医疗机构派驻本院医务人员、科室仍由医疗机构进行统一管理、合作方仅收取管理费用等几个易与科室承包相混淆的行为。除此之外，"全权委托"等用语需谨慎使用，容易造成被认定为科室承包的风险。

其三，合同中关于纠纷解决条款应当注意由医疗机构解决处理，而非交由承办方处理。医疗机构始终应当是民事法律关系中的主体，而非承办方，否则将构成科室承包的情形。

（二）行政机关加强事前审查与事后处罚

本书认为，卫生行政部门在事前审查中应当重点审查合作双方的合作协议以及合作方的执业资质。首先，合作协议是最能体现合作性质的证据，从合作协议的名称、双方权利义务的分配等多方面可以较为明显地区分出合作式门诊部与科室承包。其次，严格审查合作方执业资格。同时，严格审查合作方的执业资格是对公众生命健康权的重要保障，也能够避免出现类似"魏则西案件"的不良后果。

卫生行政部门在合作式门诊部营业后也需及时监督，主要针对营业后合作式门诊部的人员组成及执业注册等。因为医务人员的执业注册最能反映其是否属于科室承包，若仅是合作模式医务人员的执业地点、人事关系、劳动或劳务关系应当在医疗机构。若后续检查中发现存在科室承包的情形，卫生行政部门应当吊销相应诊疗科目的执业许可，并依据《医疗机构管理条例实施细则》第79条的规定没收违法所得，并处以3000元以上5000元以下的罚款。

第七节　社会资本投资中医馆*

2017年5月，国家发展和改革委员会负责人在国务院办公厅《关于支持社会力量提供多层次多样化医疗服务的意见》答记者问中就该意见重点引导和支持社会力量提供哪些医疗服务的问题作出了全面发展中医药服务，促进有实力的社会办中医诊所和门诊部（中医馆、国医堂）等机构做大做强，实现跨省市连锁经营、规模发展的回答。2018年3月5日，时任国务院总理李克强代表国务院向第十三届全国人大一次会议作政府工作报告，报告中再次强调要"支持中医药事业传承发展"。国家卫生健康委员会在2022年7月发布的《2021年我国卫生健康事业发展统计公报》显示，截至2021年年底，

---

* 本节文字论述部分原刊发在《中医药导报》2019年第10期。收录本书时文字略有改动。本节案例部分系收录本书时新补充。

社会上各种独立的不同体制的中医类门诊部、诊所总数已达 71583 家。

一、社会资本投资中医馆所涉法律政策与发展现状

(一) 法律政策大力支持

1. 国家层面的法律政策

早在 2006 年，国务院颁布的《中医药创新发展规划纲要 (2006—2020) 年》，是中国政府全面推进中医药发展的一项重要举措。2015 年 4 月，国务院办公厅印发《中医药健康服务发展规划 (2015—2020 年)》，明确鼓励社会力量提供中医医疗服务，鼓励有资质的中医专业技术人员特别是名老中医开办中医诊所，允许药品经营企业举办中医坐堂医诊所。2016 年 2 月，国务院印发《中医药发展战略规划纲要 (2016—2030 年)》，对社会资本举办只提供传统中医药服务的中医门诊部、诊所，在医疗机构设置规划和区域卫生发展规划上不作布局限制；保证社会办和政府办中医医疗机构在准入、执业等方面享有同等权利；进一步放开了中医馆创办的条件。2016 年 10 月，中共中央、国务院印发《"健康中国 2030" 规划纲要》，提出要在乡镇卫生院和社区卫生服务中心建立中医馆、国医堂等中医综合服务区，推广适宜技术，所有基层医疗卫生机构都能够提供中医药服务。2017 年 5 月，国务院办公厅发布《关于支持社会力量提供多层次多样化医疗服务的意见》，要求促进有实力的社会办中医诊所和门诊部 (中医馆、国医堂) 等机构做大做强，实现跨省市连锁经营。2017 年 7 月，《中医药法》开始施行，其第 13 条规定，国家支持社会力量举办中医医疗机构。社会力量举办的中医医疗机构在准入、执业、基本医疗保险、科研教学、医务人员职称评定等方面享有与政府举办的中医医疗机构同等的权利。2017 年 12 月，国家卫生和计划生育委员会颁布的《中医诊所备案管理暂行办法》开始施行，再次明确举办中医诊所的，只要向拟举办诊所所在地县级中医药主管部门备案后就可以开展执业活动。2022 年 3 月，国务院办公厅印发《"十四五" 中医药发展规划》，提出要争取全部社区卫生服务中心以及乡镇卫生院设置中医馆，提供中医药服务，并且各级政府要强化投入保障，引导社会投入，打造中医产业集聚区，鼓励金融

机构支持中医药领域项目发展。2022 年 4 月，国务院办公厅印发《"十四五"国民健康规划》强调要丰富中医馆服务内涵，促进中医适宜技术推广应用。

从以上法律政策我们可以总结出，在国家大力支持中医药发展的大背景下对促进中医馆的发展有以下五点重大措施：一是扩大主体范围，国家不仅明确鼓励社会资本举办中医诊所、中医馆，同时鼓励中医专业技术人员特别是名老中医开办中医诊所，允许药品经营企业举办中医坐堂医诊所，并且鼓励其实现跨省市连锁经营、规模发展；二是实行备案制，简化中医诊所、中医馆创办的手续；三是保证社会办和政府办的中医诊所、中医馆各方面的权利同等；四是不限制社会办中医诊所、中医馆的布局；五是鼓励打造中医药产业集聚区，便利中医药项目的投融资渠道，支持解决中医馆融资难的问题。

2. 地方性的法律政策

在国家层面法律、政策的推动下，各地方积极响应，因地制宜制定了当地中医药发展的相关政策文件。经检索，广东省、北京市等共 28 个省、自治区、直辖市已制定并发布了地方政策文件。其中，以广东省深圳市发布实施的政策文件数量为最多，也最具有代表性。因此，本书将以介绍广东省及深圳市的政策文件为主。

2010 年 4 月，深圳市人大常委会第三十六次会议通过《深圳经济特区中医药条例》，正式提出"中医馆"这个名称。该条例明确了设置中医馆的条件，这是"新医改"实施后我国的第一部地方性中医药法规。2011 年 2 月，深圳市卫生和人口计划生育委员会印发《深圳市中医馆和中医坐堂医诊所的基本标准》，在全国率先"破冰""中医坐堂医诊所"试点工作，率先启动中医馆的准入标准。2016 年 6 月，广东省发布《广东省促进社会办医加快发展实施方案》，鼓励兼职执业医师开办诊所、中医馆、中医坐堂医诊所。2017年 2 月，深圳市卫生和计划生育委员会为贯彻落实《"健康中国 2030"规划纲要》发布《深圳市 2017 年卫生计生工作要点》，再次强调加强中医馆和名中医诊疗中心建设。2021 年 7 月，广东省人民代表大会常务委员会发布《广东省中医药条例》，要求乡镇卫生院和社区服务中心设置符合要求的中医馆等中医综合服务区。2022 年 3 月，深圳市发布《深圳经济特区中医药条例（修订征求意见稿）》，公开向社会征求意见，鼓励社会力量通过投资等多种方式为中医药事业建设提供帮助和支持。

由上我们可以看出，地方省市大多依据国家已发布的法律政策等，根据本地情况进行细化制定实施细则，推动中医馆健康发展。

（二）社会资本投资中医馆的发展现状

在这些政策的推动下，中医药行业投资并购案例不断增加。行业中，君和堂中医馆宣布已完成 5000 万元的 B 轮融资。以深圳为例，截至 2012 年年底时，深圳有中医馆 32 家，但到 2016 年年底，深圳的民营中医馆多达 130 多家。深圳市人民政府在线网站发布的信息显示，《中医药法》实施来，深圳市大力支持将中医机构纳入医保定点，截至 2022 年 7 月 7 日，深圳市已有 655 家符合条件的中医医疗机构纳入医保定点机构，其中 578 家为社会办中医医疗机构，数量较 2017 年增加 739%。2016 年 6 月在深圳，中医馆企业联合发起，并由深圳和顺堂、深圳市老中医协会主办了全国首届中医馆论坛。2017 年 6 月 24 日，第二届全国中医馆发展论坛再次在深圳举行。2022 年 8 月，第四届中国馆交会暨 2021～2022 医馆界大会在深圳举办。

但是，在这些繁荣的数据下，有一些风险正在朝不可控的方向发展。民间调查机构发现，在深圳的 130 余家民营中医机构中近八成处于盈亏线上下，有的不断扩张，有的关门撤资，整个行业呈现两极分化严重的经营态势。其他城市中医馆的情况也是如此。在社会资本扎堆中医馆，中医馆数量不断增加的同时，很多中医馆被空置、闭馆。对此，在投资中医馆的过程中，理智谨慎地观察投资对象，找到其中的风险所在，选择突破中医馆发展困境的创新路径进行投资便十分重要。

二、社会资本投资新设中医馆的法律风险及防范

虽然国家大力支持中医馆的建设，基本上处于"法无禁止即可入"的宽松状态，但是其中的政策、法律风险绝不能忽视。此外，中医馆属于医药行业，医药行业有其自身行业属性，涉及人身健康、关乎生死，其中的法律风险有其特殊性。

（一）行政审批手续方面

首先，在中医诊所、中医馆方面可能存在以下两个问题：一是未经备案

即开业。有些投资人急功近利，在备案手续未完成的情况下就开始营业。这种情况一经发现，就会受到相关部门的严厉惩罚。二是在备案时提供虚假材料。在条件不完全具备的情况下，有的投资人为了获得备案证，会选择提交虚假备案材料取得中医诊所备案证。这种行为一经发现，行政部门就会根据法律规定处以相关处罚。其次，在医务人员方面，有的中医馆负责人存在侥幸心理，招聘没有相应资格的医生或药师。例如，某中医馆使用未取得处方权的医师独立开具处方，被处罚款 3000 元。此外，对多点执业备案不重视也会增加行政处罚的风险。根据《医师执业注册管理办法》的规定，医师拟在其他机构进行多点执业，要向批准该机构执业的卫生计生行政部门分别申请备案。如果中医馆的医师多点执业，却没有及时向主管行政部门备案，毫无疑问会面临行政处罚的法律风险。最后，未办理卫生许可证、医疗废物收集和处置协议到期、医疗机构执业许可证到期等也是在设立经营中医馆的过程中极易出现的法律问题。如果社会投资主体忽视这些问题，那么被投资的中医馆将面临被处罚的风险。

对以上问题，我们建议投资人应当根据国家法律政策以及地方法律政策的规定，准备好真实、完整的资料，及时办理相关手续，减少未来经营中面临行政处罚的风险。在投资中医馆之后，投资人不能忽视对相关人员法律素质的提高。在日常的工作中应依照卫生行政部门颁布的法规及规章制度执行，依法执业，依法行医，同时要提升医师的业务水平，规范诊疗行为。医疗服务是关乎人们生命权和健康权的特殊服务，因此医师在提升自身诊疗技术的同时应当谨慎行医，在对待任何患者的时候都应当尽到妥善处理的义务，同时按照卫生规范行医，以免造成医疗事故纠纷。①

（二）经营管理方面

一是虚构债权债务。由于有些中医馆负责人法律意识淡薄或者利欲熏心，冒着违法的风险去获利。在有的中医馆中，尤其是在采购这一环节，存在返利的情形。例如，开票价格与实际价格不一致，日后再用其他的方式将返利

---

① 参见王戈：《社会资本投资医疗机构的法律问题研究——以国药控股投资医疗机构为例》，上海交通大学 2014 年硕士学位论文，第 29 页。

回流到中医馆。这样虚构的债权债务对日后上市很可能构成实质性阻碍，严重时还可能触犯刑法。二是超出备案范围开展医疗活动。中医馆的医疗活动只能限于备案范围。超出备案范围开展医疗活动会面临行政处罚。例如，2015 年某中医馆超出核准登记的诊疗科目开展针灸科诊疗活动，被处罚款2000 元。三是虚假、夸大宣传。《中医药法》严格规定医疗机构发布中医医疗广告，必须经过相关部门审查批准。发布的中医医疗广告内容应当与经审查批准的内容相符合，并符合《广告法》的有关规定。此前，某公司在其官网上标注"上海国医馆中医门诊有限公司，是上海最好的中医门诊……"，因涉及虚假宣传被处罚款 3 万元。四是互联网违规售药。在互联网时代，中医馆也更多地开始利用互联网去发展自身，如在互联网上销售处方药（中药饮片、中药配方颗粒、中成药等）。由于药品的特殊性，互联网售药受到政府的严格管制。2017 年 11 月，国家食品药品监督管理总局办公厅公开征求《网络药品经营监督管理办法（征求意见稿）》意见，该征求意见稿详细地规定了网络售药的条件及注意事项。例如，第 8 条第 3 款规定："网络药品销售者为药品零售连锁企业的，不得通过网络销售处方药、国家有专门管理要求的药品等。"第 11 条第 2 款规定："销售对象为个人消费者的，还应当展示《执业药师注册证》。"可见对网络售药监管的严格程度。虽该办法还未生效，但给准备网络售药的中医馆提供了一定的政策风险评估参考。五是医师管理不当。对人的管理是中医馆经营管理的关键内容，医师行为的不当会影响中医馆的经营发展。例如，2021 年，上海市宝山区卫生健康委员会对某中医诊所使用非卫生技术人员从事医疗卫生技术工作的违法行为进行了处罚；2022年，上海市宝山区卫生健康委员会对某中医针灸推拿诊所未按规定填写病历资料的行为进行了处罚。六是内部管理制度不健全。法律层面对于中医馆的内部制度相较于一般的公司有更高的要求，内部管理制度不健全也是中医馆被处罚的常见情形。例如，2021 年，上海市闵行区卫生健康委员会对某中医门诊部未按规定制定和实施医疗质量安全管理制度的行为进行了处罚；2021年，蚌埠市卫生健康委员会对某中医门诊部未制定消毒管理制度等的行为进行了处罚。

对此，建议中医馆依法依规开展经营。在药品采购过程中，严格依法签订购销合同，开票价格应与实际价格一致，不得借此牟取不正当利益；在诊疗活动中，及时对诊疗项目进行备案，并严格依照备案范围开展医疗活动；在发放医疗广告时，要坚持实事求是，遵守《中医药法》《广告法》有关医疗广告的规定，并做好广告发放前的审核工作，避免夸大和虚假宣传；在互联网售药方面，中医馆应时时关注政策动向，当政策发生变化时，及时调整自身经营行为，确保行为符合法律与业务规范；在医师管理方面，杜绝使用非卫生技术人员从事医疗卫生技术工作，严格规范医师的医疗卫生技术工作；在内部管理制度方面，要按照法律、政策要求，及时制定相关管理制度。

三、社会资本投资中医馆的法律风险及防范

社会资本在投资中医馆时，需要重点检查目标中医馆的下列情况，以规避相关法律风险。

（一）目标中医馆的诉讼纠纷问题

经中国裁判文书网检索发现，中医馆常见纠纷主要有四种：一是劳动纠纷，主要涉及赔偿、工资弥补和劳动执法部门的行政处罚。此外，未全额缴纳社保和公积金的问题在很多中医馆中都存在。这些问题很容易被投资者忽视，对此可能会面临补全社保和公积金甚至受到行政部门处罚的风险。二是医患纠纷。随着人民群众法律素质的提升，其维权意识也在不断增强。中医馆在药材质量、医生治疗方面极易产生医患纠纷，医患纠纷一旦产生，尤其是对患者身体产生损害的，对中医馆的负面影响是非常大的。例如，在某中医馆与沈某医疗损害责任纠纷一案中，中医馆持有医疗机构执业许可证，其对沈某进行理疗拔罐服务，属于医疗机构的诊疗活动，因中医馆工作人员操作失误致使酒精火焰烧伤沈某身体，最后法院判决中医馆赔偿沈某医疗费赔偿医疗费127328.38元。三是重要股东问题，要明确其是否存在影响中医馆发展的问题。例如，按照《民法典》婚姻家庭编及其司法解释，婚后的投资以及股权分红属于婚后共有财产，作为股东配偶的一方是有权分割的，如果重要股东的婚姻状况不稳定，则可能导致离婚诉讼，并会影响目标中医馆股权结构的稳定性。此外，投资方要及时调查明确重要股东是否存在尚未了结

的或可预见的重大诉讼、仲裁及行政处罚案件，如果中医馆重要股东存在此类情况，其又不具备执行能力，就会对中医馆产生潜在影响，增加投资风险。四是各类合同纠纷。中医馆在经营过程中会与行业上下游开展各类合作，如采购药品、委托第三方代加工中药产品等。如这类合作涉及标的额大且尚未解决的情况，易导致投资者的损失。例如，某中药饮片有限公司与某中医馆买卖合同纠纷一案中，某中医馆实际经营人直接向某中药饮片有限公司购买中药，一直未支付相关费用，法院判决某中医馆给付货款123781.11元。

对此，建议社会资本在投资中医馆前，应委托独立的律师或者律师事务所对目标中医馆进行法律尽职调查。法律尽职调查的内容主要包括目标中医馆的历史沿革、股东、资产情况、重大诉讼、仲裁、行政处罚、劳务用工情况等。其主要目的是了解中医馆现存的主要问题，发现潜在的法律风险，帮助交易双方了解投资活动本身的法律障碍和风险以及帮助风险投资机构了解目标中医馆未了结的或潜在的诉讼。[1] 经调查发现目标中医馆存在诉讼纠纷时，投资方要时刻关注法律纠纷或仲裁的进展，努力通过协商或者其他合法措施解决这些纠纷或仲裁。同时，投资者应对中医馆是否有潜在的重大诉讼进行评估，对于将来可能会发生的纠纷或仲裁，在交易文件中约定免责条款。

（二）目标中医馆权利瑕疵问题

1. 股权瑕疵

社会资本投资中医馆通常会在投资后获得一定比例的股权，并进行股权安排。股权存在瑕疵会对股权安排产生很大的影响，如已出质的股权进行了转让但没有质权人的同意文件。股权转让未得到质权人的同意或者解除相应股权质押，可能构成出质股权的违规转让。在股权受让中风险点和问题比较多，转让的股权是否具有完全、合法的处分权，是否已履行法定程序、获得相关授权或者批准等都是顺利获得股权需要关注的问题。

对此，建议社会资本提前对目标中医馆的股权结构和股权上是否有权利负担进行调查，确保股东对转让的股权具有完全、合法的处分权。对于已经

---

[1] 参见刘文：《风险投资尽职调查研究》，载《中国商论》2014年第31期。

发现的权利瑕疵，要求目标中医馆在一定时期内尽快消除；对于已出质股权的转让，要求提供质权人的同意文件。

2. 债务瑕疵

在债务瑕疵中分为已有债权和负债。在已有债权上，目标中医馆对于长期借款要能够提供证明材料，在没有证明材料的情况下，这样的借款很有可能收不回来，从而造成损失。在负债上，目标中医馆对外收购项目存在收购款尚未全额支付、未提供代扣代缴原个人转让方出让所得对应之所得税完税证明的风险。最容易被忽略的是目标中医馆的或有债务。或有债务具有偶发性，其是否发生很难控制。例如，在合作协议中约定目标中医馆非法经营导致相关方的名誉损失，投资方有权单方面解除协议，并要求目标中医馆赔偿。当或有债务发生，目标中医馆对外偿债，将影响受让股权的价值。

对此，建议投资方提前对目标中医馆的债权债务关系进行法律尽职调查。对无证明材料的长期借款，要求借款人及时清偿或出具证明材料。对于已有负债，可与目标中医馆在交易文件中明确约定损失由目标中医馆及现有股东实际承担。对于或有负债，双方可以在交易文件中列明被投资方的保证清单，投资方通过保证清单确保自己获得预期的投资对象，确保所承担的责任等不利因素限于合同明确约定之部分，即锁定风险；或者协议预留部分股权受让款，在约定的期间内，如果发生了或有负债，则用预留的款项承担。

3. 租赁瑕疵

《土地管理法》规定使用土地的单位和个人必须严格按照土地利用总体规划确定的用途使用土地。部分中医馆租用的地块为工业用地或办公用地，不属于法律规定的用地性质。同时，要注意目标中医馆是否提供租赁登记备案。此外，有的中医馆在房屋租赁合同中系由他人代为承租人签章，但未提供授权委托书。这种情况也是需要投资方重点关注的。

对此，建议投资方对目标中医馆所占土地的土地使用权证中载明的土地用途进行考察，对不符合《土地管理法》规定的，应及时要求目标中医馆或出租人办理土地使用权变更手续；同时，要求目标中医馆提供房屋租赁合同和租赁登记备案证明文件，对其中发现的问题要求目标中医馆及时消除。

4. 保险瑕疵

中医馆作为具有诊疗作用的医疗机构，医保定点资质对于其良好经营有很大的作用。由于各地医保政策差别较大，有的地区门诊不能够参与统筹报销。除了医保外，还有一些应该具备的商业保险，如雇主责任险和医疗责任险。不过有些目标中医馆虽已购买雇主责任险和医疗责任险等险种，但并未涵盖全部的下属门店，这样会面临事故发生时可能无法理赔的风险。

对于该问题，建议投资方提前了解目标中医馆所在地区的政策文件规定，向社保经办机构的工作人员咨询医保定点和统筹报销等问题；同时，对已购买雇主责任险和医疗责任险等商业保险但并未涵盖全部下属门店的目标中医馆，应要求目标中医馆及时补全，或者采取其他措施避免面临事故发生时无法理赔的风险。

5. 知识产权瑕疵

近年来，国家层面对于中医产业的知识产权保护越发重视。2016 年 3 月，国务院发布的《中医药发展战略规划纲要（2016—2030 年)》中强调要推进中医药创新、加快形成自主知识产权，加强中医药知识产权国际保护。2019 年，中共中央、国务院发布的《关于促进中医药传承创新发展的意见》中再次提到要建立中医药知识产权和科技成果转化权益保障机制。根据《最高人民法院知识产权法庭年度报告（2021)》，中医药仍为专利行政案件的热点领域，并提出要加强中医药知识产权保护。中医药是中医馆最核心的经营资源，一旦发生纠纷，会极大地影响中医馆的正常经营。

除了中医药方面的知识产权外，中医馆还存在商标、著作权等方面知识产权的瑕疵问题。例如，某生物科技公司拥有"汉源神草"字样包装盒图片相关权利，某中医馆未经授权使用了该字样，被法院认定为侵权。

对此，建议中医馆要重视中医药、商标等的知识产权保护，及时申请自己的研发专利，展开定期的知识产权保护现状评估。同时，中医馆要重视对中医药法律复合型人才的引进和培养，预防经营核心资源陷入法律纠纷，增强中医馆本身对知识产权法律纠纷的应急处置能力。

最后，对于无法预知的风险，投资方可在交易文件中要求目标中医馆及现有股东连带陈述和保证，产生任何损失由目标中医馆及现有股东实际承担，与投资方无关。同时，投资方可在与目标中医馆共同签署的责任协议中建立防范措施条款，并标明没有披露的事项所带来的损失由目标中医馆负责，从而避免承担因对方未披露的事项所带来的损失，注意一定要具体化。

四、案例分析：同仁堂达州药店投资纠纷案

（一）案号

（2020）川 1725 民初 2540 号、（2021）川 17 民终 158 号

（二）案情简介

北京同仁堂达州药店有限责任公司（本案中简称同仁堂达州药店）是 2016 年 9 月 23 日注册成立的有限责任公司，注册资本 200 万元。其中，北京同仁堂商业投资集团有限公司持股比例 51%，认缴出资 102 万元，四川林恩实业有限公司（本案中简称林恩公司）持股比例 44%，认缴出资 88 万元，刘某丽持股比例 5%，认缴出资 10 万元。2018 年 2 月 3 日，渠县梦之鸿文化发展有限公司（本案中简称梦之鸿公司）（合同乙方）与林恩公司（合同甲方）签订了《股权代持与转让协议》，协议中约定甲方以 1250 万元的股权转让款将其持有的同仁堂达州店 20% 的股权转让给乙方，乙方支付首期转让款 500 万元后，甲方即向总公司上报，在总公司批复送达的 30 个工作日内变更目标公司的股权结构，将乙方纳入目标公司股东名册，同时变更目标公司的公司章程并办理股权转让过户的工商备案登记。协议签订后，梦之鸿公司按照协议及林恩公司出具的《委托书》分别于 2018 年 2 月 5 日、2018 年 6 月 5 日转账至同仁堂达州药店账户 300 万元、200 万元，于 2018 年 2 月 14 日转账至杨某的银行账户 50 万元，作为向同仁堂达州药店的投资款，可用于同仁堂达州药店生产经营及开设新店使用。但林恩公司未按照协议第 4.1 条"甲乙双方在签订协议后并且乙方按照此协议条款履行后，目标公司即上报总公司批复，在总公司批复送达目标公司 30 个工作日内变更目标公司的股权结构，将乙方纳入目标公司的股东名册，实名持有目标公司 20% 的股权，同时变更目标公司章程，并办理股权转让过户的工商备案登记"及第 4.3 条"股权交

割期即从乙方完成首期合同义务后至在工商行政管理部门完成股权过户登记的期限最长为一年时间"约定履行股权转让过户登记。

2019 年 10 月 15 日，梦之鸿公司委托四川索正律师事务所向林恩公司发出了解除双方签订的《股权代持与转让协议》的《律师函》，要求林恩公司返还其投资款 550 万元，并按照《股权代持与转让协议》第 11.3 条 "以乙方实际缴纳的股权转让款为基数，按照年利率 18% 计算资金实际占用期间的资金占用费"向梦之鸿公司支付违约金。后经梦之鸿公司多次催促，林恩公司至今没有返还此款。

（三）裁判结果

一审法院判决：（1）被告同仁堂达州药店于本判决生效之日起 10 日内直接返还原告梦之鸿公司股权转让款 500 万元；（2）被告杨某于本判决生效之日起 10 日内直接返还原告梦之鸿公司股权转让款 50 万元；（3）被告林恩公司于本判决生效之日起 10 日内支付原告梦之鸿公司股权转让款 550 万元的资金占用费（按照年利率 18% 计算，其中 300 万元从 2018 年 2 月 5 日起计算、200 万元从 2018 年 6 月 5 日起计算、50 万元从 2018 年 2 月 14 日起计算至实际付清时止）。

二审法院判决：（1）撤销四川省渠县人民法院（2020）川 1725 民初 2540 号民事判决；（2）上诉人林恩公司于本判决生效之日起 10 日内支付被上诉人梦之鸿公司股权转让款 550 万元及资金占用费（按照年利率 18% 计算，其中 300 万元从 2018 年 2 月 5 日起计算、200 万元从 2018 年 6 月 5 日起计算、50 万元从 2018 年 2 月 14 日起计算至实际付清时止）；（3）驳回被上诉人梦之鸿公司其他诉讼请求。

（四）案例评析

被告林恩公司辩称，原告、被告所签订的《股权代持与转让协议》效力待定，林恩公司作为同仁堂达州药店的股东，其转让股权未通过同仁堂达州药店过半数股东的同意，该股权转让合同效力待定。现同仁堂达州药店其他股东不同意林恩公司的股权转让，原告、被告所签订的合同变为无效。本案最大的争议焦点是案涉《股权代持与转让协议》的效力以及是否解除。

　　原告、被告双方签订《股权代持与转让协议》为双方真实的意思表示，协议内容合法有效，双方应当积极履行合同义务。一审法院认为，《公司法》（2018 年）第 71 条第 2 款规定："股东向股东以外的人转让股权，应当经其他股东过半数同意。股东应就其股权转让事项书面通知其他股东征求同意，其他股东自接到书面通知之日起满三十日未答复的，视为同意转让。其他股东半数以上不同意转让的，不同意的股东应当购买该转让的股权；不购买的，视为同意转让。"被告林恩公司与原告签订《股权代持与转让协议》后，又与同仁堂达州药店签订了书面《委托书》代为收取款项，视为通知了同仁堂达州药店其他股东转让股权的事实，但其他股东没有提出异议，应为同意转让。二审法院认为《公司法》（2018 年）第 71 条第 2 款的规定不属于效力性的强制性规定，如若刘某丽、北京同仁堂商业投资集团有限公司认为该协议损害其股东权益，可按照法律规定予以撤销，且林恩公司未履行该协议约定的股权转让过户的工商备案登记的义务，对同仁堂达州药店股东刘某丽、北京同仁堂商业投资集团有限公司的权益未产生实质影响，故《股权代持与转让协议》应为有效。双方应当按照该协议约定履行义务。由此可知，一审和二审的法院都持《股权代持与转让协议》有效的观点。但关于是否认定《公司法》（2018 年）第 71 条第 2 款为效力性强制规定仍存在争议。部分人认为股权具有强烈的人身属性，不能简单地等同于财产的转让，并且股权是金融市场重要的组成部分，不严格管理可能导致金融市场的混乱。因此，为防止公司陷入股权转让纠纷，将《公司法》（2018 年）第 71 条第 2 款认定为效力性强制规定很有必要。但正如一审法院认定的事实一样，被告林恩公司与原告签订《股权代持与转让协议》后，又与同仁堂达州药店签订了书面《委托书》代为收取款项，视为通知了同仁堂达州药店其他股东转让股权的事实，但其他股东没有提出异议，应为同意转让。所以认定《股权代持与转让协议》有效是没有异议的。

　　在本案中，协议签订后，原告依照协议第 3.2 条的约定支付了股权转让款 550 万元，但被告林恩公司未按照协议第 4.1 条、第 4.2 条、第 4.3 条的约定办理完成股权转让过户的工商备案登记，按照协议第 11.3 条"如果标的股权未在本协议第 4 条所约定的期限内过户给乙方的，并且乙方对标的的股权的逾期过户没有过错的，乙方有权单方面解除本协议"的约定，原告有权解除合同。《合同法》（已废止）第 93 条第 2 款规定："当事人可以约定一方解除合同的条件。解除合同的条件成就时，解除权人可以解除合同。"第 96 条第 1 款规定："当事人一方依照本法第九十三条第二款、第九十四条的规定主张解除合同的，应当通知对方。合同自通知到达对方时解除。对方有异议的，可以请求人民法院或者仲裁机构确认解除合同的效力。"

原告于 2019 年 10 月 15 日向林恩公司发出了《律师函》要求解除合同，林恩公司并未提出异议，其副经理杨某也一直在与原告协商退款事宜，所以双方签订的《股权代持与转让协议》已经解除。本案中，一审法院与二审法院判决差异为：一审法院中返还公司股权转让款的主体是被告同仁堂达州药店与林恩公司副经理杨某，林恩公司返还股权转让款 550 万元的资金占用费，二审法院则判令林恩公司支付被上诉人梦之鸿公司股权转让款 550 万元及资金占用费。在诉讼中，权利主张的对象应当为合同相对方即林恩公司，故一审法院判决中原告权利主张对象有误。

（五）法律风险识别与防控

从本案看，原告在投资中所面临的风险是拟转让股权的原股东未按合同约定履行相关义务以致股权转让合同解除。判断解除条件是否达成的首要点即是合同是否有明确约定的解除条件，因此股权受让方应在股权转让协议中详细约定股权转让方的义务、解除合同的条件以及双方的违约责任，以防在股权转让方未按约履行义务时股权受让方权益受损。此外，股权受让方主张因延迟履行股权变更手续为其带来损失的，股权受让方需承担举证责任。因此，股权受让方须有取证意识，这样才能更好地维护自身的合法权益。上述措施是为了在合同未履行时维护股权受让方的权益，但在订立合同之初，双方都希望合同能够如约履行，因此我们也可以在合同中做一些设计以推进合同更好地履行。合同当事人可以在股权转让合同中设计好付款流程和股权交割的时间节点。在实务中，当事人可以通过设立银行共管账户，将股权转让款汇入共管账户。在股权变更完成后，再将股权转让款项汇入股权转让方的个人账户。在未收到股权转让款的情况下，能更好地督促股权转让方完成合同中所约定的变更目标公司的股权结构以及办理股权转让过户的工商变更登记等合同义务，也使股权受让方的股权转让款更有保障。

五、结语

社会资本投资中医馆是发展我国中医药的重要途径之一，也是对我国医疗资源的有力补充。然而，无论是在投资设立还是投资并购的过程中，中医馆的发展在任何阶段都有较高的法律、政策风险。投资人应理性地看待中医馆市场，充分了解法律政策以促进中医馆市场的健康长远发展。

第八节　医学检查检验结果互认*

2021 年 7 月，国家卫生健康委员会办公厅发布《关于加快推进检查检验结果互认工作的通知》。随后，各地政府纷纷出台政策推进医疗检查检验结果互认共享。从中央到地方，推行医疗检查检验结果互认是大势所趋。然而实践中，由于不同医疗机构检验水平的差异性、医疗检查本身的特殊性、责任划分不明等原因，导致检查检验结果互认制度落地难。因此，有必要对推行检查检验结果互认制度过程中可能遇到的风险进行识别，并制定相应对策。

一、法律风险：可能有违亲自诊查义务

《医师法》和《医疗机构管理条例》中均明确规定，医师实行医疗、预防、保健措施，签署有关医学证明文件，必须亲自诊查和调查。这从法律法规层面明确了医师的亲自诊查义务。如果接诊医生出具诊疗方案时依靠的不是本院检验数据，则可能有违这一法定义务，产生医疗纠纷。接诊医师若要证明"通过自己的检查，外院报告准确无误"，这是有一定困难的，实践中也有医疗事故鉴定部门根本不认可外院检查报告的情况。

针对上述法律责任问题，相关部门应完善立法，并推行相应的责任分配

＊ 本节文字论述部分原刊发在《健康报》2022 年 2 月 10 日，第 7 版。收录本书时文字略有改动。本节案例部分系收录本书时新补充。

机制。例如，在医师的亲自诊查义务后增加相应说明，保证司法上不要对因为结果互认而导致的医疗事故责任采取"一刀切"的态度。关于责任分配机制问题，应由卫生主管部门牵头，建立一套首检医师负责制。如果发生因为前一家医院检查误差导致医疗事故的情形，则由进行医疗检查检验的技术人员与首次作出诊断结果的医生来承担连带法律责任。此外，还应当做好医患沟通工作。不仅要在医疗机构内部强调检查检验结果互认的重要性，还要加大检查检验结果互认制度的社会宣传力度，保障与患者自身利益密切相关的知情同意权。

二、管理风险：有待统一的质控标准

在实践中，患者都是"从下到上"地转诊，各医疗机构检查检验水平参差不齐，推行检查检验结果互认缺乏统一的检验质控标准。即使同为三甲医院，仪器、试剂、校准品、检测系统等也存在差别，如何做好质量控制也是一个关键问题。对于医师而言，目前的管理机制"激励不足，惩戒有余"，也使他们缺乏推动政策执行的主观能动性。

对于质量控制问题，各级医疗机构应当定期组织医务人员技术培训，建立一套统一的检验质控标准，也可以尝试引入第三方检验机构，保证检验结果的一致性。

鼓励各医疗机构将医务人员分析判读检查检验结果、开展检查检验结果互认工作的情况纳入绩效考核指标，激发医务人员对检查检验结果互认共享的责任感，全方位地防控政策风险。

三、案例分析：洪某年案

（一）案号

（2021）皖 1002 民初 2415 号、（2021）皖 10 民终 1162 号

（二）案情简介

2018 年 12 月 6 日，洪某年在被告一黄山首康医院进行检查，检查结果为"胃幽门螺杆菌感染、浅表性胃炎和乙状结肠小息肉"。2018 年 12 月 20

日，洪某年因身体不适，携带黄山首康医院制作的肠镜检查报告单、病理诊断报告到被告二黄山市黄山人民医院就诊，诊断"慢性胃炎、胃幽门螺杆菌感染"。2019 年 3 月 22 日，洪某年再次到黄山首康医院急诊科就诊，肛检触及小混合痔，未进行直肠指检及结肠镜复查，诊断"混合痔、肠功能紊乱"。2019 年 4 月 12 日至 7 月 4 日，洪某年三次就诊黄山市黄山人民医院消化内科，均未常规进行直肠检查，漏诊直肠下段癌。2019 年 7 月 26 日，洪某年在黄山市黄山人民医院外科就诊，直肠指检发现肛门缘 5 厘米处环周生长肿物伴肠管狭窄。后洪某年再次到黄山首康医院做肠镜检查，确认是直肠癌。

（三）裁判结果

一审法院判决：原告洪某年与被告一黄山首康医院达成调解。

被告二黄山市黄山人民医院于本判决生效之日起十日内赔偿原告洪某年医疗费、护理费、误工费、住院伙食补助费、营养费、住院期间陪护人员住宿费、交通费、精神抚慰金、鉴定费共计 46048.98 元；驳回原告洪某年的其他诉讼请求。

二审法院判决：驳回上诉，维持原判。

（四）案例评析

关于本案医学检查检验结果互认，涉及黄山首康医院与黄山市黄山人民医院，本案评析主要从责任承担与责任分配两个角度进行分析。

1. 责任承担

患者在诊疗活动中受到损害，医疗机构及其医务人员有过错的，由医疗机构承担赔偿责任。对于被告一黄山首康医院与被告二黄山市黄山人民医院，依据最高人民法院《关于适用〈中华人民共和国民法典〉时间效力的若干规定》第 1 条第 2 款，《侵权责任法》（已废止）第 2 条、第 16 条、第 22 条、第 54 条，最高人民法院《关于审理人身损害赔偿案件适用法律若干问题的解释》（2003 年）第 17 条、第 19 条、第 21 条、第 23 条、第 24 条、第 35 条，黄山首康医院与黄山市黄山人民医院对洪某年的误诊明显存在过失，也是造成洪某年较晚确诊直肠癌及其相关后果的原因。笔者认为，两家医院均对洪某年较晚确诊直肠癌的后果存在过错，故都应承担一定的法律责任。

2. 责任分配

安徽明德司法鉴定所的鉴定意见认为两医院对于洪某年损害结果的参与度都约为40%。被告一黄山首康医院对此无异议，与洪某年达成调解协议。

而一审中，被告二黄山市黄山人民医院认为其对洪某年的诊疗不存在过错，对司法鉴定意见书提出异议，并申请重新鉴定。但是其并未举证证明安徽明德司法鉴定所出具的鉴定意见存在最高人民法院《关于民事诉讼证据的若干规定》第40条第1款所规定的情形，故一审法院对其提出的申请不予准许。黄山市黄山人民医院后提起上诉，提交了卫生部办公厅《关于加强医疗质量控制中心建设推进同级医疗机构检查结果互认工作的通知》等证据。

对于责任承担，笔者认为法院判决得当，没有争议；至于责任分配，即黄山首康医院与黄山市黄山人民医院对于洪某年损害后果的比例分配，不仅是黄山市黄山人民医院上诉的根本原因，也是本案的焦点。在阅读判决书后，总结归纳出法院的判决理由如下：法院认为黄山市黄山人民医院所提供证据并非直肠癌的诊疗规范，不能以此来省略患者在可能患有直肠癌时作为接诊医院应做的必要检查。法院也进一步指出，洪某年在确诊直肠癌之前先后4次前往黄山市黄山人民医院就诊，黄山市黄山人民医院作为专业医疗机构，在患者多次就诊出现"便频，大便带血"等症状时，均未进行肠镜或肛门指检，导致洪某年的直肠癌没有被尽早发现，显然存在一定过错。

据报道，患者刘某在某三甲医院就诊的病理检查诊断为"（右乳）导管内乳头状癌"，刘某与家属听从医生的意见决定做乳房切除手术，转到同市的一家三乙医院。该三乙医院的医生仅根据患者手里的病理报告为其进行了右乳切除手术。在后续借片复核时，刘某得知自己并非"导管内乳头状癌"，而是"导管内乳头状瘤"。法院认为两家医院均存在过错：原医院诊断错误，第二家医院未尽到审核义务，两家医院均应承担责任，比例分别为85%和15%。该案件与洪某年一案有相似之处，两案中所涉两家医院均对患者的损害后果存在一定的责任，但是法院认定的医院的责任承担比例不同。由于司法实践中此类案件较少，故对于责任分配的问题应出具更为细化的行业与司法标准，做到同案同判。

（五）法律风险识别与防控

由于临床医生使用外院检查检验报告会面临承担相应法律责任的风险，因此，大多数临床医生不愿使用外院检查结果。针对上述法律风险，本书提出如下风险防控建议：

在立法层面，法律需要进一步明确临床医生使用外院检查检验结果的权利、义务及责任。同时，我们应通过立法明确临床医生可以使用外院检查检验结果，或者明确规定，一旦发生医疗纠纷，医疗事故鉴定部门应认可外院检查检验报告。[1] 上述案例中出现了各责任主体的责任分配问题，这一问题在立法中也需要进行细化。责任分配涉及医疗与法律的交叉问题，故笔者认为，在立法的过程中需要鉴定机构与医疗机构对责任分配提出一定的建议，以帮助立法机关更好地制定相关标准。同时，应明确一些具体的免责条款，规定相应的免责情形，促进医院之间对医学检查检验结果的互认。

从司法层面看，目前在司法实践中，关于医学检查检验结果互认的案件较少，但是搜索到的两例类似案件中法院所做的责任分配比例不同。笔者认为，法院在处理此类案件时应做到同案同判，促进司法公平。

从患者角度出发，身体不适应及时就医，同时为减少病理误诊，也不应盲目相信同一家医院，可以多选择一些医院进行就诊。

从医疗机构角度出发，应遵循相关规定与行业要求，医疗机构及其医务人员应当加强医患沟通，对于检查检验项目未予互认的，应当对患者及时做好解释说明，充分告知复检的目的及必要性。同时，医疗机构应加强医疗质量与安全管理，不仅是检查检验部门的质量管理，还应加强对医务人员执行检查检验结果互认的培训、督导工作。

---

① 参见吴显兰、袁永强：《医疗机构检查检验结果互认之思考》，载《卫生经济研究》2017 年第 6 期。

第九节　麻醉师执业*

国内外医疗圈内有句熟语，叫作"外科医生治病，麻醉医生保命"。实际上，在医疗纠纷中，涉及麻醉问题的已经不在少数。对于麻醉医生来说，熟知一些重要的法律规定，对于医患双方都是有益而无害的。

一、签署麻醉同意书

告知和签署麻醉同意书的行为属于民事行为，应当符合民事法律行为构成的基本要件，否则将失去法律效力。通常情况下，如果患者具有完全民事行为能力，则告知对象为患者和其家属，并让他们都签字。当患者意见与其亲属意见不一致时，在不违背保护性治疗制度的前提下，首先应当考虑并尊重患者意见；患者亲属的意见原则上不能代替患者的意见。知情同意权的主体是患者本人，只有在特殊情况下才能由他人行使。

麻醉同意书上包含的内容，应包括患者的基本信息、所患疾病、手术名称、术中麻醉方式、麻醉意外及并发症。

二、麻醉记录准确完整

麻醉记录单能够反映病人手术期间病情变化及治疗措施的详细情况，能够反映处理、抢救是否及时有效，用药是否得当，以及手术人员的配合是否有误等，是法律的证物和法律调解或裁决的客观证据。因此，麻醉记录单一定要保持科学性、真实性、及时性和完整性。记录单必须长期保留，因此，应该建立完整的麻醉数据库。

三、麻醉中做到行为规范

麻醉师应该在麻醉之前把所需的药物准备好，对麻醉过程中各环节进行

＊ 本节文字论述部分原刊发在《健康报》2016 年 8 月 18 日，第 6 版。收录本书时文字略有改动。本节案例部分系收录本书时新补充。

正确的评估和预测，对可能出现的问题予以全面分析，并制定行之有效的解决措施。此外，麻醉师要严格检查相关仪器并认真核对麻醉所需药物。对患者要进行严格的检测，确保患者符合麻醉标准后，方可实施麻醉。麻醉师在具体的操作中要规范自己的行为，降低失误率，保障麻醉手术顺利进行。麻醉师对药物的使用要合理而规范。麻醉师要熟练掌握各种药物的适应证和禁忌证、用法、用量及副作用，认真观察病情变化，妥善、慎重用药。

四、案例分析：屈某欣、国某医疗事故案

（一）案号

（2020）豫 1302 刑初 283 号

（二）案情简介

本案被害人杨某。被告人一屈某欣，系南阳市宛城区宛和美容外科诊所实际经营人；被告人二国某，系该诊所注册医师；被告人三张某，系南阳市卧龙区妇幼保健院手术室麻醉科职工，在本案所涉手术中担任麻醉医师。

2019 年 8 月 18 日，被告人屈某欣与国某、张某在诊所内对被害人杨某实施美容手术，造成被害人杨某死亡。

（三）裁判结果

法院判决：被告人屈某欣犯医疗事故罪，判处有期徒刑 1 年零 3 个月；被告人国某犯医疗事故罪，判处有期徒刑 1 年；被告人张某犯医疗事故罪，判处有期徒刑 10 个月。

（四）案例评析

被告人张某系美容手术的麻醉医师，故本案评析主要针对张某的行为进行分析。法院认为，张某构成医疗事故罪，判处有期徒刑 10 个月。

1. 定罪

根据《刑法》第 335 条对医疗事故罪的规定，即医务人员由于严重不负责任，造成就诊人死亡或者严重损害就诊人身体健康的，处 3 年以下有期徒刑或者拘役。医疗事故罪的构成要件包括：

第一，客体要件。本罪的客体是国家对医务工作的管理秩序和就诊人的生命、健康权利。本案中，张某未在该诊所注册，属于违规执业，侵犯国家对医务人员的管理秩序，且最终造成杨某的死亡结果，对就诊人的生命权造成损害。

第二，客观要件。本罪的行为与结果表现为严重不负责任，造成就诊人死亡或者严重损害就诊人身体健康。根据 2008 年 6 月 25 日最高人民检察院、公安部《关于公安机关管辖的刑事案件立案追诉标准的规定（一）》第 56 条第 2 款的规定，具有下列情形之一的，属于"严重不负责任"：其一，擅离职守的；其二，无正当理由拒绝对危急就诊人实行必要的医疗救治的；其三，未经批准擅自开展试验性医疗的；其四，严重违反查对、复核制度的；其五，使用未经批准使用的药品、消毒药剂、医疗器械的；其六，严重违反国家法律法规及有明确规定的诊疗技术规范、常规的；其七，其他严重不负责任的情形。另外，行为必须造成了就诊人死亡或者严重损害就诊人身体健康的危害后果。

本案中，张某在该诊所为杨某进行美容手术，未向当地卫健部门备案，也未向本单位报备。根据有关情况说明可知，麻醉医师未在该机构注册，属于违规执业。被告人张某作为本案的麻醉医师，严重违反国家法律法规明确规定的诊疗技术规范、常规，在诊疗过程中严重不负责任，最终造成杨某的死亡结果，符合本罪对客观要件的要求。

第三，主体要件。本罪的行为主体为特殊主体，即医务人员。张某系南阳市卧龙区妇幼保健院手术室麻醉科职工，属于医务人员。

第四，主观要件。本罪在主观方面表现为过失，即行为人对造成就诊人死亡或者严重损害就诊人身体健康的后果，在主观上持排斥和否定的态度。张某明知该诊所不具备实施全麻资格，却同意在该诊所开展全身麻醉手术的诊疗活动，且利用在卧龙区妇幼保健院手术室工作之便，将在工作中积攒的麻醉药品丙泊酚带到该诊所使用，其在主观上对杨某的死亡结果存在重大过失。

2. 量刑

根据《刑法》第 67 条第 3 款的规定，犯罪嫌疑人虽不具有前两款规定的自首情节，但是如实供述自己罪行的，可以从轻处罚；因其如实供述自己罪行，避免特别严重后果发生的，可以减轻处罚。在本案中，被告人张某到案后如实供述犯罪事实，构成坦白，依法可从轻处罚，且张某家属积极赔偿损失，受害人近亲属对张某表示谅解。故法院最终判处张某有期徒刑 10 个月。

判断麻醉医师行为是否构成医疗事故罪的关键是看其在施行麻醉手术的过程中是否存在违反相关规章制度和诊疗常规的行为，且该行为与被害人健康、生命权利受损害结果之间有无直接的因果关系。

（五）法律风险识别与防控

针对上述法律风险与具体原因，结合相关案例与文献，本书提出如下法律风险防控建议：

第一，出台具体的法律规范。目前，我国非资质人员从事麻醉行业的现象普遍存在，麻醉安全问题层出不穷，根本原因是相关法律法规体系滞后，[①]应尽快促进相关的立法。立法层面的空白也造成了司法中医美纠纷法律适用的争议，为维权造成了一定的困难。[②] 立法层面在出台具体医疗美容麻醉规范的同时，司法部门应将优秀案例作为指导案例，做到同案同判，保障司法公平。

第二，增加麻醉医师培养数量，加强麻醉医师执业道德与法律培训。据中国医师协会麻醉医师分会 2018 年统计数据，中国麻醉医师缺口为 30 万人。本书认为，应在更多高校开设麻醉专业，鼓励有条件的高校单独开设麻醉学专业课程以增加麻醉医师培养数量，稳定麻醉学本科专业招生规模；同时，加强对麻醉医师的工资等补贴，吸引更多人才从事麻醉行业。现有资料显示，医疗美容麻醉死亡率远高于 1/100000，且现阶段我国医疗美容机构存在麻醉"三非"问题，即非法医疗场所、非资质人员从事麻醉和非正规供药渠道。麻醉医师违法违规执业主要归因于非资质人员从事麻醉，故我们在增加培养数量的同时，应严格规范相关的麻醉执业考试，确保人员符合从事麻醉行业的准入标准。此外，由于麻醉医师缺乏相应资质和必要培训，业务能力不足，

---

① 参见姜虹、黄宇光：《中国医美麻醉现状与未来》，载《协和医学杂志》2022 年第 3 期。
② 参见朱斌、姚兰：《中国医疗美容麻醉的问题与对策初探》，载《麻醉安全与质控》2020 年第 6 期。

麻醉隐患丛生。本书认为，应该加强麻醉医师的执业道德与法律培训，同时，医疗机构可通过以案释法等方式，向麻醉医师说明法律风险。

第三，保障麻醉医疗服务质量。国家卫生健康委员会、国家发展和改革委员会、教育部、财政部、人力资源和社会保障部、国家中医药管理局、国家医疗保障局《关于加强和完善麻醉医疗服务的意见》中提出，应提升麻醉医疗服务能力，加强麻醉医疗质量和安全管理。我们应加强麻醉医师的专业职业培训，但是由于各地医疗资源不平衡，本书认为应促进不同地区、不同级别的医疗机构之间的学术交流，促进我国麻醉医疗服务质量的平衡。

第四，患者要加强对自身权益的保护。医疗美容诊所与机构以销售、营利为目标，并不会就麻醉等保障问题展开阐述，故患者在一定程度上可以发挥自己的主导作用。由于医疗美容麻醉医生需要了解患者状况，并为术中可能出现的并发症提前制订方案，故患者在接受需要实施全麻等复杂麻醉的手术前，应如实告知麻醉医师自己的病史、过敏与用药情况，不能有所隐瞒。此外，患者可在国家卫生健康委员会网站中检索相关医疗机构的诊疗科目中是否有麻醉科，进一步了解该机构有多少执业登记在册的麻醉医师数量、资质、设备等软硬件实力，综合判断是否选择该医疗机构进行麻醉手术。当自身权益受到损害时，患者及家属也应通过法律武器保护自己。

第三章　风险识别与防控研究
专题二：医药企业篇

医药企业是我国国民经济的重要组成部分，是传统产业和现代产业相结合，第一产业、第二产业、第三产业集于一体的产业，对保护和增进人民健康、提高生活质量，对计划生育、救灾防疫、军需战备以及促进经济发展和社会进步均具有十分重要的作用。本章系统梳理了当前医药企业面临的主要法律风险点，根据从业经验提出相关风险防控措施。

第一节　药企常见法律风险及其防范[*]

市场经济是一种法治经济，随着我国市场经济的高速发展，企业作为市场经济的主体必然面临各种法律风险。党的十八届三中全会通过的中共中央《关于全面深化改革若干重大问题的决定》明确提出，普遍建立法律顾问制度。这充分说明加强企业法律风险防控是大势所趋。实践中，药企作为民生产业的关键一环，更需要面对一些特殊的挑战。因此，对药企法律风险的分析研究及其防范的探讨既有助于企业健康发展，也为广大消费者的合法权益提供了保障。

＊ 本节文字论述部分原刊发在《中国医药报》2015 年 7 月 20 日，第 3 版；《中国医药报》2015 年 7 月 27 日，第 3 版。收录本书时文字略有改动。本节案例部分系收录本书时新补充。

一、非法委托加工

根据《药品生产监督管理办法》（2004 年）的规定，药品委托生产，又名药品委托加工，是指合法取得国家药品批准文号的企业委托其他药品生产企业生产该药品品种的行为。委托方拥有委托生产药品的批准文号，承担该药品生产产生的外部责任，如无特殊约定，还需负责药品销售，而受托方只负责按照委托方的要求生产药品。非法委托加工又叫"批文挂靠"，即一个不具备药品生产资质的经营者，通过和科研机构签订技术转让合同，使拟挂靠的生产企业获得生产批件，然后经营者与被挂靠企业再签订委托加工协议，批文被挂靠企业按照协议指令生产加工并开票销售到药品经营者指定的商业公司，药品经营者到商业公司提现，到下游医疗机构组织促销。

分析非法委托加工的运作过程，笔者发现其中存在两对非法关系，即药品经营者和科研机构之间的法律关系以及药品经营者和被挂靠企业之间的法律关系，进而形成如下三类法律风险：第一，技术转让合同的履行因药品经营者未尽协助和指令义务而中止，科研机构可能面临解约和退费的诉讼纠纷。第二，被挂靠企业为巨大的商业利益所驱动，违背契约，自行组织生产和销售，药品经营者毫无制约和抗衡的能力。因为这类批文挂靠和委托加工协议违反国家法律的强制性规定，因此属于无效合同。《民法典》第 157 条规定："民事法律行为无效、被撤销或者确定不发生效力后，行为人因该行为取得的财产，应当予以返还；不能返还或者没有必要返还的，应当折价补偿。有过错的一方应当赔偿对方由此所受到的损失；各方都有过错的，应当各自承担相应的责任。法律另有规定的，依照其规定。"第三，被挂靠企业可能因违反质量授权人制度受到行政处罚或者被限期禁止新产品申报工作。

所以，医药企业应该提高法律风险意识，把风险管理手段融入企业的各项经营管理活动过程中，既要对销售模式进行法律风险评估，对主要业务流程实施风险规避式设计，又要完善内部管理规章制度，建立主要财务风险预警系统，定期举办行业内职务犯罪实例讲座，健全员工行为规范和制度告知程序。

二、药品产品质量风险

药品风险具有先天性，因为任何药品都无法消除其存在的潜在威胁，因而无论是作为商品还是特殊产品，对于药品质量都具有进行风险管理的必要性。药品质量风险管理实际上是对药品的"风险—效益"进行综合评价，在这里风险与效益不是正比例关系，即不是说风险越大效益越高，相反，二者之间应该处于一个平衡的状态，否则二者互动关系的失衡将会给企业带来灾难。"铬超标胶囊"事件就是一个最好的例证。

食用明胶是一种用途广泛的食物添加剂和增稠剂，"铬超标胶囊"使用的是含有重金属铬的工业明胶。铬对人体的毒害是全身性的，危害很大，国家明令禁止在食品和药品中使用。根据相关报道，目前，中等工业明胶每吨的价格为 11000 ~ 13000 元，食用明胶为 19000 元左右。合格胶囊每万粒的价格为 60 ~ 70 元，而违规胶囊每万粒的价格是 40 ~ 50 元，以此计算，采用中等工业明胶的药厂使用违规胶囊时，成药每粒平均能多赚 0.2 分钱。利润如此微薄，却有人甘冒风险违规进行生产。

市场经营具有逐利性，然而在"铬超标胶囊"事件中，企业做出这样损人不利己的事情不免让人费解。笔者认为，其根本原因就在于药企产品质量风险管理的缺失，导致企业生产经营处于一种盲目状态。具体而言：第一，企业进料时管理失控，采购人员以次充好，企业决策者对此毫不知情。这种可能性是存在的，因为在"铬超标胶囊"这一违法事件中，除了胶囊的生产者外，企业采购人员也可能受益。第二，企业决策者在传统成本控制的惯性思维下主动为之，但并没有对可能出现的法律风险进行识别或预见，对其可能产生的后果没有做认真的评估。涉案的蜀中制药是国内首家自供胶囊的企业，但此次蜀中制药两大胶囊剂产品上榜，铬含量分别超标 30% 和 70%。从超标含量看，蜀中制药可能在正规原料中掺入了部分制革废皮，成本驱动倾向十分明显，如果不是主观故意，那就只能说明企业内控十分混乱。第三，企业决策者知情，也知道可能产生的严重后果，但缺乏必要的防控手段。目前，企业法律风险精细化管理的技术和方法已经能够帮助企业系统识别、量化、评估法律风险，并提出相应的管理措施。因此，面对实践中层出不穷的这些问题，我们可以说，是法律风险管理的缺失导致灾难的发生。

那么，如何进行药品质量风险防范？第一，药企做任何产品或是项目的收入产出分析时，都应该将法律风险成本考虑在内，否则就可能出现严重偏离预期的结果。第二，药企在对成本进行控制时，必须考虑控制的手段和方法是否会带来法律风险以及风险的大小。2006年发生的欣弗不良事件，起因也是控制成本。华源生物在生产欣弗克林霉素磷酸酯葡萄糖注射液时，未按批准的工艺参数灭菌，降低灭菌温度，缩短灭菌时间，增加灭菌柜装载量，影响了灭菌效果，结果导致事故发生。第三，食品药品安全领域存在"疑者通杀"的现象。任何涉及安全的产品瑕疵都可能导致消费者不做判断即抽身走人的结果，特别是对弹性需求产品和服务而言，此现象尤为突出。当年辉煌一时的三株口服液倒闭就是典型的案例。因此，药企必须时刻关注自身产品质量，因为产品质量法律风险引发的间接损失远远超过其造成的直接损失。

三、不正当竞争带来的风险

所谓不正当竞争，是指经营者违反《反不正当竞争法》的规定，违背自愿、平等、公平、诚实信用原则，违背公认的商业道德，损害其他经营者的合法权益，扰乱社会经济秩序。《反不正当竞争法》第2条第2款规定："本法所称的不正当竞争行为，是指经营者在生产经营活动中，违反本法规定，扰乱市场竞争秩序，损害其他经营者或者消费者的合法权益的行为。"

号称"国内中成药维权第一案"的广州香雪制药有限公司（以下简称香雪公司）诉包括广州花城制药厂（以下简称花城制药）、湖北同德堂药业有限公司等在内的7家厂商仿冒外包装侵权系列案，就是此类纠纷的典型案例。香雪公司深受众厂家仿冒侵权之害，称公司多次接到不同消费者投诉称其在购买香雪公司生产的抗病毒口服液时，误把外包装与香雪公司产品相近似的仿冒品当作是香雪公司产品而购买，发现后却无法退货，由此导致消费者利益受损，同时也对香雪公司造成了极大的利益损害。香雪公司认为，花城大药房的销售行为及花城制药仿冒生产的行为，已侵犯其合法权益。花城制药则认为自己同样是相关行业的知名企业，既无侵权行为，更无侵权必要，故请求法院驳回香雪公司的全部诉讼请求，并另案起诉香雪公司不正当竞争。

《医药行业关于反不正当竞争的若干规定》第4条规定："医药商品生产企业和经营企业不得假冒他人注册商标，不得擅自使用其它医药商品特有的包装、装潢，不得在商品上伪造或者冒用质量认证标志和名优标志，不得伪造或者冒用药品批准文号和医疗器械批准号。"第10条第1款规定："医药商品广告必须真实、科学、准确。医药生产经营企业不得利用广告或其它方法，对医药商品作虚假宣传。"据此，花城制药提出香雪公司涉及不正当竞争的四大理由：其一，在起诉之前召开新闻发布会，大肆炒作，其意图十分明显，即向广大患者和其家属表明其是正宗的，另外的包括原告在内的7家生产厂家则是"仿冒"。其二，香雪公司在明知自己的外观设计专利被宣告无效的情况下，仍然违反《专利法》的规定，称其外包装拥有外观设计专利，属于冒充专利的行为，并借此来误导广大患者及其家属。其三，香雪公司为达到损害包括原告在内的竞争对手的商业信誉、商业声誉的目的，在召开新闻发布会时详细罗列诉讼信息，使不了解事件内情和缺乏法律意识的广大患者及其家属误认为被起诉就是已承担或将要承担"仿冒"的侵权责任，严重损害了他人商誉。其四，没有证据表明，抗病毒口服液能对抗非典型肺炎的冠状病毒，被告自诩为抗"非典"功臣，严重误导消费者，侵害消费者的知情权。这起药企之间的不正当竞争纠纷案最终以香雪公司赔偿损失、公告致歉而告终。

药企之间的不正当竞争行为危害极大：首先，体现在扰乱公平竞争的市场经济秩序，造成竞争秩序混乱，削弱市场经济竞争机制应有的活力和作用，严重阻碍了技术进步和社会生产力的发展；其次，对其他合法经营者和消费者的合法权益造成损害。事实证明，非法经营者成本低、质量差、售后服务缺失，但是占据了大量的市场份额，因而使合法经营者的利益受损，更使消费者利益受到伤害。企业应该相信，任何通过不正当手段而牟取的利益，对他人造成的损失，都必然会受到法律的制裁。目前，由于相关法律规范并不完善，所以想要杜绝这类问题的发生，还必须依靠守法优秀企业的行为自律。

四、知识产权管理风险

药企的核心价值在于药品的技术，因而药企知识产权的管理对于药企的发展至关重要。2009 年 6 月 2 日，国务院办公厅颁发了《促进生物产业加快发展的若干政策》，明确了对重大药物创新的支持，使国内具备研发优势的医药企业显著受益。

目前，我国药企在知识产权管理方面存在以下问题：第一，企业专利申请数量少。我国药企向国家知识产权局专利局申请的专利量比例很低，在我国公布的 10943 件中草药专利中，只有 37 件向国外申请专利保护，99.7% 的专利申请都放弃了对国外市场的控制权。由此可以看出，我国药企对国际申请专利尤其不重视。这些现象，既会导致自主知识产权缺乏，也会导致在与国际药企竞争时处于相对劣势。第二，缺少专利管理意识。这表现在两个方面：一方面，我国绝大部分企业无专门的管理部门，没有针对行业与企业特点制定的专利战略；另一方面，缺乏专利人才，我国药企中十分缺乏医药专利技术和管理人才，许多药企中根本就没有设立专职的专利组织机构，更没有从事医药专利工作的人员。第三，在专利文献利用方面存在局限性。我国药企对专利的研究严重匮乏，不重视对专利信息深入检索和掌握，很少有企业认真地对自己所申报的新药进行全面的专利风险评估。

药企如何防范知识产权管理风险？笔者认为，药企应重点做好以下几点工作：一要建立企业内部专利战略。要加强内部专利管理，设立专利管理部门，配备专利管理人员，制定严格的专利管理制度并切实执行，制定符合企业自身经营特点的专利战略，建立纠纷与诉讼的应对和解决机制。二要强化自主研发能力。我国企业应加大药物研发的投入，研发出拥有自主知识产权的创新药物，并积极申报基础性关键专利。此外，要重视国外申请。对于我国拥有自主知识产权的药品，在开拓海外市场时应积极到国外申请专利，使制药企业能更好地参与国际竞争。三要加强专利文献信息的利用。据世界知识产权组织统计，全球每年有 90%~95% 的最新发明成果能在专利文献上查到，且比一般技术刊物早五六年。在研究开发中利用专利文献，企业可以缩短 60% 的时间，节约 40% 的经费。因此，应对专利信息深入检索和掌握，认真地履行专利风险评估机制。

事实证明，良好的法律风险防范体系必须是一个立体的建设过程，首先是法律风险意识的建立，在此基础上，强化体系运转和业务活动的衔接，使法律问题的解决和商业利益相挂钩。法律风险防范的最终目的是保障公司业务在风险承受范围内的持续发展，因此，法务工作者不仅要充当救火队员的角色，还需要提供建设性的意见。这就要求法务工作者必须熟悉药企的业务，了解企业战略及经营情况，在瞬息万变的市场变化中，权衡法律风险和业务需求两方面因素，以帮助药企防范法律风险。

五、案例分析：长春长生生物科技有限责任公司生产、销售劣药"冻干人用狂犬病疫苗（Vero 细胞）"案

（一）案号

吉食药监药行罚〔2018〕17 号、（国）药监药罚〔2018〕1 号

（二）案情简介

2018 年 7 月 5 日，根据内部生产车间老员工实名举报提供的线索，国家药品监督管理局会同吉林省食品药品监督管理局对长春长生生物科技有限责任公司（本案中简称长春长生公司）生产现场进行飞行检查。7 月 15 日，国家药品监督管理局会同吉林省食品药品监督管理局组成调查组进驻企业全面开展自查。7 月 15 日，国家药品监督管理局发布《关于长春长生公司违法违规生产冻干人用狂犬病疫苗的通告》，指出长春长生公司在冻干人用狂犬病疫苗生产过程中存在记录造假等严重违反《药品生产质量管理规范》（药品 GMP）的行为。国家药品监督管理局已要求吉林省食品药品监督管理局收回该企业药品 GMP 证书（证书编号：JL20180024），责令停止狂犬疫苗的生产，责成企业严格落实主体责任，全面排查风险隐患，主动采取控制措施，确保公众用药安全。吉林省食品药品监督管理局调查组已进驻该企业，对相关违法违规行为立案调查。国家药品监督管理局派出专项督查组，赴吉林督办调查处置工作。本次飞行检查所有涉事批次产品尚未出厂和上市销售，全部产品已得到有效控制。7 月 16 日，长生生物科技股份有限公司（本案中简称长生生物公司）发布公告，表示正对有效期内所有批次的冻干人用狂犬病疫苗全部实施召回。7 月 17 日，长春长生公司发声明称，此次所有涉事疫苗尚未出厂销售，所有已经上市的人用狂犬病疫苗产品质量符合国家注册标准。

2018 年 7 月 22 日，时任国务院总理李克强就疫苗事件作出批示。7 月 23 日，习近平总书记对吉林长春长生生物疫苗案件作出重要指示。7 月 23 日，从中国证监会获悉，因涉嫌信息披露违法违规，中国证监会对深交所上市公司长生生物公司立案调查。长生生物公司发布公告表示，如果公司被监管部门最终认定存在重大违法行为或移送公安机关，根据有关规定，公司股票可能存在被下达退市风险警示、暂停上市或终止上市风险。经查，长生生物公司存在以下违法事实：一是未按规定披露问题疫苗不符合标准以及停产和召回的相关信息；二是披露子公司产品有关情况的公告存在误导性陈述及重大遗漏；三是未披露被吉林省食品药品监督管理局调查的信息；四是违规披露狂犬疫苗 GMP 证书失效致主业停产以及该证书重新获取的情况；五是披露的 2015 年至 2017 年年报及内部控制自我评价报告存在虚假记载。7 月 24 日，吉林省纪委监委启动对长春长生生物疫苗案件腐败问题调查追责。7 月 25 日，世界卫生组织完全支持国家药品监督管理局扣留问题批次狂犬病疫苗、使其不能进入市场的行动。7 月 29 日，公安机关对长春长生公司董事长等 18 名犯罪嫌疑人提请批捕。8 月 6 日，国务院调查组公布了长春长生公司违法违规生产狂犬病疫苗案件调查的进展情况。8 月 17 日，国家市场监督管理总局对问题疫苗案件相关工作人员问责。10 月 16 日，国家药品监督管理局和吉林省食品药品监督管理局分别对长春长生公司作出多项行政处罚。国家药品监督管理局撤销长春长生公司狂犬病疫苗（国药准字 S20120016）药品批准证明文件；撤销涉案产品生物制品批签发合格证，并处罚款 1203 万元。吉林省食品药品监督管理局吊销其药品生产许可证；没收违法生产的疫苗、违法所得约 18.9 亿元，处违法生产、销售货值金额三倍罚款约 72.1 亿元，罚没款共计约 91 亿元；对涉案的高某芳等 14 名直接负责的主管人员和其他直接责任人员作出依法不得从事药品生产经营活动的行政处罚。涉嫌犯罪的，由司法机关依法追究刑事责任。11 月 16 日，深圳证券交易所启动对长生生物公司重大违法强制退市机制。12 月 11 日，长生生物公司收到《深圳证券交易所重大违法强制退市事先告知书》。2019 年 1 月，长春长生公司问题疫苗案件相关责任人被严肃处理。

（三）处罚结果

吉林省食品药品监督管理局吉食药监药行罚〔2018〕17 号行政处罚决定书处罚结果：（1）吊销长春长生公司药品生产许可证（编号：吉 20160086）。（2）没收违法生产的冻干人用狂犬病疫苗（Vero 细胞）7794034 支，没收违法所得 1891978172.89 元，处违法生产、销售冻干人用狂犬病疫苗（Vero 细胞）货值金额 3 倍罚款 7212301996.02 元，罚没款共计 9104280168.91 元。（3）没收长春长生公司专用于生产冻干人用狂犬病疫苗（Vero 细胞）的原辅材料、包装材料（纯化后原液 2042.6 升、超滤浓缩液 417 升、病毒收获液 232 升、中间产品 8481677 支、药品标签 2032917 枚、稀释剂标签 2009037 枚、说明书 234079 张、小盒 493360 个、大箱 262 个）。（4）对长春长生公司高某芳、张某奎、张某、刘某晔等直接负责的主管人员和其他直接责任人员依法给予处罚。

国家药品监督管理局（国）药监药罚〔2018〕1 号行政处罚决定书处罚结果：（1）撤销长春长生公司冻干人用狂犬病疫苗（Vero 细胞）（国药准字 S20120016）药品批准证明文件。（2）撤销长春长生公司自 2014 年 1 月至 2018 年 7 月骗取的涉案产品生物制品批签发合格证，五年内不受理长春长生公司冻干人用狂犬病疫苗（Vero 细胞）（国药准字 S20120016）批签发申请，并处罚款 1203 万元。

（四）案例评析

1. 长春长生公司自 2014 年 1 月至 2018 年 7 月生产的所有涉案产品，生产过程中均使用两个或两个以上批次的原液勾兑配制，再对勾兑合批后的原液重新编造生产批号。2014 年 1 月至 2015 年 11 月 30 日的上述行为不符合《中华人民共和国药典》（2010 年版）三部"凡例"中对半成品的规定，即半成品指"由一批原液经稀释、配制成均一的中间制品"。2015 年 12 月 1 日至 2018 年 7 月 15 日的上述行为不符合《中华人民共和国药典》（2015 年版）三部"凡例"中对半成品的规定，即半成品指"由一批原液经稀释、配置成均一的用于分装至终容器的中间产物"。2014 年 1 月至 2018 年 7 月的上述行为违反了《药品管理法》（2013 年）、《药品管理法》（2015 年）第 9 条第 1

款"药品生产企业必须按照国务院药品监督管理部门依据本法制定的《药品生产质量管理规范》组织生产",第 10 条第 1 款"除中药饮片的炮制外,药品必须按照国家药品标准和国务院药品监督管理部门批准的生产工艺进行生产,生产记录必须完整准确",《药品生产质量管理规范》(2010 年)第 184条"所有药品的生产和包装均应当按照批准的工艺规程和操作规程进行操作并有相关记录,以确保药品达到规定的质量标准,并符合药品生产许可和注册批准的要求"的规定。根据《药品管理法》(2013 年)第 49 条第 3 款第 6项,以及《药品管理法》(2015 年)第 49 条第 3 款第 6 项"其他不符合药品标准规定的"的规定,用上述原液配制的半成品制成的涉案产品应当按劣药论处。

2. 长春长生公司 2016 年至 2018 年更改了 184 批次涉案产品的生产批号或实际生产日期。其中 118 批次向后变更生产日期,变相延长了产品有效期。上述行为违反了《药品管理法》(2015 年)第 9 条第 1 款"药品生产企业必须按照国务院药品监督管理部门依据本法制定的《药品生产质量管理规范》组织生产",《药品生产质量管理规范》(2010 年)第 4 条"企业应当严格执行本规范,坚持诚实守信,禁止任何虚假、欺骗行为"的规定。根据《药品管理法》(2015 年)第 49 条第 3 款第 1 项规定的"更改有效期"、第 2 项规定的"更改生产批号"的情形,上述更改生产批号和生产日期的涉案产品应当按劣药论处。

3. 长春长生公司《冻干人用狂犬病疫苗(Vero 细胞)中间品质量标准》(STP – 01 – 02 – 004,修订号 00、01、02)规定,纯化后原液保存不超过 12个月。2017 年 2 月至 3 月,长春长生公司用 2016 年生产的过期原液生产了 3批次涉案产品。根据 2017 年 1 月 23 日国家食品药品监督管理总局批准长春长生公司的《冻干人用狂犬病疫苗(Vero 细胞)制造及检定规程》,长春长生公司生产的冻干人用狂犬病疫苗(Vero 细胞)纯化后原液保存不超过 9 个月。2018 年 3 月至 4 月,长春长生公司使用 2017 年生产的过期原液生产了 9批次涉案产品。此外,长春长生公司违反上述《冻干人用狂犬病疫苗(Vero细胞)制造及检定规程》,将部分抗原含量低的不合格原液,经二次浓缩并检测达到配置标准后再次使用。上述行为违反了《药品管理法》(2015 年)

第9条第1款"药品生产企业必须按照国务院药品监督管理部门依据本法制定的《药品生产质量管理规范》组织生产"，第10条第1款"除中药饮片的炮制外，药品必须按照国家药品标准和国务院药品监督管理部门批准的生产工艺进行生产，生产记录必须完整准确"，《药品生产质量管理规范》（2010年）第184条"所有药品的生产和包装均应当按照批准的工艺规程和操作规程进行操作并有相关记录，以确保药品达到规定的质量标准，并符合药品生产许可和注册批准的要求"的规定。

4. 根据国家食品药品监督管理局2012年、国家食品药品监督管理总局2017年批准长春长生公司的《冻干人用狂犬病疫苗（Vero细胞）制造及检定规程》的规定，长春长生公司应当对成品进行效价测定和热稳定性试验，而长春长生公司2016年至2017年生产的387批次涉案产品，均未开展热稳定性试验，其中382批次对成品制剂进行效价测定的方法不符合上述制造及检定规程的规定。长春长生公司上述行为违反了《药品管理法》（2015年）第9条第1款"药品生产企业必须按照国务院药品监督管理部门依据本法制定的《药品生产质量管理规范》组织生产"，第10条第1款"除中药饮片的炮制外，药品必须按照国家药品标准和国务院药品监督管理部门批准的生产工艺进行生产，生产记录必须完整准确"，第12条"药品生产企业必须对其生产的药品进行质量检验；不符合国家药品标准……不得出厂"，以及《药品生产质量管理规范》（2010年）第223条"物料和不同生产阶段产品的检验应当至少符合以下要求：（一）企业应当确保药品按照注册批准的方法进行全项检验……"的规定。

5. 根据长春长生公司《冻干人用狂犬病疫苗（Vero细胞）工艺规程》（编码：STP-02-04-001，修订号01-09），自2012年8月5日起，长春长生公司生产冻干人用狂犬病疫苗（Vero细胞）离心机的型号为DL-6M，生产商为长沙湘仪离心机仪器有限公司。而长春长生公司自2017年11月28日起将所使用离心机的型号更换为D-35720 Osteitides连续流离心机，标识生产商为德国Termo Fisher公司。该变更未按规定备案。长春长生公司上述行为违反了《药品生产监督管理办法》（2017年）（国家食品药品监督管理局令第14号）第46条"药品生产企业的关键生产设施等条件与现状发生变化的，应当自发生变化 30 日内报所在地省、自治区、直辖市食品药品监督管理部门备案，省、自治区、直辖市食品药品监督管理部门根据需要进行检查"的规定。

6. 长春长生公司于 2014 年 1 月至 2018 年 7 月，在生产涉案产品过程中，生产结束、产品检验合格后立即销毁原始记录，并编写虚假的批生产记录。长春长生公司在涉案产品的批检验记录中，编造相关批次的成品效价测定记录和热稳定性试验记录。长春长生公司要求长春市亿斯实验动物技术有限责任公司在 2018 年 7 月初开具了虚假动物试验销售单据，用于编造动物试验记录。长春长生公司上述行为违反了《药品管理法》（2013 年）、《药品管理法》（2015 年）第 9 条第 1 款 "药品生产企业必须按照国务院药品监督管理部门依据本法制定的《药品生产质量管理规范》组织生产"，第 10 条第 1 款 "除中药饮片的炮制外，药品必须按照国家药品标准和国务院药品监督管理部门批准的生产工艺进行生产，生产记录必须完整准确"，《药品生产质量管理规范》（2010 年）第 4 条 "企业应当严格执行本规范，坚持诚实守信，禁止任何虚假、欺骗行为"，第 184 条 "所有药品的生产和包装均应当按照批准的工艺规程和操作规程进行操作并有相关记录，以确保药品达到规定的质量标准，并符合药品生产许可和注册批准的要求"的规定。

7. 长春长生公司 2014 年以来在申报批签发时向中国食品药品检定研究院提交的涉案产品相关资料，均未根据真实生产记录和检定记录制作。长春长生公司通过递交虚假资料，骗取了 2014 年 1 月以后生产的涉案产品生物制品批签发合格证。长春长生公司上述行为违反了《行政许可法》（2003 年）第 31 条第 1 款 "申请人申请行政许可，应当如实向行政机关提交有关材料和反映真实情况，并对其申请材料实质内容的真实性负责"，《生物制品批签发管理办法》（2017 年）（国家食品药品监督管理总局令第 39 号）第 3 条第 2 款 "批签发产品应当按照食品药品监管总局核准的工艺生产。企业对批签发产品生产、检验等过程中形成的资料、记录和数据的真实性负责。批签发资料应当经企业质量受权人审核并签发"，第 3 款 "每批产品上市销售前或者进口时，批签发申请人应当主动提出批签发申请，依法履行批签发活动中的法定义务，保证申请批签发的产品质量可靠以及批签发申请资料、过程记录、试验数据和样品的真实性"的规定。

8. 长春长生公司为掩盖违法事实，在国家药品监督管理局进行第一次飞行检查后，于 2018 年 7 月 10 日采取更换、处理内部监控录像存储卡、部分计算机硬盘等方式，销毁相关证据。长春长生公司上述行为违反了《药品管理法》（2015 年）第 63 条第 1 款"药品监督管理部门有权按照法律、行政法规的规定对报经其审批的药品研制和药品的生产、经营以及医疗机构使用药品的事项进行监督检查，有关单位和个人不得拒绝和隐瞒"的规定。

（五）法律风险识别与防控

本次长春长生问题疫苗事件充分暴露了药品监管部门监管失职的问题，药品监管部门在事件发生之前未能起到有效监管作用。2017 年 11 月，长春长生公司生产的百白破疫苗因效价指标不符合标准规定，被国家食品药品监督管理总局责令企业查明流向，并要求立即停止使用不合格产品；在百白破问题疫苗事件发生后不到一年的时间里，长春长生公司又因内部人举报，被发现疫苗生产记录造假等一系列问题；其后，在责任追究过程中，又处理了一批药品监管部门及其他行政机关工作人员。这充分体现了药品监管部门在问题疫苗事件中的监管失职。

药品监管部门监管失职，原因可以分为以下两点。第一，执法队伍人手少任务重。药品监管部门工作任务繁重但人手有限，不能兼顾药品监管工作与其他工作。本次长春长生问题疫苗事件是在内部人举报后国家药品监督管理局进行的紧急飞行检查中发现的。倘若没有内部人员的举报，药品监管部门大概率很难发现长春长生公司的违法违规行为，而这批疫苗不出意外将会顺利上市，甚至可能会对不特定多数人的身体健康造成损害。第二，行政处罚力度较轻且缺乏时效性。2017 年 11 月被曝光的百白破疫苗事件，直到 2018 年 7 月 19 日吉林省食品药品监督管理局才作出行政处罚决定书，罚没款共计 344 万元，这充分体现了行政机关处置问题疫苗事件效率的低下与处罚力度的不足。对于长春长生公司而言，344 万元不过是杯水车薪，对于公司营收造成的影响可以忽略不计，然而长达 8 个多月的时间里相关部门未作出任何回应，无疑是对药企违法行为的姑息与纵容。在这样的监管力度下，药企再次被曝出违法违规行为显然不足为奇。在 2018 年长春长生疫苗案发生后，吉林省委、省政府、国家药品监督管理局在中央政治局常委会上做了深刻检查。如果 2017 年 11 月的百白破疫苗事件发生后，政府各职能部门加大监管力度，对长春长生公司作出较重的行政处罚，起到震慑作用，或许可以避免 2018 年狂犬病疫苗事件的发生，至少会使长春长生公司有所收敛。

针对以上两点原因，可通过以下两个方面来进行完善：第一，建设一支职业化、专业化的药品监管人员队伍。药品监管专业性极强，有必要对其工作人员进行选拔与培训。在选聘时，应从医学、药学、法学等专业中吸纳优秀人才。此外，有必要对从业人员进行药品检查的专业培训，使其在执法过程中依法履行职责、遵循正当程序，符合行政执法的要求。药品安全事关人民生命健康，为了保障药品监管的质量，应当使药品监管工作职业化，药品监管人员只能从事药品监管工作，建立健全药品监管人员职业晋升机制，提高药品监管人员的职业归属感与荣誉感。第二，加大行政处罚力度，使药企不敢违法。2017 年 11 月的百白破问题疫苗事件发生后不久，长春长生公司又被发现狂犬病问题疫苗事件，不到一年的时间里，同一家公司被曝出两起违法行为，且性质越来越恶劣，与第一次处罚过轻脱不了干系。而在 2018 年长春长生问题疫苗发生后，各级政府机关及药品监管部门高度重视，最终对长春长生公司作出了巨额行政处罚。2019 年 11 月，长春长生公司破产，而长春长生公司直接负责的主管人员和其他直接责任人员被依法给予处罚并被追究刑事责任。这样的处罚力度，给其他药品生产、经营企业敲响了警钟，使药企意识到违法成本之高，从而不敢实施违法违规的行为。

2018 年发生的狂犬病疫苗事件距 2017 年的百白破疫苗事件不足一年，长春长生公司的行为却愈加大胆出格，为了掩盖违法事实不惜销毁证据，这也暴露了部分药品生产企业安全意识、生命意识的淡薄的现状。马克思在《资本论》中提出，"为了 100% 的利润，资本就敢践踏人间一切法律"。我们不能对资本家抱有不切实际的期待，在事关人民生命安全的药品领域，必须用制度规制企业，使其不敢肆意妄为。2019 年修订的《药品管理法》正式引入了药品上市许可持有人（MAH）制度。此后，MAH 需对药品全生命周期承担责任。突然采用与国际接轨的高水平风险管控体系，对企业来说，一定有一个过程，涉及企业内部大量流程的再造。为了防止类似事件的发生，药品生产企业应意识到质量管理的重要性，学习发达国家先进经验，建立起以风险管理为基础的质量保障体系，有意识地主动加强产品全生命周期管理，明确第一责任人意识。[①]

第二节　药企外资并购风险与法治应对[*]

外资并购中药企业的负面效应是，中药秘方配方等商业秘密被外资控制，市场定价权和市场格局将重新洗牌，并直接影响中药产业的健康发展和安全。便宜的中草药及其秘方经过跨国公司的加工提取和赋予知识产权后，价值翻数倍，致使中国本土中药企业定价权丧失、固有中药市场拱手相让。中医药"知识产权和商业秘密"被外资控制，使中药企业成为西方跨国公司的附庸，中药产业安全问题凸显。

当跨国医药公司把目光瞄准我国中草药市场之时，国内却有90%以上的中药没有申请专利。因此，从企业的角度看，我国本土医药企业在处理好市场竞争的同时，要做好药品专利保护，才能在与跨国公司合作时掌握更大的筹码。现在是中国企业获取海外资产的大好时机，不过如果我们没有做好专利保护，就很难保护好自身优势，国外企业也不会轻易把自己的核心技术交给中国企业。

跨国并购国家安全法律审查制度是平衡"吸引外资和确保国家经济安全"的重要法律手段。外资并购中药企业产业安全法律审查制度，应结合外资并购在中国的发展趋势、中药特色和发展规律以及中药产业发展情况，从实体法律和程序法律等方面进行考虑。

---

① 参见李昕媛：《长春长生疫苗8个月内接连出事！多次疫苗事件为何鲜有外企？5000家药企将需要被"二次革命"》，载微信公众号"E药经理人"，https://mp. weixin. qq. com/s/EtvwWEu19T9YbTNU6tgKQA。

* 本节文字论述部分原刊发在《医药经济报》2017年4月24日，第3版。收录本书时文字略有改动。本节案例部分系收录本书时新补充。

一、产业安全审查制度

笔者认为，中药产业安全应当直接进入法律法规进行调整和保护的范围。

我国外资并购国家安全法律审查的规定是 2006 年以后出台的，而且仅有原则性的规定，目前还没有相关的司法和执法实践。国家安全的外延和内涵比较模糊，但毫无疑问的是，要保证国家安全，特别是国家经济安全，就要保证国家具体的行业和产业安全。中医药行业和产业安全应当纳入国家经济安全保护范围。

从立法层级上看，中药产业安全审查制度可以先以部门规章的形式出现。有许多机关和部门向国家提议加快外资并购国家安全审查的立法，不排除国家部委根据需要出台条例、办法和规定之类的部门规章。中药产业虽然不属于国家重点控制的行业和支柱产业，但中药产业对于提高人民群众健康水平和弘扬中华传统文化具有十分重要的意义，需要特别法律法规予以保护。

从立法技术上看，中药产业安全审查应当有明确的标准，具有可操作性。2008 年《俄罗斯联邦有关外资进入保障俄罗斯国防和国家安全具有战略意义的经营公司的程序法》值得借鉴。与包括美国在内的大多数国家"抽象的审查标准"相比，俄罗斯对外资的国家安全审查标准显得更为清晰、具体，更具有可操作性，对外国投资者的指引性也更强。

二、安全审查的主要参与者

跨国并购国家安全法律审查由国家行政机关负责实施。在美国，总统和成立于 1988 年的美国外国投资委员会专门负责管理外国投资。美国外国投资委员会是一个庞大的跨部门机构，由财政部部长任外国投资委员会主席，其成员由财政部部长、国务卿、国防部部长、司法部代表、总统国家安全事务助理和国土安全部长等十几人组成，而且该机构组成人员可以根据需要增加。

从我国部委的职能划分来看，商务部应牵头实施国家安全法律审查。一方面，商务部设有产业损害调查局，专门负责产业损害的调查，更清楚产业安全问题和操作步骤；另一方面，产业安全需要与商务部的各职能局以及其他部委加强沟通与合作。此外，中药产业的主管机关是国家卫生健康委员会及国家中医药管理局，其熟悉中药产业现状和发展规律，也应当是中药产业安全审查的主要参与者。

因此，中药产业安全审查，需要商务部牵头，国家卫生健康委员会和国家中医药管理局全力支持，其他各部委密切配合来共同完成。

三、程序性问题

跨国并购产业安全法律审查制度的程序性问题与其他审查制度大同小异，主要包括审查的启动程序、审查机关和审查期限、审查的保密性等。

跨国并购产业安全法律审查制度的启动制度，可以分为"当事人主动申请产业安全审查机制"和"国家机关动议实施强制产业安全审查机制"。一般来说，产业安全法律审查启动制度应以自愿申请为基础，国家强制产业安全审查为补充。中药产业作为非国家重点控制的行业，应该坚持以当事人自愿申请为基础、国家强制审查为补充的原则。

跨国并购产业安全法律审查制度的审查机关和审查期限，各国规定有所不同。就中药产业安全法律审查而言，应由商务部牵头，国家卫生健康委员会和国家中医药管理局主办，其他部委协办，共同组成专门的审查小组，对审查小组裁定不服的可以到国务院复议，以取得最终裁定。由于跨国并购涉及重要的商业秘密，受市场情况影响较大，审查小组和国务院的裁定期限不宜太长，分别不宜超过两个月和一个月。跨国并购产业安全法律审查的保密性是指审查小组的成员应当就跨国并购所涉及的信息和秘密进行严格保密，并采取相关措施。当事人主动申请跨国并购产业安全审查时，会提交大量的申请材料包括收购价格、产业定位、发展战略、产业影响评估报告和资金来源等，如果这些信息泄露，将会对竞争对手、劳工人员和当事人产生影响。

四、案例分析：德国拜耳收购滇虹药业

（一）案情介绍

2014 年 2 月，德国拜耳宣布整体收购滇虹药业集团股份有限公司（本案

中简称滇虹药业）所有股份，收购金额达到 36 亿元。再加上收购默沙东的非处方药业务，拜耳一举成为中国最大的 OTC 领域跨国药企。滇虹药业是植根于昆明高新区国家生物产业基地内的中国本土医药保健公司，主要生产非处方药物（OTC）和传统中草药产品（TCM）。其前身为中美合资昆明滇虹药业有限公司，设立至今始终由中方控股。2012 年，昆明滇虹药业有限公司改制变更为滇虹药业集团股份有限公司。作为中国非处方药物领域的佼佼者，滇虹药业主推产品为：治头屑和其他头皮疾病的康王洗剂、主打抗真菌乳膏皮康王，以及治疗各类妇科疾病的中药丹莪妇康煎膏。滇虹药业 2013 年的销售额为 1.23 亿欧元。公司在产品研发、生产、营销等领域共有员工近 2400 人。此外，其产品在其他国家如尼日利亚、越南、缅甸和柬埔寨等都有销售。滇虹药业的总部位于中国昆明，在中国其他多个地区都有其生产基地。康王、皮康王等品牌都是家喻户晓的品牌，这使德国拜耳能够快速进入 OTC 皮肤科品类之中，同时涉足 OTC 领域四个不同品类的业务。

拜耳集团作为一家跨国企业，其具有核心竞争力的领域包括医药保健、植物保健和高科技材料。拜耳医药保健是拜耳集团的业务子集团，总部位于德国勒沃库森，是在世界医药保健领域居领先地位的创新型医药公司之一。公司在 100 多个国家经营动物保健、保健消费品、医疗保健和处方药业务。

"我们计划通过全球性的战略兼并来丰富我们的生命科学产品组合。我们很高兴找到滇虹药业这样一家有着辉煌成绩的中国医药保健公司。"拜耳管理董事会主席马尔金·戴克斯（Marijn Dekkers）博士表示。"这次收购会有助于我们成为中国非处方药领域领先的跨国企业。同时，这次获得的优秀品牌将会为消费者提供更多的自我保健选择。"

"滇虹强大的非处方药品牌与我们的产品品牌组合将会大力推进我们在中国的业务发展，对我们未来的成长也意义深远。"拜耳医药保健首席执行官奥利弗·布兰迪库尔特（Olivier Brandicourt）博士提到。"同样重要的是，我们将进入中药领域。中药是中国 OTC 市场的重要组成部分，是被消费者广泛接受的以自然科学为基础的替代疗法，它为消费者寻找值得信赖的医疗保健提供了解决方案。我们认为可以把滇虹在中药领域的专长同我们最近收购的 Steigerwald 公司结合起来，为不尽相同但有着相同传承的两个领域创造更高价值。"

"无论是在中国还是国际范围内，自我保健都是医疗保健非常重要的组成部分。非处方药物帮助人们生活得更健康、更长寿、更幸福。"滇虹药业集团股份有限公司董事长兼首席执行官郭振宇博士谈道。"因此，我们非常高兴能够与世界其他地区的品牌携手为消费者解决有关健康疾病的烦恼，我们也相信拜耳凭借其专业的市场营销推广和研究专长，能将我们的成功推至一个新的水平。这次收购交易将会进一步带动云药产业的发展，并提供中药走向世界其他地区的机会。"

2016年1月，遵循拜耳全球生产和运营标准的云南新生产基地投入使用，这是拜耳在亚太的第二大 OTC 工厂，采用了世界前沿的安全与质量控制体系和先进的生产工艺设备。拜耳在多个投资会上，都在抱怨整合过程费时，问题不断，收购后所遇到的颠簸要比预期的要大得多。最大的困难在于德国公司文化和中国本土药企文化的差异。

（二）案件评析

在 OTC 领域，近十年来滇虹药业的销售额并未做到更大规模，其表现让市场失望。滇虹药业创始人郭振宇为了突破公司发展瓶颈，也曾重金聘请一些职业经理人，但未能扭转滇虹药业的困局。此前，滇虹药业多次提出上市计划均未能如愿。通过此次被拜耳收购，滇虹药业可能会迎来一个新的发展契机。在此之前，拜耳在中国区域的皮肤领域几乎没有进展，此外，"康王"系列属于跨界产品，此次收购有利于拜耳进军皮肤科领域与日化领域。[1]

在拜耳收购滇虹药业时，应着重审核滇虹药业是否具备行业许可即药品生产资质，还应审核其药品注册备案，结合其产品在其他国家销售的现实，还应审核其出口销售证明。在审核滇虹药业是否具备行业许可时，应参照《药品管理法》（2013年）第 7 条、第 8 条、第 9 条、第 10 条、第 11 条、第 12 条和第 13 条的要求，并注意其过往行政处罚与法律诉讼情况。根据《药品管理法》（2013年）第 29 条、第 31 条的规定，新药生产上市必须获得新药证书，通过国家食品药品监督管理总局的系统查询其药品注册备案情况，

---

① 参见朱湘：《拜耳收购滇虹药业扩充 OTC》，载《农经》2014 年第 4 期。

包括新药证书、药品批准文号。

通过国家知识产权局专利检索系统检索，截至2014年2月，滇虹药业拥有专利201项，包括2006年7月24日申请的公开号为CN1899291A的外用抗真菌的复方组合物及其应用、2013年5月27日申请的公开号为CN104173858A的一种丹莪妇康颗粒及其制备方法以及复方酮康唑乳膏、复方酮康唑发用洗剂、丹莪妇康煎膏等产品的药品包装盒、药品包装袋、瓶贴、标贴等专利。其中，部分专利申请人为四川滇虹医药开发有限公司、上海滇虹药业有限公司、中国科学院昆明植物研究所、南京师范大学，其余专利申请人均为昆明滇虹药业有限公司。通过企查查检索可知，四川滇虹医药开发有限公司、上海滇虹药业有限公司均为滇虹药业的全资子公司，该部分专利权无争议。需要特别关注的是，申请人包含中国科学院昆明植物研究所、南京师范大学的专利的归属权问题，该部分专利权属需通过双方合作协议进一步确定。专利权的归属取决于委托书中的约定。《专利法》第8条规定，两个以上单位或者个人合作完成的发明创造、一个单位或者个人接受其他单位或者个人委托所完成的发明创造，除另有协议的以外，申请专利的权利属于完成或者共同完成的单位或者个人；申请被批准后，申请的单位或者个人为专利权人。根据该条规定，受委托完成的发明创造的专利权的归属有两种情况：如果双方有约定的，就按照约定来处理，根据《民法典》的规定，委托合同的订立是以委托人和受托人之间互相信任为前提的，所以，如果一方对另一方产生不信任，可以随时终止委托合同；如果双方没有约定，发明创造应该归完成人，这里的完成人就是受托人。法律这样规定既合理维护了对发明创造的完成作出创造性贡献的人（也就是这里的受托人）的利益，又充分尊重了当事人的意思自治，更有利于鼓励发明创造。[①]

尽管滇虹药业授权专利达到196项，但半数为外观设计专利，其余以制剂、组合物和提取物等为主，同时包含中药和化药相关专利申请，Steigerwald粗略初步检索到近千篇，且以高附加值和高技术含量的保健品和化妆品等为

---

① 参见《委托发明专利权归属谁》，载法律快车网2021年12月30日，https://www.lawtime.cn/zhishi/a3718708.html。

主。无论从专利数量还是专利布局来看，都可以看到德国 Steigerwald 的知识产权创造和运用的成熟程度。[①]

（三）法律风险识别与防控

外资并购中国药企过程中，应注意预测政策风险。如拜耳收购滇虹药业案例中，2017 年 9 月，国家食品药品监督管理总局发布公告，将复方酮康唑发用洗剂、复方酮康唑软膏、酮康他索乳膏调出非处方药目录，[②] 按处方药管理，这直接影响拜耳公司第四季度的销售额。[③] 面对政策风险，企业除了适应外，别无选择。聘请长年的政策顾问为企业进行预测，某种程度上能使风险降低。[④]

药企可能存在知识产权风险，如标的资产尚未获得相关知识产权或存在潜在权属纠纷、知识产权过期失效、知识产权权利行使受到限制、知识产权的质量不高、知识产权与商业交易的目标产品无关或知识产权存在潜在侵权风险。所以，在企业并购时，应重点关注知识产权的权属问题，如同一知识产权是否存在两个及以上权利人、被收购方所使用的专利技术是否来自第三方许可、是否超过法定保护期限、在权利上是否存在质押、担保等瑕疵，即知识产权的真实性、合法性及可转让性。如果收购的核心是为了获取被收购方的知识产权，那么应进一步深度调查相关知识产权的质量，包括权利的稳定性、有无无效风险、是否能够提供实质保护、有无侵权风险等。[⑤]

企业并购时，应注意防范财物所有权相关风险。具体到医药行业，即为审查不动产所有权、机器设备所有权以及被并购方的合同履行、债权债务与法律诉讼情况。收购方应通过人民政府、政府有关部门及司法机关确认土地

---

① 参见纪媛媛：《从知识产权角度浅谈拜耳收购中药企业的产业安全思考》，载《中国发明与专利》2015 年第 2 期。

② 参见《康王、皮康王等三种 OTC 变处方药即日起需凭处方购买》，载人民网，http://health. people. com. cn/n1/2017/0913/c14739 – 29532304. html。

③ 参见一票人马：《被卖掉的滇虹、桂龙、快克等企业还活得好吗？外企收购本土 OTC 为何"死得快"？》，载微信公众号"E 药经理人"2018 年 4 月 11 日，https://mp. weixin. qq. com/s/D4D1KWqumPbCusXrLsaYtg。

④ 参见陈春华：《中国医药行业并购研究》，上海交通大学 2008 年硕士学位论文，第 61 页。

⑤ 参见《并购尽调 ‖ 从一起失败案例看医药企业并购中尽调的重要性 ‖ 附药企尽调关键点》，载微信公众号"并购菁英汇"2020 年 8 月 18 日，https://mp. weixin. qq. com/s/bcQWRFugMfBIItdajsjXJw。

权属的证明文件（包括土地证书、处理决定、调解协议、判决书和裁决书、土地登记资料等证明文件）、当事人之间签订的协议书、其他可资证明的材料综合认定被收购方土地使用权是否合法。此外，应审查企业是否正常、合法使用房产及机器设备，如房屋为自有还是租赁。如为自有是否有房屋产权证与建设许可，房屋、设备上是否存在抵押，房屋与设备是否涉诉；房屋如为租赁是否按时缴纳房租，设备为购买还是租赁，如购买是否存在所有权保留情形、是否为融资租赁取得等问题。当审查合同时，应注意合同是否存在无效情形、是否存在对公司不利的条款，以及着重关注控制权变更条款等情形。在审查债权债务时，可要求被收购方提供合同、财务报表、诉讼、仲裁、行政处罚等信息，应重点关注债权债务是否合法有效以及现实实现情况。①

外资并购药企过程中，需要特别注意整合风险。并购的双方会存在文化冲突、业务冲突、管理模式冲突等多方面的分歧，只有解决这些冲突使企业正常运转，才有可能获取投资收益。并购之后，由于双方文化差异，可能会引发排斥现象，原企业员工不能接受新制度，影响企业凝聚力。企业应注意控制文化整合风险，在尊重被收购方文化的基础上融合双方文化，可以通过企业内部规章管理制度对一些原则性问题进行规定，如此在产生冲突时便有法可依，可以作出令人信服的处理。②

第三节　药企研发环节风险防控[*]

此前，国家药品监督管理总局药品陪审中心公布了《以临床价值为导向的抗肿瘤药物临床研发指导原则（征求意见稿）》，其中指出，目前我国抗肿瘤药物研发处于快速发展阶段，未来抗肿瘤药物研发从确定研发方向到开展

---

① 参见《并购尽调丨从一起失败案例看医药企业并购中尽调的重要性丨附药企尽调关键点》，载微信公众号"并购菁英汇"2020 年 8 月 18 日，https://mp.weixin.qq.com/s/bcQWRFugMfBIItdajsjXJw。

② 参见王志刚：《企业海外并购整合风险与应对》，载《中国外资》2021 年第 20 期。

* 本节文字论述部分原刊发在《医药经济报》2021 年 8 月 16 日，封 2。收录本书时文字略有改动。本节案例部分系收录本书时新补充。

临床试验，都应贯彻以临床需求为核心、临床价值为导向的研发原则，应以为患者提供更优的治疗选择为最高目标。可以说，这也是今后抗肿瘤药物研发上市的门槛要求。

近年来，国家出台系列政策优化药品监管、推动药企创新发展，行业标准的提升对我国药企提出了更高要求，药企需要搭建符合法律法规要求的质量监测体系。在药品成功研发与上市的过程中如何进行研发阶段法律风险的防控，也是重要课题。在此，笔者对研发数据的规范性话题加以探讨，并利用案例做深入研究。

一、部分企业存在的问题

研发数据作为药品全生命周期的开端，是评估药物安全性、有效性的主要考量因素，对药品能否通过审批顺利上市有着至关重要的影响。2015 年 7 月，国家食品药品监督管理总局发布《关于开展药物临床试验数据自查核查工作的公告》，组织对已申报生产或进口的待审药品开展试验数据自查核查工作。此后，主管部门不间断地公布药物临床试验数据自查核查注册申请情况。由于药物临床试验数据核查的常态化，对于新药研发企业而言，必须做好研发阶段真实数据的存储与保护。

当前，部分药企在研发数据管理方面还存在以下问题：第一，对药物研发过程中的数据真实性、完整性管理不足，容易发生试验数据丢失和内部人员篡改的情形。第二，对于药物临床试验外包公司数据的真实性与完整性的监管和风控不到位，未在合同中设置"防火墙"。根据主管部门发布的一些报告，此前部分研究者开展药物临床试验的积极性有限，对 GCP 知识培训不够，未充分理解临床试验与常规临床工作的区别，未认识到临床试验的未知性、风险性和复杂性，对临床试验投入精力不足，将试验的监督工作完全委托给其他研究人员，易造成试验质量失去控制。第三，药物临床试验数据的可溯源机制与企业内部规范性核查机制建设不够完善。第四，对研究数据出境和保密的规范意识不足。第五，还存在部分侥幸心理，在药品注册时提供虚假数据以期获取临床试验许可或者药品注册等许可。

二、如何规范管理

企业应当在自身研究过程中注意数据存储备案、数据分析与规范化的自查核查，建立健全研发数据标准化管理系统，给予研发管理人员相应权限。对于普通职工的权限应作出限制，谨防内部人员对数据进行篡改和伪造。除企业内部人员外，在研发机构进出的人员也应进行身份识别和控制筛查，谨防数据泄露。

在与外包公司签订合同之时，要对其资质与研发过程做好前期调查与考察，合同签订时设定好对方关于数据规范管理的责任与义务，协商确定违约责任以避免损失。

同时，要做好企业内部研究人员和管理人员的规范培训工作，建立健全包括数据修改、数据质疑、第三方盲审等监管制度，建立数据管理相关人员的责任、资质及培训制度，明确药品研发各环节、各流程上各个身份人员的责任，并进行定期评估及考核，将责任落实到研发的每个环节。

对于数据保密工作，建议相关药企根据法律法规的规定进行安全性与违法性评估，制定企业自身关于数据对外提供的管理章程，并要求研发部门认真执行。

在成为 ICH 成员后，近年来我国也积极完善相关法律法规，参考 ICH 各项标准和指南要求，与国际同步。今后，还会有更多的 ICH 指导原则在我国转化和实施，相关企业应当主动迈出规范自身生产、加强自身规范管理的脚步，由被动符合规范向主动符合规范迈进，使自己的研发生产管理模式和规范理念与国际接轨，这才是未来稳健发展并获取消费者信心、拥抱更大市场空间的坚实一步。

三、案例分析：北京福瑞康正医药技术研究所与江苏济川药业集团股份有限公司技术转让合同纠纷

（一）案号

（2011）苏知民终字第 0054 号

（二）案情简介

原告（二审被上诉人、被申请人）：济川药业集团股份有限公司（本案中简称济川公司）。

被告（二审上诉人、再审申请人）：北京福瑞康正医药技术研究所（本案中简称福瑞研究所）。

2003 年 12 月 16 日，济川公司与福瑞研究所签订盐酸罗哌卡因原料与注射剂技术转让合同。福瑞研究所向济川公司提供包括盐酸罗哌卡因原料药、盐酸罗哌卡因注射液在内的稳定性研究的试验资料及文献资料。济川公司按照合同约定分别向福瑞研究所累计付款 150 万元。临床试验结束后，济川公司与福瑞研究所共同向国家食品药品监督管理局申请新药证书和生产批件。

2008 年 8 月 28 日审批结果为不批准，理由均为：发现本申请药学方面资料存在真实性问题。因盐酸罗哌卡因原料药等新药注册申请未获批准，盐酸罗哌卡因氯化钠注射液注册申请亦未批准。经比对，存在真实性问题的图谱资料系福瑞研究所提供。

济川公司以福瑞研究所提供的资料不真实导致生产批件和新药证书申报失败为由，请求法院解除双方签订的盐酸罗哌卡因原料与注射剂技术转让合同，判令被告退回已收取的技术转让费 150 万元，赔偿原告临床研究费用损失以及利息损失。

（三）裁判结果

一审裁判结果：（1）解除济川公司与福瑞研究所 2002 年 12 月 16 日签订的盐酸罗哌卡因原料与注射剂技术转让合同；（2）福瑞研究所于判决生效之日起十日内一次性返还济川公司技术转让费 150 万元，并赔偿该款自 2008 年 9 月 23 日起至履行 150 万元给付义务完毕之日止按中国人民银行同期贷款利率计算的利息损失；（3）驳回济川公司其他诉讼请求。如果未按判决指定的期间履行给付金钱义务，应当依照《民事诉讼法》第 229 条的规定，加倍支付迟延履行期间的债务利息。案件受理费 37200 元，财产保全费 5000 元，合计 42200 元，由福瑞研究所负担。

二审判决结果：驳回上诉，维持一审判决。二审案件受理费 22474 元，由福瑞研究所负担。

最高人民法院再审裁判结果：驳回福瑞研究所的再审申请。

（四）案件评析

涉及药品的技术转让合同的特殊性在于：合同标的涉及无形技术成果，受让方对转让方的技术具有较高的依赖性，在多数情况下需要转让方的协助。由于技术本身的专业性和复杂性，成果的交付以及附随义务较难确定，尽管当事人在技术合同的条款中尽量明确了双方的权利与义务，但多数纠纷中双方对履约的标准、违约行为的认定以及违约责任的承担都存在较大争议。本案中，争议问题主要是如何判断技术转让方的履约行为。具体如下。

1. 不予批准原因的查明

我国药品上市许可制度的核心是药品批准文号制度，在出现申报资料参数不详尽、质量可控性低、缺少稳定性试验研究、原料药来源不符合规定等情形，导致受让方最终不能获得新药证书或药品批准文号时，受让方往往以签订的技术转让合同目的落空为由，主张转让方构成根本违约，要求解除合同。此时，查明国家食品药品监督管理局不予批准的真实原因是问题的关键。

2. 关于技术真实性的问题

本案申报资料的真实性问题是导致未能获得新药证书和生产批件的唯一原因，而该不真实的资料系福瑞研究所依据技术转让合同的约定提供给济川公司的。

福瑞研究所主张其已经取得了临床批件，并通过了样品检验和生产工艺现场核查，不存在提供的技术资料不真实的违约行为。在新药申报中，申报生产时的稳定性数据是临床申报时稳定性数据的一种延续，虽然福瑞研究所获得了临床批件，但在新药注册的申报资料中，国家食品药品监督管理局药品审评中心针对申报的材料图谱的数量和相似程度，判定图谱的真实性存在问题。涉案新药的注册申请因此未能获批准。由此可见，取得了临床批件与后期新药注册审批通过与否没有必然联系，福瑞研究所的主张不能成立。

3. 合同目的的判断

至于福瑞研究所的违约行为是否符合法定解除合同的规定，合同目的的查明是关键。尽管受让人的最终目的是药品批准文号、新药证书，但技术转让的时机不同，所针对的合同标的以及当事人签订合同时的真实意思表示也会有所不同。

根据《药品注册管理办法》，药品注册要经历药物临床前研究阶段、申请临床阶段、取得临床批件阶段、临床试验阶段、申请生产阶段，最后才进入取得新药证书、药品批准文号的阶段。在取得新药证书、药品批准文号前的这一时期，是较为常见和重要的技术转让阶段。① 该阶段的技术转让时机有两个，一个是在转让方完成药品研发申请临床前进行的技术转让，另一个是在转让方取得临床批件启动临床实验前进行的技术转让，即本案情形。

本案中，在查明福瑞研究所提供的技术资料不真实的事实基础上，判断该违约行为是否剥夺了济川公司根据合同有权期待的利益是裁判的关键。济川公司作为一家药品生产企业，通过技术转让获得生产技术，在经相关部门批准后生产药品使企业获得效益，才是其与福瑞研究所签订该技术转让合同的目的。因此，福瑞研究所认为其按约定转让临床批件，提交全部申报临床批件的资料，并帮助济川公司掌握技术后，就已经履行了其合同义务、实现了合同目的的主张不能成立。

4. 合同的解除

关于技术转让合同让与人保证义务的规定。本案判决系依据《合同法》（已废止）第 349 条的规定作出，目前此事由《民法典》第 870 条规制。作为新药研发的技术受让方，济川公司对从福瑞研究所受让而来的技术的真实性有着合理的期待。双方在合同中也约定，"福瑞研究所负有保证技术内容与有关数据的真实与可靠性的义务，因福瑞研究所技术原因，导致该新药申报失败，福瑞研究所应在责任判定后 10 日内全额退回已收取的技术转让费给济川公司"。

作为新药研发的技术出让方，福瑞研究所应当知晓其向济川公司所提供相关技术资料的用途，并应当负有保证该资料真实的义务。因此，福瑞研究

---

① 参见罗霞：《保证申报资料数据的真实可靠属于技术出让方的义务》，载《人民司法》2013年第 18 期。

所向济川公司提供了不真实的技术资料，致使无法获得新药证书和生产批件，济川公司无法实现其合同目的，根据《民法典》第563条的规定，其有权要求解除合同。

（五）法律风险识别与防控

本案中涉及的法律风险主要是由于申报资料不真实所导致的技术转让合同违约责任的承担风险和新药注册审批失败结果的承担风险。

笔者认为，识别资料真实性问题法律风险的关键在于新药研发过程中明确谁对申报资料内容的真实性负责。根据有关规定，新药申报资料数据的真实可靠属于技术出让方所应当负有的责任。作为临床批件的技术出让方，其应当保证延续生产中的技术数据的稳定性。此外，申报资料的真实可靠是新药申报中必须具备的最基本的条件，数据的真实性是药品注册申请的前提和基础。

本案中，济川公司与福瑞研究所共同申报了新药证书、生产批件，共同提交了稳定性研究实验资料。新药研发中的技术出让方对申报资料内容的真实性负责，不仅是合同义务，也是其作为药品注册申请人的法定义务。福瑞研究所作为药品注册申请人，提供真实的药品研究技术数据，是其法定义务。在福瑞研究所提供的资料存在真实性问题，致使该新药的有效期、安全性和临床药效无法确定，无法确定该新药的技术是否稳定可靠，导致不能获得新药证书和生产批件时，福瑞研究所理应承担违约责任。

笔者认为，防控此类法律风险的关键在于：首先，对于传统的合同关系而言，当事人之间的协助、保护等附随义务主要基于诚实信用原则产生，违反该义务一般也不会影响当事人合同目的的实现。但对于长期性合同而言，为保障各当事人合同目的的实现，各当事人行为之间需要进行一定的协同，其程度上可能超过附随义务。[1] 因此，突出各当事人行为之间的协同义务，对实现当事人的合同目的具有重大影响。其次，在技术转让合同中，标的是某特定的技术。[2] 作为技术出让方应当正确认识提供真实、符合法律法规要

---

[1] 参见王利明：《民法分则合同编立法研究》，载《中国法学》2017年第2期。
[2] 参见崔建远：《合同成立探微》，载《交大法学》2022年第1期。

求的申报资料系其法定义务。在履行合同的过程中，技术出让方应当对其所提供的申报资料的真实性负责，不能对合同条款断章取义，规避责任。

新药研发的长周期与高成本是药企需要承担的风险。新药研发项目的建立主要会经历以下几个阶段：首先，发现药物，确定候选药物；其次，进入开发阶段即临床前研究阶段，任务是要对候选药物进行毒理学分析，并向药监部门提交试验用新药申请；最后，进入临床研究阶段，需要向药监部门提交新药临床试验申请 IND。[①] 临床 I 期需要在健康人身上进行试验（初步临床药理学和人体安全性评价试验，为给药方案和安全剂量提供依据），临床 II 期需要在相关病人身上进行试验（获得药物治疗有效性资料）。临床 III 期是临床 II 期的大范围验证阶段，也是为药品注册申请获得批准提供依据的关键阶段，仅临床前和临床试验的费用就占到成本的 3/4 以上。[②] 完成所有阶段试验并分析所有的数据和资料，药物的有效性和安全性得到证明后，新药持有人则可以向药监部门提交新药上市的申请并接受检测。在新药上市后还要接受市场安全性的监测，如果一旦发现危险须迅速召回。

因此笔者认为，为防控新药研发过程中的法律风险，药企应当熟悉药品注册的流程以及国家对药品注册管理的相关规定。依据本案可知，在申报数据获得临床批件的前提下，后期新药注册时资料真实性依然存在问题。也就是说，不同的审批环节对资料真实性均存在独立的要求，满足前一环节不代表必然满足后一环节，因此，在整个新药研发过程中均应当对申报资料真实性问题给予高度重视，而不是只在单一环节重视。

虽然技术转让方应当对其提供的资料的真实性负责，但是技术受让方依然要承担新药注册失败的风险，因此为防控此类法律风险技术受让方同样应当对申报资料给予关注，尽可能避免在新药注册环节出现资料真实性问题。依据《民法典》第 610 条的规定，如果技术受让方确实无法避免此类问题，事后应当积极维护其对受让而来的技术真实性的合理期待，受让方有权因无

---

① 参见张郁、王传辉：《医药专利制品剥削性高价行为之反垄断规制研究》，载漆多俊名誉主编、王红霞执行主编：《经济法论丛》第 36 卷，法律出版社 2020 年版。
② 参见李晓婉、叶桦：《新药研发成本评估的必要性与现实性初探》，载《中国药事》2014 年第 2 期。

法实现其合同目的要求解除合同，依据合同获得相应的赔偿。

第四节　中医药领域技术委托开发合同法律风险防控[*]

一、主要法律风险

我们以一个案例来说明此事。甲方于 2004 年向国家知识产权局申请名称为"一种治疗糖尿病的药物及其制备方法"的发明专利，遂与乙方签订一份技术开发合同，约定双方根据上述发明专利技术开发新产品，并投放市场。同时，约定在履行合同过程中，如因国家政策发生变化而导致的研究经费提高，或项目不被批准，风险责任各自承担 50%。如因技术问题或资料撰写问题而退审，乙方应退还甲方已付的全部费用；甲方所提供的各味药品均为《中华人民共和国药典》收藏，由于组方问题而导致该品种被退审，后果由甲方承担，甲方已付费用不再退还。合同履行过程中，甲方、乙方联名提交新药产品申请，遭到退审。退审理由为"鉴于本品工艺合理性、有效性依据均存在较多不足，需要进行研究的工作较多，难以在短期内完成，故予以退审"。随后，甲乙双方就合同不能实现的原因以及违约责任的分配问题发生纠纷，并诉至法院。一审法院判决乙方退还甲方研发经费并赔偿甲方相关经济损失。乙方不服一审判决，提起上诉。二审法院驳回上诉，维持原判。

在医药尤其是中医药领域的技术开发合同中，通常会存在委托方提供传统名方或者秘方，交由受托方开发新药的情况，且受托方在开发制造新药过程中，必须遵照《中华人民共和国药典》的相关规定。但是，《中华人民共和国药典》的修改和完善以及委托方组方的真实性，都容易成为医药领域技术开发合同不能实现的障碍，也将成为技术开发合同中标的不能实现的争议点。

---

　　[*] 本节文字论述部分原刊发在《民主与法制时报》2021 年 6 月 3 日，第 5 版。收录本书时文字略有改动。本节案例部分系收录本书时新补充。

一是委托方提供的专利、药方问题。上述案件中，委托方（甲方）与受托方（乙方）签订的技术开发合同以发明专利为基础，但签订合同时，该发明专利仅处于申请阶段，尚未确定是否能够取得最终的专利权。如若甲方的专利最终被国家知识产权局退审，是否可以成为乙方不能实现合同标的的理由？笔者认为，在技术开发合同中，受托方往往都是具有相应科研能力的专业机构。受托方在签订合同时，应根据自身的研发能力，对能否承担委托事项，技术开发的可行性、前景作出专业判断，且应对委托方提供的药方进行综述资料、药学研究、药理毒理研究等研发工作。因此，受托方签订合同的基础应以自身的研究判断为基础，而非以委托方提供的专利或者药方是否能被国家专利局正式授权为基础。

二是国家政策的变化。药品研发、注册等过程都与国家相关政策和技术标准密切相关。国家政策的变更，可能导致原有的技术标准提高，或者原有的符合要求的产品不再符合要求，最终导致合同标的难以实现。由于国家政策的变更属于无法预见的、非不可抗力造成的不属于商业风险的重大变化，因此，国家政策的变更往往符合情势变更的条件。但运用情势变更原则或者运用合同约定方式的前提是，国家政策、技术标准的变更成为合同标的不能实现的主要因素。如果国家政策的变更只是导致合同标的实现难度有所增加，且是在可以预见的范围内，则不可运用此项规则。因此，签订技术开发合同时，委托方与受托方之间应事先约定好政策标准变化时双方的责任承担方式；若国家政策发生变化，委托方与受托方之间应及时沟通，确认国家政策技术标准的变更对于合同标的实现是否会产生实质性影响。

二、案例分析：北京琥珀光华医药科技开发有限公司与浙江乾盛康药业有限公司技术委托开发合同纠纷

（一）案号

（2012）浙温知终字第 9 号

（二）案情介绍

原告（二审被上诉人）：浙江乾盛康药业有限公司（本案中简称乾盛康

公司）。

被告（二审上诉人）：北京琥珀光华医药科技开发有限公司（本案中简称琥珀光华公司）。

2004年9月16日，浙江康芙娅妇幼用品有限公司（本案中简称康芙娅公司）向国家知识产权局申请名称为"一种治疗糖尿病的药物及其制备方法"的发明专利。2004年10月31日，康芙娅公司与琥珀光华公司签订技术开发合同，正式委托琥珀光华公司开发一种治疗糖尿病的新型药物"参麦胰岛再生颗粒"。双方约定在履行合同过程中，如因技术问题或资料撰写问题而退审，琥珀光华公司应退还康芙娅公司已付的全部费用。

2005年10月21日，康芙娅公司、琥珀光华公司共同为申请人向国家食品药品监督管理局提出"参麦胰岛再生胶囊"新药申请。2007年4月27日，双方联名提交的新药产品申请遭到退审，退审理由为"鉴于本品工艺合理性、有效性依据均存在较多不足，需要进行研究的工作较多，难以在短期内完成，故予以退审"。

2009年7月，康芙娅公司与乾盛康公司合并为一家公司，即乾盛康公司。

2011年8月，乾盛康公司以琥珀光华公司技术原因及相关研究不足导致"参麦胰岛再生胶囊"新药申请被退审为由，请求法院解除双方签订的技术开发合同；判令琥珀光华公司退还研发经费102万元，并赔偿经济损失51万元。

（三）裁判结果

浙江省瑞安市人民法院一审裁判结果：（1）解除乾盛康公司与琥珀光华公司的技术开发合同；（2）琥珀光华公司于判决生效后十日内退还乾盛康公司研发经费102万元；（3）琥珀光华公司于判决生效后十日内赔偿乾盛康公司经济损失51万元。如果未按判决指定的期间履行给付金钱义务，应当依照《民事诉讼法》第229条的规定，加倍支付迟延履行期间的债务利息。

案件受理费18570元，由琥珀光华公司负担。

江苏省高级人民法院二审裁判结果：驳回上诉，维持原判。

二审案件受理费 18570 元，由上诉人琥珀光华公司负担。

（四）案件评析

1. 不能实现合同目的的原因

本案中，双方签订的《技术开发合同》第 2 条约定："琥珀光华公司受康芙娅公司委托开发本项目，所交的技术资料、原始记录、报批样品必须通过 SFDA 的受理及技术审评，最终获得本项目的生产批件；生产工艺符合规模生产要求。"据此我们可以看出，合同的主要目的是琥珀光华公司根据康芙娅公司提供的组方，由琥珀光华公司进行研发，通过 SFDA 药审中心的技术评审，拿到新药证书及国药生产许可证。合同当事人应当按照合同的约定全面履行自己的义务。康芙娅公司与乾盛康公司合并后，乾盛康公司继受和承担康芙娅公司所签订合同的权利与义务。

在研发过程中，涉案药品在注册申请环节被国家食品药品监督管理局退审，致使上述合同无法继续履行。国家食品药品监督管理局《审批意见通知件》（批号：2007L01443）中的退审理由为："有效性支持依据不充足。鉴于本品工艺合理性、有效性依据均存在较多不足，需要进行研究的工作较多，难以在短期内完成，故予以退审。"

2. 委托方提供的专利、药方问题

技术委托开发合同的研发基础并不以获得专利授权为前提。在技术开发合同中，受托方一般都是具有相应科研能力的专业机构。在受托方签订合同时，应根据自身的研发能力，对能否承担委托事项，技术开发的可行性、前景作出专业判断，且应对委托方提供的药方开展研发工作。因此，受托方签订合同应以其自身情况为基础，而非以委托方提供的专利或者药方是否能被国家专利局正式授权为基础。[①] 因此，乾盛康公司的专利最终被国家知识产权局退审，不能成为琥珀光华公司不能实现合同标的的理由。

本案中，琥珀光华公司签订合同时应根据自身的研发能力，对能否承担委托事项，技术开发的可行性、前景作出专业判断。乾盛康公司已如实提供

[①] 参见邓勇：《中医药领域技术委托开发合同的法律风险》，载微信公众号"大健康法商"2021 年 6 月 7 日，https://mp. weixin. qq. com/s/Ygq322EEUa5oA5Z9fTIklA。

作为研发基础的药方，该药方是否存在问题应由琥珀光华公司承担举证责任。琥珀光华公司亦明确其根据药方进行了资料综述、药学研究、药理毒理研究等开发工作。现有证据尚不足以认定药方是导致"本品工艺合理性、有效性依据均存在较多不足，需要进行研究的工作较多，难以在短期内完成"这一退审理由的原因。

3. 国家药品注册政策变化的影响

琥珀光华公司主张法规政策的变化对工艺合理性造成影响并导致退审，判断关键是国家政策变更是否成为合同目的不能实现的主要因素。琥珀光华公司在上诉状中陈述了《中华人民共和国药典》的变化，主要包括：2005 年《中华人民共和国药典》（2005 年版）和 2008 年《中药注册管理补充规定》（已废止）的执行。

首先，所述新版本《中华人民共和国药典》的执行主要涉及对中药的鉴别和检查，而药方只涉及该药方由哪几味中药组成及其相互之间的配比。药方取用符合《中华人民共和国药典》要求的中药原材料是制作出合格药品的前提条件，但并不意味着以《中华人民共和国药典》作为评判药方的标准，也不意味着取用符合《中华人民共和国药典》要求的中药原材料会对涉案药品的技术研发产生实质性影响。

其次，《审批意见通知件》的发出时间是 2007 年 4 月 27 日，早于《中药注册管理补充规定》（已废止）的颁布时间，且该补充规定第 7 条的规定系对"来源于古代经典名方的中药复方制剂"进行定义，"来源于古代经典名方的中药复方制剂"并不是本案双方当事人约定开发的对象。据此，不能得出该《中药注册管理补充规定》（已废止）实质影响涉案药品注册的结论。因此，琥珀光华公司的主张不能成立。

4. 不能实现合同目的的违约责任的承担

乾盛康公司与琥珀光华公司均同意本案所涉技术委托开发合同不具有继续履行的可能。从案件事实来看，乾盛康公司基本按照合同约定及时支付了各阶段的研发费用，根据双方签订的《技术开发合同》第 12 条关于违约责任的约定，"琥珀光华公司所提供的资料必须真实、完整、准确，并通过国家药品审评中心技术审评。如因技术问题或资料撰写问题而退审，应退还康芙娅公司已付的全部费用；根据研究开发计划的时间期限，如琥珀光华公司没有合理的原因，未能在计划时间内完成计划进度，按支付研究开发经费的50%赔偿时限损失费"。

琥珀光华公司应按合同约定根据处方特点和药物要求选择合适的剂型，制定合适的生产工艺、质量标准，并通过药效实验，制定出本药品的正常用量，并能通过 SFDA 药审中心的技术评审。而《审批意见通知件》中"工艺合理性、有效性依据均存在较多不足"等退审理由系琥珀光华公司未按照合同约定，未在生产工艺、药效实验、正常用量等方面履行合同义务。

因此，药品注册申请受到退审系琥珀光华公司的技术及研究原因造成，乾盛康公司可以依约要求琥珀光华公司承担违约责任，退还全部费用并按双方约定的数额赔偿经济损失。

（五）法律风险识别与防控

在中医药领域技术开发合同中，委托方提供传统药方，委托受托方开发新药。受托方遵照《中华人民共和国药典》的相关规定开发制造新药。因此，《中华人民共和国药典》的修改和完善以及委托方所提供药方的真实性，成为中医药领域技术开发合同中目的不能实现的主要争议点，也是中医药领域技术委托开发合同中的主要法律风险。

本案中，琥珀光华公司主张在组方不存在问题的前提下，由于法律法规发生变化，导致研究经费增加。同时，国家食品药品监督管理局 2008 年公布的《中药注册管理补充规定》（已废止）第 7 条导致二次申报时组方合理性出现问题。

识别此类法律风险的关键在于，签订技术开发合同时，委托方与受托方之间应事先约定好政策变化时双方的责任承担方式。若国家政策发生变化，委托方与受托方之间应及时沟通，确认国家政策的变更对于合同标的实现是否会产生实质性影响。

《民法典》第 533 条明确规定情势变更制度，与最高人民法院《关于适用〈中华人民共和国合同法〉若干问题的解释（二）》（已废止）第 26 条相比，《民法典》延续了将情势变更与商业风险进行严格区分的态度，同时删去了"非不可抗力造成"与"不能实现合同目的"的要求，并在法律后果上增加了"重新协商"程序。由此可见，国家政策的变更属于无法预见的、非不可抗力造成的不属于商业风险的重大变化，因此，对具有普遍约束性的规范性文件，确有适用情势变更制度的可能。① 但前提是，国家政策的变更是合同标的不能实现的主要因素。如果国家政策的变更只是导致合同标的实现难度有所增加，且是在可以预见的范围内，则不可运用此项规则。

笔者认为，针对此类法律风险的防控，要重点做好以下几点工作：

首先，当国家政策的变更对于合同标的实现产生实质性影响时，可以适用情势变更原则。情势变更原则在实体法上的效果主要包括变更合同、解除合同、再协商三种，其中再协商程序为《民法典》新增加的内容。具体来说：

如果协商的结果是各方当事人就调整合同约定的某个或某些方面达成协议，属于《民法典》第543条规定的合同变更。此时需要注意，变更的内容必须是明确的，否则就要适用《民法典》第544条"当事人对合同变更的内容约定不明确的，推定为未变更"的规定。

如果协商的结果是终止履行合同，则属于《民法典》第562条第1款规定的"当事人协商一致，可以解除合同"的情形。此时应当适用《民法典》第558条"债权债务终止后，当事人应当遵循诚信等原则，根据交易习惯履行通知、协助、保密、旧物回收等义务"的规定，以及第559条"债权债务终止时，债权的从权利同时消灭，但是法律另有规定或者当事人另有约定的除外"的规定。

对于再协商程序的适用，协商的结果部分达成合意的，即被法律赋予效力。未达成合意的，由裁判者依职权确定其法律效果。②

其次，当国家政策的变更对于合同标的实现并未产生实质性影响时，不可运用此项规则，此时双方应按合同约定履行义务，受托方对其所提供资料的真实性、完整性、准确性负责，因受托方未能履行合同义务导致的退审，委托方有权以无法实现其合同目的为由要求解除合同，及时维护其合法权益，

---

① 参见熊倍羚：《〈民法典〉情势变更制度的要件构造及适用效果研究》，载《研究生法学》2022年第1期。

② 参见崔建远：《情事变更原则探微》，载《当代法学》2021年第3期。

依据合同获得相应的赔偿。

第五节　药物临床试验合作中的法律风险
识别与防控*

　　药物的研发过程主要经历实验室阶段和临床试验阶段两个阶段，实验室阶段侧重对候选药物的研发和临床前研究，临床前研究筛选出备选药物之后才会进入临床试验阶段。临床试验是对药物的疗效与安全性进行试验，也是药品研发和上市的必经阶段，因而临床试验的重要性是不言而喻的。2022 年 6 月 7 日，国家药品监督管理局药品审评中心发布《中国新药注册临床试验进展年度报告（2021 年）》。根据该报告，2021 年中国药物临床试验登记数量首次突破 3000 项，2020 年和 2021 年年度登记总量分别较上一年度增加 9.1% 和 29.1%，这说明当下药物临床试验炙手可热。

　　医药行业为了保持竞争优势，不断拓展研发管线产品，而药物临床试验作为其关键环节，其隐藏的法律风险理应得到足够重视。在药物临床试验领域中，受试者保护是核心价值追求。例如，受试者参与药物试验，如果发生不良反应，且临床试验中医疗行为无过错，患者的损害后果只要与临床试验有一定的关联性，无论药企（申办者）是否有过错，法院都趋向于判定药企依法承担补偿责任。药监部门对药物临床试验全周期进行严格监管。例如，天津市药品监督管理局发布一则行政处罚决定书，由于当事人未按规定完成匹多莫德颗粒（国药准字 H20030225）的上市后临床有效性试验的行为，违反了《药品管理法》第 83 条第 1 款药品上市许可持有人应当对已上市药品的安全性、有效性和质量可控性定期开展上市后评价，作出警告的行政处罚。与此同时，临床试验数据安全也受到司法机关的重点关注，严重造假行为甚至会触犯刑法。又如，陆某某在爱恩康工作期间，为加速临床试验研究项目

---

　　* 本节文字论述部分原刊发在《中国新药杂志》2023 年第 17 期。收录本书时文字略有改动。本节案例部分系收录本书时新补充。

流程，使用网络软件伪造了加盖有"复旦大学附属中山医院""复旦大学附属中山医院医学伦理委员会"印章的文件，以获取他人遗办的行政许可，最后因伪造事业单位印章罪，被审判机关判处有期徒刑两年，缓刑两年，并处罚金5000元。[①]

从上述案例能看出，药物临床试验中存在违规行为的，除了民事责任和行政处罚外，也可能面临更严重的刑事责任。药企、科研人员等应高度重视临床试验过程中的规范化管理，动态监测药监部门的监管动向，在保护受试者安全的前提下，防范法律责任。

一、药物临床试验合作中参与主体的法律关系

药物临床试验是在人体上进行新药试验研究，来证实该药物的疗效或者不良反应等。而药企一般不具备药物临床试验的条件和资质，需要委托具有资质的研究机构来参与药物的临床评价过程。基于药物临床试验的需要，药企和研究机构达成药物临床试验的战略合作关系，共同助力创新药的研究开发。药物临床试验合作中除了药企、研究机构这两个主要参与主体外，还有临床试验的对象受试者。对药物临床试验全过程予以监管的有行政机关，还有对临床试验犯罪行为实施制裁的司法机关。

（一）申办者、研究机构及受试者的民事法律关系

1. 申办者与研究机构的委托合同关系

在药物临床试验合作过程中，药企处于申办者的地位，与研究机构是委托合同关系。申办者和研究机构会针对特定药物临床试验项目签订药物临床试验技术服务合同（以下简称临床试验合同），就试验方案、费用、质量标准等方面达成书面协议，约定由研究机构具体实施临床试验的相关事务，并向申办者定期反馈成果。这在法律性质上类似于申办者委托研究机构进行药物临床试验，二者成立委托合同关系，且这种委托合同关系通常会在药物临床试验开始前就披露给受试者，符合《民法典》第925条关于委托合同的规定。在司法实践中，法院也倾向于认定双方是技术服务委托合同关系。

---

① 参见上海市普陀区人民法院刑事判决书，（2020）沪0107刑初163号。

2. 申办者与受试者的临床试验合同关系

药物临床试验是以人体为研究客体的实验性医疗行为。在药物临床试验中，需要找一些患者或健康人来试验新药的安全性、疗效、不良反应等，此类人在临床试验中被称作受试者。研究机构一般全权负责受试者的招募、用药、随访等具体试验活动，申办者一般不会直接参与其中。研究机构为了保证临床试验的合法性，一般会事前与受试者签署知情同意书。知情同意书系由申办者事先准备，经过伦理审查批准后，由受试者自愿签署，一般不存在申办者不知情的情形。同时，知情同意书一般会载明申办者名称、申办者与临床试验的关系，甚至会约定申办者对受试者因临床试验而受到损害或死亡承担责任。因而，受试者通过签署知情同意书，并接受申办者的临床试验检查项目、服用试验用药物、获得相应补贴等一系列行为，使其与申办者事实上建立了临床试验合同关系。① 在司法实践中，出于受试者保护的角度，法院往往会突破合同相对性，也认定申办者与受试者存在临床试验合同关系。

（二）申办者、研究机构等与行政机关的行政法律关系

新药的疗效和安全性具有不确定性，且药物临床试验具有高风险性，国家基于维护公共利益的宗旨和管理公共事务的职责，需要对临床试验进行严格管理。《药物临床试验质量管理规范》是关于临床试验的最主要的行政性管理规范，除此之外还有《药品管理法》《药品注册管理办法》等法律法规。因而在药物临床试验合作过程中不但要遵守《民法典》中关于合同的相关规定，也需要服从行政机关对于药物临床试验的行政管理规范。

临床试验开始前，一般是由申办者向当地药品监督部门提交相关的临床试验资料，并获得临床试验的许可（默示许可制）及备案。临床试验申请是一种行政许可法律关系，在临床试验的行政审批过程中，享有行政管辖职权的审批机关与临床试验申请人之间形成了直接的行政许可法律关系。在临床试验开展过程中，申办者和研究机构也受到当地药品监督部门的全程监查，如申办者和研究机构应当向当地药品监督部门和卫生健康委员会报告可疑且

---

① 参见牛伶：《对药物临床试验中知情同意环节的法律解读及完善建议》，载上海市法学会编：《上海法学研究》第 55 卷，上海人民出版社 2021 年版。

非预期的严重不良反应等。因而，行政机构与申办者等主体之间形成行政监管关系。当然，违反相关行政规范，依法应承担相应的行政法律责任，如临床研究资料弄虚作假，申请人新提出的药品注册申请 3 年内不予受理，弄虚作假的直接责任人参与研究或组织研究的临床试验资料 10 年内不予受理。

（三）申办者、研究机构工作人员等与司法机关的刑事制裁法律关系

药品监督部门的审批许可以申办者和研究机构所提供的临床试验研究资料和结果为依据，因此，临床试验数据报告必须真实、客观地反映试验的情况。临床试验数据造假，让药品注册的审查部门无法对申请新药的有效性、安全性作出真实的判断，其本质无异于是在生产假药。[①] 2017 年 8 月，最高人民法院、最高人民检察院公布《关于办理药品、医疗器械注册申请材料造假刑事案件适用法律若干问题的解释》（法释〔2017〕15 号，以下简称法释〔2017〕15 号文）将临床实验数据造假行为上升到了刑罚高度，意味着刑事司法正式介入药品注册申请数据造假的规制。申办者、研究机构工作人员等可能会因临床数据造假行为触犯刑法，与司法机关形成刑事制裁法律关系。

二、药物临床试验中典型法律风险分析

药物临床试验中最核心的法律关系是申办方和研究机构的合同关系，因此，从申办方和研究机构的合作角度出发，探究双方在合作过程中的出现的民事、行政、刑事法律风险，极具现实价值。

（一）民事法律风险

申办方和研究机构通过订立临床试验合同成立委托合同关系，这种合同又带有技术服务合同的性质。临床试验合同一般会明确规定临床试验费用、各方应履行的职责、保密和知识产权归属以及受试者损害赔偿等条款，而临床试验费用和研究机构所履行的技术服务是临床试验合同中的必备条款。必备条款不仅决定合同是否成立，也决定合同的性质。[②] 法院的裁判依据也是

---

① 参见王晨光、李广德：《药品注册申请数据造假入刑的法理评析》，载《法律适用》2017 年第 17 期。

② 参见邓辉：《论合同的必要条款》，载《财经法学》2018 年第 2 期。

以申办者和研究机构的临床试验合同为主，如果申办方或研究机构没有正当理由违反合同约定，应当承担相应的违约责任。

1. 申办者的民事责任

在申办者和研究机构的委托合同关系中，申办者的责任采用"严格责任"原则，即只要当事人一方存在违约行为，无论主观上是否有过错，除非另有规定，违约方应承担相应的违约责任的归责原则。[①] 临床试验合同一般会约定以下条款：申办者在开展药物临床试验前，应取得药品监督部门的批准；申办者应为参加临床试验的受试者提供保险；申办者应及时向研究者提供符合要求的试验药物；申办者同时承担临床试验的相关成本、费用，应及时支付临床试验费用等。一般来说，申办者如果违反上述约定，且申办者的违约行为与违约后果存在某种因果关系，申办者应当承担相应的违约责任。如果双方设定了违约金条款，申办者的违约行为应当适用违约金条款，如果没有设定违约金条款，则承担与违约行为相当的违约责任。在严格责任原则下，申办者如果能证明违约行为是由于不可抗力等免责事由导致的，则存在免责的可能性。但有司法裁判认为像审批审评等法律政策变化不能作为不可抗力的抗辩事由，这是因为国家药物临床试验审批程序趋严格是国家药品监督管理的应有之举，不属于国家法律法规及政策重大变化的范围，申办者事实上也应当能够预见到此类情形，从而最大限度地科学估算申请成本及获得批准的可能性，不能认定为不能预见、避免及克服之情形。

在申办者和受试者的临床试验合同关系中，由于申办者和受试者不会形成直接的合同关系，一般会参照适用知情同意书，同时《药物临床试验质量管理规范》第39条明确了申办者对临床试验受试者损害承担无过错赔偿责任。在不良反应造成的受试者损害中，申办者和研究者等相关主体无过错，申办者也承担一定的补偿责任。比如，在张某浦与兆科药业（合肥）有限公司等医疗损害责任纠纷一案[②]中，北大医院研究人员与张某浦共同签订了

---

① 参见任宇宁：《我国合同法中严格责任原则的价值及适用》，载《吉首大学学报（社会科学版）》2019年第S1期。

② 参见北京市西城区人民法院民事判决书，（2021）京0102民初8815号。

"药物临床试验知情同意书"，且该知情同意书载明如果研究过程中发生与研究方案有关的严重不良事件造成受试者相关损失的，由兆科药业（合肥）有限公司依法予以补偿，后张某浦在参与相关药物试验半年后，出现股骨头缺血性坏死改变症状，后经确诊为双侧股骨头缺血坏死，北大医院研究者确认该严重不良反应与试验药可能有关，法院认定张某浦有权要求兆科药业（合肥）有限公司对其进行合理经济补偿。虽然兆科药业（合肥）有限公司没有明确的过错行为，是药物本身导致受试者产生不良反应，但考虑到受试者在临床试验中的绝对弱势地位，以及受试者受损害的事实客观存在，法院基于公平原则和弱者保护原则，可能也会要求申办者承担部分补偿责任，该补偿责任应与临床试验的风险性质和风险程度相适应。但是研究机构对于受试者损害应采取积极措施尽力减少损害的扩大，如果怠于行使导致损害扩大，对于扩大的损失承担不利益。[①]《药物临床试验质量管理规范》进一步强调，申办者和研究者应当及时兑付给予受试者补偿或者赔偿，可见研究者对受试者及时获得补偿或者赔偿均负有法律责任。为了降低法律风险，申办者也常约定一些免责条款，比如受试者损害是由受试者自身疾病引发的或者受试者故意导致的，或是由研究者疏忽大意、违背临床试验方案、违反申办者的指示而导致的。但是约定的免责条款不一定有效力，如果是免除己方的责任、加重对方责任或排除对方主要权利的情况则是无效的。[②]

2. 研究机构的民事责任

申办者基于对临床机构的信赖利益委托研究机构从事临床试验活动，如果没有明确约定，研究机构是必须亲自完成项目，不能转委托第三方来完成。研究机构的结果实现义务是临床试验合同的核心，也是订立合同的最终目的，即研究机构向申办者完成特定的技术服务工作，则合同履行完毕。[③] 研究机构的结果实现义务一般是通过临床试验合同明确约定，如果合同条款不清，可以依据标的性质、合同目的、交易习惯等进行考量。研究者作为研究机构

① 参见王玉春：《论减损规则的适用问题》，华东政法大学 2016 年硕士学位论文，第 12 页。
② 参见崔建远：《论格式条款的解释》，载《经贸法律评论》2019 年第 3 期。
③ 参见叶振军：《服务合同法律规范的体系构建——以合同履行为视角》，上海交通大学 2018 年博士学位论文，第 61 页。

的雇员，其过错行为的法律后果一般归属于研究机构，研究机构根据研究者过错程度承担相应责任。鉴于药物临床试验是一项复杂且烦琐的科研活动，轻微的方案偏离或违背在所难免，研究者因过失或疏忽造成的轻微的方案偏离或违背并未导致严重后果的，研究者可以免除责任。①

药物临床试验的目的是满足申办者对药品研发和上市的需求，而研究机构应当充分尊重申办者的主观意愿，对于申办者的一些合理的指令应当遵守。② 药品监督部门可能会对正在进行的临床试验提出新的材料要求，而研究机构应积极履行协助义务，如果履行不能，可能会承担相应的违约责任。例如，济南益新医药技术有限公司、济南中海医药科技有限公司作为研究机构未按国家食品药品监督管理总局作出的两个批件的要求进行补充研发，导致涉案项目不能进行临床药物生产，济南益新医药技术有限公司、济南中海医药科技有限公司的行为构成根本违约。③ 药物临床试验作为一种技术服务，更加强调履行过程中的义务，一旦不能按照进度达成最终效果，违反义务的一方应当承担违约责任。又如，在武汉埃菲创新生物科技有限公司与国药集团上海血液制品有限公司服务合同纠纷一案④中，一审法院认为武汉埃菲创新生物科技有限公司（研究机构）反复提出换药的行为导致推进工作的迟延，最终导致没有时间启动临床试验而临床试验有效期届满，研究机构未按合同约定履行，造成无法完成临床试验或者进度延滞，违约责任由研究机构承担。药物临床试验的具体执行由研究机构主导，而申办者对整个临床试验过程都有法定的稽查权，以监查、督促临床试验项目满足自身需求。临床试验项目的质量是试验项目的关键，研究机构对临床试验项目的质量承担直接责任。再如，在博纳西亚（合肥）医药科技有限公司和北京大清生物技术股份有限公司的技术服务合同纠纷一案⑤中，根据第三方稽查机构出具的《核

---

① 参见王岳、刘唐威、杨天伦等：《药物临床试验技术服务合同专家共识（中国药理学会药物临床试验专业委员会）》，载《中国临床药理学与治疗学》2015 年第 4 期。
② 参见叶振军：《服务合同法律规范的体系构建——以合同履行为视角》，上海交通大学 2018 年博士学位论文，第 53 页。
③ 参见山东省高级人民法院民事判决书，（2022）鲁民终 154 号。
④ 参见上海市第一中级人民法院民事判决书，（2021）沪 01 民终 2677 号。
⑤ 参见北京知识产权法院民事判决书，（2021）京 73 民终 2662 号。

查报告》，涉案项目的临床试验存在重大质量瑕疵，如涉案项目中 CRF 的填写既不完整又存在重大瑕疵，已违反《药物临床试验质量管理规范》，涉案项目显然难以通过药监部门核查。从此案中能看出临床试验存在重大质量瑕疵，且与研究机构有直接关系，研究机构应承担合同履行瑕疵责任。

（二）行政法律风险

1. 申办者未经批准开展药物临床试验存在整顿、吊销资格等行政处罚风险

临床试验开始前，申办者应当向国务院药品监督管理部门提交相关的临床试验资料，并获得临床试验的许可或完成备案手续，否则未经许可进行临床试验，会涉嫌行政违法。药物临床试验审批实行默示许可制度，[①] 即国务院药品监督管理部门应当自受理临床试验申请之日起 60 个工作日内决定是否同意并通知临床试验申办者，逾期未通知的，视为同意。根据《药品管理法》《药品注册管理办法》等相关规定，临床试验应当依法经相关主管部门批准并经伦理委员会审查同意，申办者"未经批准开展药物临床试验"的，可能会被处以没收、责令停产停业整顿，并处罚款等行政处罚，情节严重的，甚至会吊销药品批准证明文件等证书，并对法定代表人等责任人员处以罚款，10 年至终身禁止从事药品生产经营活动。

2. 严重违规行为存在警告、罚款等行政处罚风险

药品上市许可持有人、药品生产企业、药物临床试验机构等要遵守《药物临床试验质量管理规范》，不遵守相关规范，按照《药品管理法》第 126条的规定，视情况予以限期改正、警告、罚款等行政处罚，对相关责任人员也可能处以罚款或者竞业限制的处罚。申办者对药物不良反应有报告义务，根据《药品管理法》第 127 条的规定，药物临床试验期间，发现存在安全性问题或者其他风险，临床试验申办者未及时调整临床试验方案、暂停或者终止临床试验，或者未向国务院药品监督管理部门报告，处以警告或罚款的行政处罚。

---

① 参见吴旖婷、朱芒：《药物临床试验默示许可制度探究》，载《中国食品药品监管》2020 年第 3 期。

3. 临床数据造假行为可能有撤销许可、10 年不受理等行政处罚风险

2015 年 7 月，国家食品药品监督管理总局发布《关于开展药物临床试验数据自查核查工作的公告》，明确了药物临床试验申请人和药品注册申请人对临床试验数据的真实性承担全部法律责任。[①] 按照《药品管理法》第 123 条的规定，如果提供虚假的证明、数据、资料、样品或者采取其他手段骗取临床试验许可、药品注册等许可的，将会予以撤销相关许可、10 年内不受理其相应申请、罚款等行政处罚。情节严重的，对法定代表人、主要负责人、直接负责的主管人员和其他责任人员也可能处以罚款、竞业限制，甚至是拘留。

（三）刑事法律风险

1. 申办者或临床机构工作人员的临床数据造假行为构成妨害药品管理罪

2017 年 8 月，最高人民法院、最高人民检察院公布法释〔2017〕15 号文，明确了数据造假行为的刑事违法性。2020 年 12 月，《刑法修正案（十一）》新设了妨害药品管理罪，将药品申请注册中提供虚假的证明、数据、资料、样品或者采取其他欺骗手段的行为予以入罪，与违反药品管理秩序行为的行政处罚规定相适应、相统一，使药品犯罪刑法规制体系更加完善。2022 年 3 月，最高人民法院、最高人民检察院发布新版《关于办理危害药品安全刑事案件适用法律若干问题的解释》（高检发释字〔2022〕1 号），对《刑法修正案（十一）》新增的妨害药品管理罪进行了进一步的细化，将故意使用虚假试验药品、瞒报不良事件、毁损和编造试验数据等临床试验严重造假行为定义为"足以严重危害人体健康"的妨害药品管理行为，对其应当以妨害药品管理罪处以"三年以下有期徒刑或者拘役"。以临床试验造假材料骗取药品申请注册，属于"有其他严重情节"的妨害药品管理行为，也应当以妨害药品管理罪定罪，处三年以上七年以下有期徒刑。此司法解释出台后，法释〔2017〕15 号文同时废止。

---

① 参见杨忠奇、汤慧敏、唐雅琴等：《试论真实世界研究与人用经验在中药新药研发中的应用》，载《中国中药杂志》2021 年第 22 期。

2. 研究机构工作人员因商业贿赂行为可能构成受贿罪

药物临床试验周期比较长，药物临床试验进度直接影响药企是否能在第一时间抢占市场。某些申办方为了项目的顺利开展，向医院相关人员行贿。以"药物临床试验""刑事案由"为关键词，在中国裁判文书网进行检索，得到的裁判文书中以受贿罪为刑事裁判依据的占大多数。行贿罪和受贿罪作为对向关系的犯罪，申办方的行为亦存在行贿罪的法律风险，但是一般情况下为了更好地揭露受贿事实，对受贿行为的制裁比行贿行为更加严厉，因为研究机构的工作人员因商业贿赂行为被判处受贿罪的可能性会更大。例如，上海市公共卫生临床中心新药临床研究中心原主任顾某在任职期间，利用职务便利，先后通过提前药品临床试验排期、违规从事药物临床试验等方式，为多人牟取利益。①

三、药物临床试验合作中所存法律风险的成因分析

药物临床试验技术更新加快，配套的法律政策没有跟上药物临床试验的进度。同时，药企和研究机构作为利益集团，很难凭借自身意志提高规范意识，因而导致了药物临床试验领域中数据造假、不良事件频发的问题。国家基于药物临床试验中出现的种种问题，正陆续出台一系列政策文件来提高监管要求。

（一）外部原因

1. 政策法律非体系化

我国与临床试验相关的最核心法律规范是《药物临床试验质量管理规范》，但《药物临床试验质量管理规范》也仅是行政管理规范，我国没有出台专门的"人体试验法"。《基本医疗卫生与健康促进法》《疫苗管理法》《民法典》等都将受试者知情同意权纳入法律保护范围内，但也只能提供原则性指引，具体可操作性较弱。《刑法修正案（十一）》将临床数据安全提升到刑法高度，但对其他临床试验上的违法犯罪行为缺少法律适用指引。

---

① 参见上海市第一中级人民法院刑事裁定书，（2020）沪 01 刑终 724 号。

药物临床试验法律规范呈现非体系化的特征，对于药物临床试验中现实法律问题的规范和指引较为模糊。当然不可否认，上述法律修订都加快了生物医学法治化的进程，在一定程度上缓解了药物临床试验法治保护的非体系化的现象。

2. 监管要求日趋严格

我国对药物临床试验的监管是"事前（临床试验机构的备案）—事中（临床试验过程的风险管控）—事后（临床试验现场核查）"全过程的监管，[①] 呈现事前审批逐步宽松，事中质量监控、事后数据核查逐步强化的趋势。为适应《药物临床试验质量管理规范》的需要，国家药品监督管理局药品审评中心于 2020 年 5 月 22 日发布《药品注册核查要点与判定原则》（以下简称《新核查要点》）。《新核查要点》对规范风险也进行了警示，监查员除了审查药物临床试验机构备案证明、药物临床试验批件、生物等效性试验备案证明、合同签署、伦理委员会批件等书面材料外，还需要重点核实关键文件在实施时间上的逻辑合理性和关联性。[②] 这样既有利于提高监查员发现问题的能力，也反映了监管机构的监管要求更加严格。

（二）内部原因

1. 主要参与方的利益驱动性

申办者的利益诉求在于通过新药上市获得丰厚的利润，一方面是新药专利等知识产权利益，另一方面是通过销售新药的利润，甚至对药企的股价、品牌价值、品牌形象都大有好处。[③] 创新药的临床试验作为新药上市的最后一个关卡，申办者肯定是希望能够顺利通过，但本身临床试验风险比较大，失败率很高，部分申办者心存侥幸，铤而走险，通过数据造假手段或者商业贿赂行为，以此牟取不正当利益。研究机构为了早日完成临床试验的项目，

---

① 参见何辉、陈方：《我国药物临床试验现场核查的启动程序与探讨》，载《中国临床药理学杂志》2022 年第 13 期。

② 参见李小芬、吴莹、李刚：《新版 GCP 实施后药物临床试验现场核查的关注点及常见问题浅析》，载《中国新药与临床杂志》2021 年第 9 期。

③ 参见杨帆、王梦媛、陶田甜等：《药物临床试验中主要利益相关者的完全信息静态博弈分析》，载《中国新药杂志》2016 年第 12 期。

对于申办者的一些违规行为也是睁一只眼闭一只眼，甚至有的还推波助澜，参与其中。

2. 主要参与方的规范意识不强

药物临床试验前，申办者和研究机构普遍更重视合同签订的进度，轻视合同审核流程，不认真审核临床试验合同的具体条款。在临床试验运行中，申办者虽是临床试验的第一责任人，但存在未设立临床试验稽查部门或稽查员能力不足的现象，主要原因在于申办者对于《药物临床试验质量管理规范》的轻视。临床试验机构中研究员很大一部分是医院医生，由于工作繁忙而对临床试验的积极性不高，同时临床试验机构对于研究员的《药物临床试验质量管理规范》相关培训也很少，导致知情同意、受试者安全的保护、质量控制、配合检查等问题层出不穷。

四、防控中药新药临床试验合作中法律风险的对策思考

一系列药物临床试验的法律法规政策不断完善，将引导申办者和研究机构由被动符合规范向主动符合规范迈进。国家对于药物临床试验的监管加强，也为申办者和研究机构的符合规范化形成了一种执法激励机制，不履行符合规范管理义务，企业就有可能受到行政处罚或者被追究刑事责任，并承担诸多方面的损失。但是现在正处于改革前夕的阵痛期，需要适当地改变申办者或研究机构的合作策略，将法律风险控制在合理的区间范围内。

（一）及时学习政策变化，适应新政策下的新要求

申办者和研究机构都应该多关注审评审批程序调整，加强与相关主管部门的沟通交流，时常关注技术指导原则的更新变化，促进研发质量提升，规范撰写申报资料，提高申报质量和效率。[①] 比如，像中药创新药研发的一系列政策都表明重视"临床价值"；像那些临床经验方或院内制剂，在临床上已经有了相对广泛应用价值的，临床需求比较多，安全性较为可靠的药方，是值得中药企业和研究机构重点研究的。

[①] 参见吴晨悦、曲建博、马秀璟：《中药创新药申请临床试验药学申报资料的相关考虑》，载《中国食品药品监管》2022年第4期。

（二）加强规范化培训，引导参与方提高规范意识

药企及研究机构应爱护自身声誉，树立长远发展的观念，提高规范意识，如重视对临床试验合同的审查工作，尽量多让法律等专业人士参与其中，进行专业审查。[1] 同时，业内已有学术机构出台了一系列临床试验合同共识，善用共识能提高合同审查的效率，同时建立临床试验合同模板，可以减少合同遗漏的关键条款，提高合同谈判效率。药企及研究机构内部要定期开展日常规范风险管理和培训，对于最新的《药物临床试验质量管理规范》更是要熟练掌握。定期培训才是防范体系的核心部分。

（三）强化参与方的主体责任，构建质量管理体系

申办方一方面可以建立专业化药物临床试验检查员队伍，不断加强法规业务培训，不断提高检查能力水平。另一方面，可以聘请第三方对研究者进行动态监察，以便申办者随时检查工作。临床试验监查的重点在于受试者保护和临床试验数据核查，如需要重点关注数据的真实性、可靠性和可溯源性。研究机构需要加强临床试验培训。研究员主要由临床医生组成，临床医生虽然了解临床实践，但是对临床试验缺乏经验，提升研究者临床试验水平迫在眉睫。比如，可以在现有医学教育体系中增加系统临床研究课程，或在住院医师规范化培训中加入临床研究内容，建立临床研究人才梯队。[2]

（四）重视受试者的合法权益，加强对受试者的保护

申办方和研究机构要重视受试者的生命健康权、知情同意权、隐私权等合法权益的保护。

一方面，在项目开展的过程中时刻评估临床试验的风险受益比，尽早发现危害受试者权益和安全的潜在风险，减少受试者在参加研究过程中可能遇到的风险，切实保护受试者的安全和权益。[3] 另一方面，积极购买临床试验

---

[1] 参见曹烨、贺瑜、郭颖等：《试验机构与申办方对临床试验合同审查的对比分析与对策建议》，载《中国新药杂志》2020 年第 19 期。

[2] 参见谢洁琼、万征：《新形势下我国药物临床试验质量管理规范培训的思考和建议》，载《中国新药与临床杂志》2022 年第 7 期。

[3] 参见王晶：《受试者保护体系内各部门职责与协作研究》，载《中国医院》2022 年第 2 期。

保险，将经济赔偿责任转移给保险公司，通过保险公司赔付以覆盖受试者损害风险。申办方和研究机构需要提高意外保险的比例，如果保险不能满足受试者补偿或赔偿，申办方仍承担受试者损害的补充责任。

2015 年以来，我国先后发布了一系列创新药物研发的政策法律文件，以"临床价值"为导向的创新药物研发环境正在形成，对药物临床试验的要求和标准也更高、更严。但是，我国医药行业的规范化管理正处于初级阶段，大部分药企和临床试验机构缺乏法律风险防控的意识，侧重于核心的药物研发。药物临床试验规范化既需要企业内部形成防控法律风险的治理体制，又需要国家通过行政、刑事等手段激励企业走向规范化。药物临床试验的法律风险防控并非一蹴而就，更需要多维度、多层面的企业内部管理和国家外部激励，方能使药物临床试验逐步走向规范化。

五、案例分析：李某贤、冉某等诉北京乔治医学研究有限公司、北京大学、广州医科大学附属第二医院药物临床试验合同案

（一）案号

（2017）粤 01 民终 268 号

（二）案情简介

2012 年 8 月 18 日，患者冉某行因"脑血栓形成（右侧颈内动脉系统）、高血压病 2 级，极高危"入广州医科大学附属第二医院治疗。经反复沟通说明，患者及其家属签署《受试者知情同意书》及《受试者代理人知情同意书》，自愿参加由北京乔治医学研究有限公司申办并资助，由北京大学伦理委员会审查通过，并通过广州医科大学附属第二医院实施研究的"改进高血压管理和溶栓治疗的卒中研究"药物临床试验项目进行静脉溶栓治疗。同年 8 月 25 日，患者经治疗无效死亡，死因经尸检鉴定为大面积脑梗和脑疝。

患者配偶李某贤、儿子冉某另案起诉广州医科大学附属第二医院（研究机构）承担医疗损害责任。生效判决认定广州医科大学附属第二医院未履行充分告知说明义务，延误患者接受溶栓治疗，判决广州医科大学附属第二医

院有过失，应承担医疗损害责任。判决同时认定患方所受损失共计 344430.3 元，由广州医科大学附属第二医院承担 15% 的赔偿责任，酌定支持精神损害抚慰金 15000 元。

《受试者知情同意书》中"对于损害或者并发症的赔偿"条款约定："如果由于参加本研究导致您的亲属/朋友受到损伤或者出现了并发症，您应该尽快和研究医生取得联系，他们将帮助他/她安排合适的医学治疗。除此之外，本研究资助方已提供保险。当发生研究相关的伤害时，将由研究资助方和相应的保险公司，依据相关保险和赔偿条款，提供相应的免费医疗和补偿。"北京乔治医学研究有限公司（申办者）没有以患者为被保险人或受益人购买保险，但其海外母公司以北京乔治医学研究有限公司为被保险人购买了责任保险。

李某贤、冉某根据该条款起诉请求北京乔治医学研究有限公司承担违约责任 1500000 元；北京大学和广州医科大学附属第二医院承担连带责任。

（三）裁判结果

一审判决：驳回李某贤、冉某的诉讼请求。

二审判决：（1）撤销广东省广州市海珠区人民法院（2013）穗海法民一初字第 1433 号民事判决。（2）北京乔治医学研究有限公司应当自本判决送达之日起七日内向李某贤、冉某赔偿 292765.75 元。（3）驳回李某贤、冉某的其他诉讼请求。

（四）案件评析

本案中，临床试验药物申办者与受试者的法律关系是争议焦点之一。在理论界存在对立的两种观点。一种观点认为，二者之间不存在合同关系，签订的《知情同意书》仅为知情同意的证明文件，是临床试验信息披露义务的履行证明，不能作为双方达成合意、签订合同的证据。另一种观点认为，申办者和受试者之间存在事实合同关系，《知情同意书》的签署就是证明合同关系成立的重要依据。

二审法院认同了第二种观点，笔者也同意双方之间存在合同关系，应属药物临床试验合同法律关系。基于以下论证过程，应当认定临床试验药物申办者北京乔治医学研究有限公司与受试者患方之间存在事实合同关系。

第一，合同成立的形式不以书面和口头形式为限。

《民法典》第 469 条第 1 款规定："当事人订立合同，可以采用书面形式、口头形式或者其他形式。"可见合同关系的成立不以书面和口头两种形式为限，特定情况下通过其他方式也可以成立。在一些交易习惯既定的场合，事实行为也可以建立合同关系，如乘坐公交车刷卡行为、向自动贩卖机投币行为、餐馆点餐消费行为、医院就医付款行为等，这些行为既没有签订正式的书面合同，也没有明确的要约承诺口头约定，但仍然认定为双方已建立合同关系。

在本案中，药物临床试验申办者与受试者之间没有正式签订书面合同，更没有口头约定的过程，但尽管如此，不能仅以合同形式不符合书面或口头形式为理由断定双方不成立合同关系，还应依赖交易习惯、双方意思表示以及事实行为内容等多方面因素综合分析。

第二，《知情同意书》并非合同本身，而是合同关系成立的重要依据。

《民法典》第 464 条第 1 款规定："合同是民事主体之间设立、变更、终止民事法律关系的协议。"第 470 条规定："合同的内容由当事人约定，一般包括下列条款：（一）当事人的姓名或者名称和住所；（二）标的；（三）数量；（四）质量；（五）价款或者报酬；（六）履行期限、地点和方式；（七）违约责任；（八）解决争议的方法。当事人可以参照各类合同的示范文本订立合同。"

《知情同意书》并不是以设立、变更、终止民事权利义务关系为目的的协议，其目的是履行重要事项的告知义务，如果仅有申办方及研究机构单方陈述，缺乏患方的意思表示提示，没有明确平等地展示双方权利义务关系，也不符合合同基本形式和内容要求，因此《知情同意书》并不是合同。

但《知情同意书》的签订，直接反映了受试者参加药物临床试验的事实，而该事实的存在是认定双方存在合同关系的基础，所以《知情同意书》是合同关系成立的重要依据。

第三，研究机构仅是药物临床试验方案的执行者，承担有限责任。

从申办者、医疗机构及受试者三方在该药物临床试验中的地位看，本案中，患者在广州医科大学附属第二医院参加药物临床试验，该临床试验的申办者虽然未直接与患者接触，但是该药物试验的研究方案、《知情同意书》及介绍、药物、研究资金均是由申办者提供，相应的伦理审查也是由申办者提交申请并获得批准，药物试验研究取得的数据、研究结果也由申办者所有或与医疗机构共享。医疗机构作为试验研究的实施者，在实施该研究的过程中，有义务接受申办者的监督检查，有关数据、成果需要与申办者共享并且定期向申办者报告研究进展。上述情节均可表明申办者在此项药物临床试验中居于控制、支配的地位，而医疗机构仅是该药物研究方案的执行者，负责寻找并接触合适的受试者并在临床试验过程中提供必要的医疗安全保障措施。

《民法典》第 925 条规定："受托人以自己的名义，在委托人的授权范围内与第三人订立的合同，第三人在订立合同时知道受托人与委托人之间的代理关系的，该合同直接约束委托人和第三人；但是，有确切证据证明该合同只约束受托人和第三人的除外。"司法实务中，法院一般认定申办者与研究机构之间为技术服务、技术委托开发或委托合同关系。在委托代理关系中，受托方代委托方处理事务，但最终后果由委托人承担，若第三人在签订合同时知道委托人的存在，合同直接约束委托人和第三人。从这一角度分析，研究机构仅在因自身有过错的前提下承担责任，是基于医疗服务合同关系。

第四，在临床试验过程中申办者起决定和主导作用。

根据以上分析，药物临床试验申办者制定研究方案、提供资金支持和药物、制定《知情同意书》条款，在临床试验过程中起到决定和主导作用，与之相应的，其应当承担的责任也就更多。

关于药物、临床试验的具体方法，以及对于损害或者并发症的赔偿、为受试者购买人身意外保险等相关条款，也都是由申办者规定。可见，与受试者切身利益密切相关的不是研究机构而是申办者，与之利益相互博弈的也是申办者，其作为合同一方主体地位适当。

第五，法律规定申办者购买保险反向推定合同主体地位。

《药物临床试验质量管理规范》第 39 条规定："申办者应当采取适当方式保证可以给予受试者和研究者补偿或者赔偿。（一）申办者应当向研究者和临床试验机构提供与临床试验相关的法律上、经济上的保险或者保证，并与临床试验的风险性质和风险程度相适应。但不包括研究者和临床试验机构自身的过失所致的损害。（二）申办者应当承担受试者与临床试验相关的损害或者死亡的诊疗费用，以及相应的补偿。申办者和研究者应当及时兑付给予受试者的补偿或者赔偿。（三）申办者提供给受试者补偿的方式方法，应当符合相关的法律法规。（四）申办者应当免费向受试者提供试验用药品，支付与临床试验相关的医学检测费用。"

以上法律规定在立法层面确定了申办者需承担预防、控制风险的责任义务，其事前防控这一特点有别于侵权法律关系的事后补偿性质，而更倾向于在合同中约定一方应当承担的风险防控义务。据此也可反向认定双方之间因事实行为成立了合同法律关系，可称为药物临床试验合同法律关系。

（五）法律风险识别与防控

作为临床药物试验的申办者，北京乔治医学研究有限公司需要识别的法律风险主要是受试者在临床试验过程中受到一定损害，继而将追究申办者的赔偿或补偿责任，此时如果申办者没有做好相应准备，则可能需要承担巨额赔偿。

关于损害责任的范围，如果申办者为受试者购买了人身意外保险，那么按照保险赔偿即可，处理起来并不复杂，需要承担的损害赔偿责任中大部分金额将由保险公司承担，最终申办者的损失可以降到最低。但实践中申办者往往出于各种因素没有为受试者购买人身意外保险，而正因如此才引致本案纠纷。在此情形下，法院认定申办方需要承担违约责任，并且承担全部数额的赔偿，最终二审法院判决赔偿292765.75元。

另外，由于本案《知情同意书》中有关"与研究相关的伤害"的约定太过笼统，导致二审法院在认定受试者所受损害是否需申办者赔偿时进行了较宽泛意义上的理解，这将不利于申办者维护自身合法权利。

根据本案的基本案情和纠纷，法律风险防控的建议是及时按照法律规定为受试者购买人身意外保险，并完善《知情同意书》中关于受试者所受伤害的范围。

第六节　新药申请被退审风险责任承担*

一、案件介绍

A 公司 2004 年 9 月 16 日向国家知识产权局申请名称为"一种治疗糖尿病的药物及其制备方法"的发明专利，申请号为 200410074455.4（此发明专利申请于 2007 年 4 月 4 日被授予专利权，专利号为 ZL20041007×××.4）。2004 年 10 月 31 日，A 公司作为委托人（甲方），与 B 公司作为受托人（乙方）签订了"参麦胰岛再生胶囊"技术开发合同，合同约定：由乙方根据发明专利申请号 200410074455.4 的技术要求开发新药产品，拿到新药证书及国药生产许可证。在履行合同过程中，如因国家药品注册政策发生变化而导致研究经费提高，或项目不被批准，风险由甲方承担 50%，乙方承担 50%。如因技术问题或资料撰写问题而退审，乙方应退还甲方已付的全部费用；甲方所提供的各味药品均为《中华人民共和国药典》收载，如果由于组方问题而导致该品种被退审，后果由甲方承担，甲方已付费用不再退还。在随后合同履行过程中，甲乙双方联名提交的新药产品申请遭到退审，退审理由为"鉴于本品工艺合理性、有效性依据均存在较多不足，需要进行研究的工作较多，难以在短期内完成，故予以退审"。随后，甲乙双方就合同不能实现的原因以及违约责任的分配问题发生纠纷，并诉至法院。一审法院判决 B 公司退还 A 公司研发经费，并赔偿 A 公司相关经济损失。B 公司不服一审判决，提起上诉。二审法院驳回上诉，维持原判。在药品尤其是中药领域技术开发合同中，通常存在委托方提供传统名方或者秘方，交由受托方开发新药的情况。

二、专利或药方的不确定性

在前文提到的案例中，委托方（甲方）与受托方（乙方）签订的技术开

---

* 本节文字论述部分原刊发在《中国医药报》2018 年 7 月 11 日，第 3 版。收录本书时文字略有改动。本节案例部分系收录本书时新补充。

发合同以"一种治疗糖尿病的药物及其制备方法"的发明专利为基础，按照发明专利号为 200410074455.4 的发明专利的技术要求开发新药产品。但是，在签订合同之时，该发明专利仅处于申请阶段，尚未确定是否能够取得最终的专利权。若甲方的专利最终被国家专利局退审，是否可以成为乙方不能实现合同标的的理由？

在技术开发合同中，受托方往往都是具有相应科研能力的专业机构。在签订合同时，受托方应根据自身的研发能力，对能否承担委托事项，技术开发的可行性、前景作出专业判断，且应对委托方提供的药方进行资料综述、药学研究、药理毒理研究等研判工作。因此，受托方签订合同应以自身的研究判断为基础，而非以委托方提供的专利或者药方是否能以被国家专利局正式授权为基础。如果委托方如实提供了药方或者专利，受托方应就委托方提供的药方或者专利存在问题并导致技术开发合同目的不能实现进行举证，仅以签订合同时提供的专利方案或者药方没有得到国家专利局的最终授权为抗辩理由，往往很难得到法院的支持。

三、国家政策变化的可能性

药品研发、注册等一系列过程都与国家相关政策和技术标准密切相关。国家政策的变更，可能导致原有的技术标准提高，或者原有符合要求的产品不再符合要求，最终导致合同标的难以实现。由于国家政策的变更属于无法预见的、非不可抗力造成的不属于商业风险的重大变化，往往符合情势变更的条件。最高人民法院《关于适用〈中华人民共和国合同法〉若干问题的解释（二）》第 26 条（已废止）规定："合同成立以后客观情况发生了当事人在订立合同时无法预见的、非不可抗力造成的不属于商业风险的重大变化，继续履行合同对于一方当事人明显不公平或者不能实现合同目的的，当事人请求人民法院变更或者解除合同的，人民法院应当根据公平原则，并结合案件的实际情况确定是否变更或者解除。"在国家政策变更的情况下，如果当事人之间有约定（如本案中的"如因国家药品注册政策发生变化而导致的研究经费提高，或项目不被批准，风险责任由甲方承担 50%，乙方承担 50%"），应当按照合同约定的方式处理；如果当事人之间没有约定，人民法院则有可能根据情势变更原则判决。

但是，运用情势变更原则或者运用合同约定方式需要以国家政策、技术标准的变更成为合同标的不能实现的主要因素为前提。如果国家政策的变更只是导致合同标的实现的难度有所增加，并且这种难度的增加是在可以预见的范围内的，则不可运用此项规则。随着技术的不断更新，可以预见国家对于技术标准的要求会不断提高，受托方作为专业研发机构，对于相应研发产品技术标准的提高和变革，应有一个基本的预测。例如，本案中，《中华人民共和国药典》（2005 年版）与《中华人民共和国药典》（2000 年版）的标准存在一定的变化。但是，无论是《中华人民共和国药典》，还是《中药注册管理补充规定》（已废止），其内容仅涉及中药原材料的鉴别和检查，对药方的组成和配比并不会产生实质性影响。所以，国家政策的变更并不能构成受托方减免责任的理由。

在技术开发合同中，要做好以下两点：首先，委托方与受托方之间应事先约定好政策标准变化时双方的责任承担方式；其次，如果发生了国家政策的变化，委托方与受托方之间应及时沟通，确认国家政策技术标准的变更对于合同标的的实现是否会产生实质性影响。

四、关于合同违约责任承担问题

在签署技术开发合同时，委托方和受托方一般均会就违约责任承担问题作出约定。根据《民法典》第 582 条的规定，履行不符合约定的，应当按照当事人的约定承担违约责任。因此，在双方存在约定时，往往优先适用约定的方式分配责任。同时，双方可以约定一定数量的违约金，违约金具有一定意义上的惩罚效果，但其数额应与受损失一方的损失相当，不可过高。民法上，对于合同不履行或者侵权行为的基本原则即为损害补偿原则，即以《民法典》为基础产生的侵权赔偿等行为，应遵循损害补偿原则。虽然《民法典》合同编鼓励意思自治，即合同双方可以自由约定发生违约时的解决办法和方式，但在诉至法院请求法律保护时，根据《民法典》第 585 条第 2 款"约定的违约金低于造成的损失的，人民法院或者仲裁机构可以根据当事人的请求予以增加；约定的违约金过分高于造成的损失的，人民法院或者仲裁机构可以根据当事人的请求予以适当减少"的规定，当事人一方可以请求司法机关适当减少要求过高的违约金。

从《民法典》合同编基本精神和司法实践可以看出，当事人之间约定的违约金最好不要超过所受损失的 30% 上下，否则，在当事人一方的请求下，法院和仲裁机构本着公平原则将会对损害金的数额进行调整。

五、案例分析：黑龙江惠普生医药有限公司与北京华禧联合科技发展有限公司技术委托开发合同纠纷上诉案

（一）案号

（2010）黑知终字第 2 号

（二）案情简介

2005 年 4 月 8 日，黑龙江惠普生医药有限公司（本案中简称惠普生公司）与北京华禧联合科技发展有限公司（本案中简称华禧公司）签订《技术开发委托合同》，主要内容为：惠普生公司委托华禧公司研究开发 9 种中药产品，支付科研开发经费和报酬，华禧公司接受委托并进行此项研究开发工作。合同约定：技术目标为完成 9 种中药产品的科研开发工作，取得新药证书（中药九类）和生产批件；技术内容为 7 个第九类新药（止痢宁胶囊、风湿关节炎胶囊、胃痛宁胶囊、消炎止咳胶囊、黄藤素胶囊、妇血康胶囊、妇科千金颗粒）和 2 个仿制药（炎立消胶囊、骨筋丸胶囊）的科研开发，撰写注册申报资料，申报新药证书（中药九类）和生产批件，向生产方交接生产工艺，指导生产方连续生产出三批合格药品。惠普生公司责任包括：按时支付华禧公司科研开发经费和报酬；负责生产批件申报过程中的相应配合工作；直接承担工艺交接所需的原材料费用。华禧公司责任包括：向惠普生公司提供合同产品的准确信息；承担项目研发、申报过程中的全部技术工作和相应费用（包括申报、药品检验、技术审评费、质量复核费用等）；提供现场考核时惠普生公司安排的生产厂家所需的技术数据和操作规程，必要时派技术人员到现场指导配合惠普生公司接受考核；负责该项目的申报工作，保证 8 个月内惠普生公司接到新药证书（中药九类）和生产批件；负责向惠普生公

司安排的生产厂家交接生产工艺，以指导生产厂家连续生产出三批合格药品为准；如合同履行过程中，由于政策法规发生变化等不可测原因要求进行临床试验研究，相应协调工作和费用由华禧公司承担。

随后，惠普生公司通知华禧公司上报材料存在许多错误和漏洞，要求华禧公司自查并修正。但最终部分新药申请被国家药品监督管理局（本案中简称国家药监局）退审，惠普生公司向人民法院提起诉讼，要求华禧公司赔偿损失。

（三）裁判结果

一审判决：（1）华禧公司向惠普生公司返还风湿关节炎胶囊、妇科千金颗粒、胃痛宁胶囊一期费用 13.5 万元，并按银行同期贷款利率偿付自 2006 年 1 月 9 日起的利息，于判决生效之日起 10 日内付清。（2）华禧公司向惠普生公司退还黄藤素胶囊、消炎止咳胶囊、止痢宁胶囊、妇血康胶囊一期和二期费用 42 万元，惠普生公司向华禧公司给付炎立消胶囊和骨筋丸胶囊三期费用 9 万元。相抵后，华禧公司应当退还惠普生公司 33 万元，于判决生效之日起 10 日内付清。（3）驳回惠普生公司的其他诉讼请求。（4）驳回华禧公司的其他诉讼请求。

案件受理费 12709 元，由华禧公司负担 9500 元，惠普生公司负担 3209 元；反诉案件受理费 1025 元，由惠普生公司负担。

二审判决：（1）维持哈尔滨市中级人民法院（2008）哈知初字第 44 号民事判决第 1 项、第 3 项、第 4 项。（2）变更哈尔滨市中级人民法院（2008）哈知初字第 44 号民事判决第 2 项为：华禧公司于本判决送达之日起 10 日内返还惠普生公司黄藤素胶囊、消炎止咳胶囊、止痢宁胶囊、妇血康胶囊一期和二期费用 42 万元，并按中国人民银行同期存款利率给付自 2007 年 12 月 20 日起至给付之日止的利息；惠普生公司于本判决送达之日起 10 日内给付华禧公司炎立消胶囊和骨筋丸胶囊三期费用 9 万元，并按中国人民银行同期存款利率给付自 2008 年 12 月 1 日起至给付之日止的利息。

如果未按本判决指定的期限履行给付金钱义务，应当依照《民事诉讼法》第 229 条的规定，加倍支付迟延履行期间的债务利息。

一审案件受理费 13734 元，二审案件受理费 20153.30 元，合计 33887.30元，由华禧公司负担 22209 元；惠普生公司负担 11678.30 元。

（四）案件评析

本案争议的焦点之一在于双方公司一系列违约行为的认定，其中主要违约行为是华禧公司没有按照国家药监局的要求进行药品注册自查，没有补充、修改申报材料，导致新药申请被惠普生公司撤回，或者被国家药监局退审。

首先，华禧公司构成根本违约。

2006 年 7 月 28 日、2006 年 9 月 18 日，惠普生公司和生产厂家诺捷公司分别向华禧公司发出两次《通知书》，告知华禧公司的新药申请不符合国家药监局标准，要求华禧公司对相关材料进行药品注册自查，并开列《已报资料错误和漏洞列表》，提示材料中存在的突出问题，并且给出合理修正时限，已经尽到作为合作方的说明和提示义务。但华禧公司没有在合理的时间内完善相关申报材料，导致惠普生公司撤回两种新药申请、国家药监局决定退审另一种新药申请。

双方的合作基础即签订的《技术开发委托合同》约定："技术目标为完成 9 种中药产品的科研开发工作，取得新药证书（中药九类）和生产批件。"由于药品申请被撤回、被退审，无法取得新药证书，此后也无可能投入实施生产，双方签订合同的目的已经不能实现。华禧公司在未提供合格申报材料并收到两次修正通知书后，依然没有得到国家药监局新药审查批准，没有完成合同约定的义务，其违约行为导致合同缔结的目的落空，所欲获得利益不能实现，构成根本违约。

其次，惠普生公司有权解除合同。

《民法典》第 563 条规定："有下列情形之一的，当事人可以解除合同：（一）因不可抗力致使不能实现合同目的；（二）在履行期限届满前，当事人一方明确表示或者以自己的行为表明不履行主要债务；（三）当事人一方迟延履行主要债务，经催告后在合理期限内仍未履行；（四）当事人一方迟延履行债务或者有其他违约行为致使不能实现合同目的；（五）法律规定的其他情形。以持续履行的债务为内容的不定期合同，当事人可以随时解除合同，但是应当在合理期限之前通知对方。"

在本案中，华禧公司在未提供合格申报材料并收到两次修正通知书后，依然没有得到国家药品监督管理局的新药审查批准，最终没有完成合同约定的义务，其违约行为致使惠普生公司签订合同的目的不能实现，符合《民法典》第563条的规定，属于法定解除事由。另外，在双方签订的合同中，因没有事先对约定解除的问题作出约定，所以不必考虑约定单方解除权。因此，惠普生公司自新药申请被退审时起取得法定解除权。

最后，惠普生公司有权主张损害赔偿。

《民法典》第566条规定："合同解除后，尚未履行的，终止履行；已经履行的，根据履行情况和合同性质，当事人可以请求恢复原状或者采取其他补救措施，并有权请求赔偿损失。合同因违约解除的，解除权人可以请求违约方承担违约责任，但是当事人另有约定的除外。主合同解除后，担保人对债务人应当承担的民事责任仍应当承担担保责任，但是担保合同另有约定的除外。"在实务中具体的做法有：（1）返还原物；（2）受领标的物为金钱的，应同时返还自受领之日起的利息；（3）受领标的物有孳息的，也应一并返还；（4）应返还的原物因毁损丢失或其他事由不能返还的，应按物的价值予以返还。

在本案中，《技术开发委托合同》是因华禧公司根本违约而解除，惠普生公司作为单方解除权人可以请求违约方华禧公司承担违约责任，具体可以要求对方返还药品开发项目付款并赔偿逾期返还款项损失（按照银行贷款利率计算）。

（五）法律风险识别与防控

最高人民法院《关于审理技术合同纠纷案件适用法律若干问题的解释》第19条第2款规定："技术开发合同当事人一方仅提供资金、设备、材料等物质条件或者承担辅助协作事项，另一方进行研究开发工作的，属于委托开发合同。"而药品技术委托开发合同纠纷，因为开发周期长、技术难度高、审批和实验程序烦琐、政策变动风险大，最终很可能开发失败、无果而终，导致提供资金、设备、材料等物质条件的一方损失巨大，而进行研究开发工作的一方虽然投入物力、财力相对较少，但人力、精力方面的损失也是巨大的。

"新浪医药" 2018 年 7 月 8 日的一篇报道称："据统计，从最早的课题评估开始，到进入临床 I 期的过程中，创新药的成功率很低，大概为 17%。而从临床 I 期到上市阶段，创新药的成功率会减少到 7% 以下。"对于仿制药来说，近年来由于"一致性评价"的标准提高，仿制药的开发、上市成功率也急剧降低。

在这样的大环境下，签订药品技术开发委托合同的双方有必要事先进行法律风险识别与防控，将可能发生的法律风险降到最低。笔者认为可以参考以下几点：

1. 在签订合同之初，受托方应根据自身研发实力和委托方提供的资金支持进行新药研发可行性的评估，务必系统科学地预测新药研发的可行性和生产实行可操作性，从而挑选适合研发、可操作性强、有前景的方案，选择合适的委托方作为合作伙伴，以避免此后由于研发不顺利被国家药品监督管理局退审而引发法律纠纷。

2.《民法典》第 858 条第 1 款规定："技术开发合同履行过程中，因出现无法克服的技术困难，致使研究开发失败或者部分失败的，该风险由当事人约定；没有约定或者约定不明确，依据本法第五百一十条的规定仍不能确定的，风险由当事人合理分担。"在合同订立时，提前约定风险负担分配。在合同履行过程中，当开发失败的风险已经出现苗头时，受托方应当依据《民法典》第 858 条的规定，及时通知对方并采取措施防止损失扩大。不及时通知另一方并采取补救措施，致使损失扩大的，扩大的损失部分由负有责任的当事人承担。

3. 在合同签订时和履行过程中，应当考虑国家政策变化对药品研发的影响。南京某科技公司、深圳某股份公司技术委托开发合同纠纷一案中，深圳两级法院认为，考虑南京某科技公司已经部分开展涉案药品的临床研究，其未能及时履行合同义务，存在一定客观因素，即国家食品药品监督管理总局对临床试验从严要求，增加了南京某科技公司推进临床试验工作的难度，南京某科技公司为履行合同已经实际产生的费用应由双方按照各自过错及公平原则分担。可见，国家政策的变更往往符合情势变更的条件，会影响法院对双方违约情况及承担责任分配比例的判断，如果能够事先在合同中约定，则便于后续处理应对突发状况。

第七节 医药企业典型税务风险规避[*]

医药行业的税收优惠政策和税收规范文件多，税务风险高，处罚力度大，税务风险防范对医药企业发展尤为重要。医药行业税务风险内嵌于采购、生产、销售三大环节，在每一个风险控制点都需要给予足够的关注。同时，医药企业分为药品生产企业和药品经营企业两大类，某些医药集团也存在产销合一的运营模式，在税务风险管理时既要关注制药和销售的区别，也要关注其联系。

一、采购环节的涉税风险

对于药品生产企业，原料采购是极其重要的一个环节，也是税务风险高发区域。对于药品经营企业，随着"两票制"等政策的推行，原有的采购环节税务管理模式需要进行相应的调整，也带来了一定的税务风险。

（一）农产品收购发票规范抵扣

在原料采购环节，对于中药饮片加工、中成药制造、疫苗生产等行业的企业，因为农产品原材料需求较大，在采购环节容易产生涉税风险。根据《增值税暂行条例》的规定，购进农产品，除取得增值税专用发票或海关进口增值税专用缴款书外，按照农产品收购发票或者销售发票上注明的农产品买价和11%的扣除率计算进项税额，准予从销项税额中抵扣。

针对这一政策规定，存在两项涉税风险：其一，农产品收购发票仅限于收购单位向农业生产者个人收购免税农产品时开具，从单位生产者（包括个

---

　　* 本节文字论述部分原刊发在《第一财经日报》2022年10月19日，第11版。收录本书时文字略有改动。本节案例部分系收录本书时新补充。

体工商户）中购进原材料，必须取得增值税专用发票或者海关缴款书，才能允许抵扣。企业在开具发票时，需要重点关注发票开具对象，在企业内部设立受票方审核及采购产品审核的环节，只有直接从事植物种植、收割和动物饲养、捕捞的单位和个人，才可以向其开具农产品收购发票，并且采购的农产品必须是农业生产者自产且免税的产品，如果该农产品也是经转手再销售的，在发票开具上需要有新的考虑。

其二，收购发票由收购企业自行开具，企业可能会出于避税的目的，收购过程中发生的人工费、运保费、装卸费等都有可能计入收购价格中，试图提高收购价格以多抵扣进项税额。这样的做法已经不属于"避税"的范畴，存在偷税漏税的嫌疑，切忌踏入雷区。

（二）"公司+农户"经营模式税收优惠谨慎适用

其一，在企业所得税方面，国家税务总局明确采取"公司+农户"经营模式从事农、林、牧、渔业项目生产的企业，可以享受减免企业所得税优惠政策。具体到医药企业，从事中药材种植、兽医服务等所得可以免征企业所得税。

其二，在增值税方面，增值税暂行条例及其实施细则规定，从事种植业、养殖业、林业、牧业、水产业的农业生产者销售自产的初级农产品免征增值税。但纳税人采取"公司+农户"模式是否适用该政策，没有明确规定。在相关文件没有明确规定的情况下，企业采用"公司+农户"经营模式进行增值税免税筹划，存在税务风险。

（三）"两票制"下税务风险管理方式改变

"两票制"是压缩药品流通环节的一项政策，具体指生产企业到流通企业开一次发票，流通企业到医疗机构开一次发票。

"两票制"推行之前，药品从制药企业到医疗机构（用药消费者）要经历多级分销商进行流通，税务方面的问题主要表现为流通层级多，发票开具链条过长，企业以控制成本为名，利用中间分销商"过票"和"倒买倒卖发票"的乱象。2017年年初"两票制"试点推行后，购销流程缩短，且随着行业的规范，一些专门为了"过票"而设立的公司逐渐减少。药品流通企业需要清晰自己的行业定位，进行业务整合，将原来行走在规范边缘的业务剥离出去，减轻税务风险。在发票管理方面，对采购环节取得的进项税发票要进行甄别，严防不符合规范的票据，对采购人员进行规范培训，避免内外勾结出现真发票假业务的情况。

二、生产环节的涉税风险

（一）研发费用加计扣除优惠限额

财政部、国家税务总局、科技部《关于完善研究开发费用税前加计扣除政策的通知》（财税〔2015〕119 号，以下简称财税〔2015〕119 号文）对研发费用税前加计扣除政策进行了明确，明确企业开展研发活动实际发生的研发费用，未形成无形资产计入当期损益的，在按规定据实扣除的基础上，按照本年度实际发生额的 50%，从本年度应纳税所得额中扣除；形成无形资产的，按照无形资产成本的 150% 在税前摊销。

对于药企而言，研发费用包括人工费用、直接投入费用、折旧费用、无形资产摊销、新药研制的临床试验费及其他相关费用。在享受该项优惠政策时，需要注意防范其中的税务风险。对于药企较为典型的有两项：

一是双重优惠政策下固定资产折旧额按税法限额确定。医药制造业属于轻工领域，财政部、国家税务总局《关于进一步完善固定资产加速折旧企业所得税政策的通知》（财税〔2015〕106 号）规定"对轻工、纺织、机械、汽车等四个领域重点行业（具体范围见附件）的企业 2015 年 1 月 1 日后新购进的固定资产，可由企业选择缩短折旧年限或采取加速折旧的方法"。国家税务总局对财税〔2015〕119 号文进行解读时，强调企业用于研发活动的仪器、设备，符合税法规定且选择享受加速折旧优惠政策的，在享受研发费用加计扣除政策时，就已经进行会计处理计算的折旧、费用的部分加计扣除，且不得超过按税法规定计算的金额。

二是研发支出资本化时点需谨慎选择。《企业会计准则第六号——无形资产》并没有对研发支出资本化的时点作出明确规定，只提出需要满足的五项条件，但不同的企业，甚至不同的生产线都面临不同的情况，需要税务人员细心判断。

新药研发一般分为三个阶段：临床前、临床试验、获得新药证书后的继续研发。临床试验阶段包括第Ⅰ期至第Ⅲ期临床，需要取得临床批件再开始；取得新药证书后的继续研发包括第Ⅳ期临床试验及后续质量标准建立的试验，需要在药品监管部门批准新药证书后再进行。

临床前的研发支出一般应该费用化。资本化时点是在取得临床批件后，还是在取得新药证书之后，要根据研发药物的类别确定。如果是全新的药物研发，临床试验成功的不确定性较大；如果是仿制药，不确定性可能会有所降低。在存在试验风险的情况下，假设在开始临床试验时（取得临床批件时）就开始资本化，如果后期发现药效不佳停止试验，或者申报新药证书时未获得药品监管部门审批，资本化的研发费用需要作为损失处理，带来税务风险。但从另一角度来看，如果全部取得新药证书后再进行资本化，那么对于风险较小的药品来说，费用化阶段则可能带来损失，无法在各个会计年度之间平滑利润。

因此，对于全新的药物研发，为了稳妥起见，避免损失申报及扣除等税务风险，可以在完成前三期临床试验时，以取得新药证书为时点，将研发支出资本化。对于仿制药的研发，可以在取得临床批件后就进行资本化。

（二）创新药免费试用不应视同销售

在创新药研发时，药企会将一部分药品用于患者免费试用，有一部分税务人员认为这属于药企无偿赠送自产货物，将该行为视同销售，属于增值税的应税行为。

其实这是一个误区，判断的关键点在于创新药免费试用到底是药企的无偿赠送行为，还是研发生产的环节之一。从药企来看，提供创新药给患者免费试用，是其生产研发的一个环节。因此，财政部、国家税务总局《关于创新药后续免费使用有关增值税政策的通知》（财税〔2015〕4号文）明确了药企销售自产创新药的销售额，为向购买方收取的全部价款和价外费用，其提供给患者后续免费使用的相同创新药，不属于增值税视同销售的范围。

（三）资产损失税务处理需注意增值税与企业所得税问题

企业在生产经营过程中发生资产损失是非常普遍的现象，其间涉及的税务事项也是多样的。生化制药企业在生产过程中出现的"倒罐"（将正在生产的罐中成品倒掉）现象尤为典型。生化制药行业对生产能源保障的要求较高，如果意外停电，培养基变质，整个培养罐中的菌种就会报废。当发生这类资产损失时，企业要尤其注意增值税和企业所得税的税务处理。

增值税方面，根据《增值税暂行条例实施细则》，因管理不善造成菌种变质报废属于非正常损失。根据《增值税暂行条例》，非正常损失的产品，所耗用的购进货物、劳务、服务、无形资产、不动产的进项税额，不得从销项税额中抵扣。所以，企业在进行增值税申报时，其耗用的原材料、燃料、人工费用中包含的进项税额均须转出，不得抵扣。

所得税方面，根据《企业所得税法》《企业所得税法实施条例》，生产中实际发生的菌种毁损报废损失属于可扣除的损失，在减除责任人赔偿和保余额后在税前扣除。根据国家税务总局《关于契税纳税服务与征收管理若干事项的公告》（国家税务总局公告 2011 年第 25 号）、《关于企业因国务院决定事项形成的资产损失税前扣除问题的公告》［国家税务总局公告（2014 年第 18 号）］，企业发生的资产损失，应按规定的程序和要求向主管税务机关申报后方能在税前扣除。由于"倒罐"的损失不属于可清单申报的损失种类，应以专项申报的方式向税务机关申报扣除。

三、销售环节的涉税风险

（一）"两票制"试点影响企业所得税

多数大型药企的销售费用占比非常高。考虑到医药行业的特殊性，财政部、国家税务总局《关于部分行业广告费和业务宣传费税前扣除政策的通知》（已废止）规定对医药制造企业广告费和业务宣传支出，不超过当年销售（营业）收入的 30% 的部分，准予税前扣除，超过部分准予在以后纳税年度结转扣除。

"两票制"试点推行后，医药流通企业受到监管影响，数量大幅减少，医药制造企业的营销渠道受限。其营销模式既可能由代理商模式转为自营模式，重新开拓市场势必带来销售费用的增长，也可能延续代理商模式，与大型药品流通企业签订销售框架协议。但由于流通通道缩小，可能由代理商占据卖方市场，制药企业销售费用议价能力降低，可能会出现销售费用增加的风险。在当前销售费用占比高的情况下，即使税务部门给予了特殊的税收优惠，如果药企的销售费用持续增加，可以税前扣除的销售费用占比减少，将影响应纳税所得额，增加企业所得税，带来企业现金流动风险，形成税务风险。

（二）销售费用大包干影响代扣个税

很多药企采用销售费用大包干的形式。销售费用大包干是指药企与销售人员约定以销售量或销售回款额等反映销售绩效的指标为基础，按照一定比例计算营销费用，分别拨入公共基金专户和各销售人员的个人专户，拨入个人财务专户的额度为销售人员个人支配，通过发票报销的形式取得。这时极易出现税收风险漏洞。发票报销本身就存在极大的自主可操作性，销售人员极易舞弊造假侵占未实际发生的支出。没有实际用于营销活动的账户结余发放给销售人员，属于其工资薪金所得，依据《个人所得税法》《个人所得税法实施条例》，企业有义务代扣职工个人所得税，并按时缴库。虽然这部分支出不会直接影响企业成本费用，但漏扣漏缴个人所得税也是违反税法规定的行为，给企业带来规范风险。

四、加强企业税务风险防控

（一）理解税收政策，规避税法适用风险

药企税收政策繁多，要从业务本质出发，判断相应的税收政策是否适用。如前文所提到的创新药免费试用不征收增值税，表面上来看，免费试用的创新药是药企赠送给医疗机构，无偿赠送应视同销售，但从本质上来看，最终使用创新药的是病患，医院只是代为保管药品，创新药试用是药企借用医院的临床条件进行试验，属于生产环节，不应征收增值税。

（二）完善内控体系，防范征管规范风险

良好的内控体系是税务风险管理的基石。税务规范风险多源于内控薄弱。销售费用大包干模式下，要规范员工报销程序，核查报销的真实性；农产品收购开具发票用以抵扣进项税，要准确把握收购金额和开具对象；发生资产损失，对应的进项税转出，要依照规定进行资产损失专项申报，依法依规进行税前扣除。

（三）做好纳税筹划，抵御现金流动风险

我国税法体系虽然繁杂翔实，但也不是事无巨细，一些税法政策依然在法律框架下，给了企业自主筹划的空间。比如，企业研发支出资本化的时点，可以参考同类药品试验的成功率来进行选择。纳税筹划可以恰当适时地利用税法政策为企业谋求利润空间，以规避税收风险。

五、案例分析：福建省泉州市展开药业有限公司、卢某成逃税罪、虚开增值税专用发票罪一案

（一）案号

（2019）闽 0583 刑初 2242 号

（二）案情简介

公诉机关：福建省南安市人民检察院。

被告单位：福建省泉州市展开药业有限公司（本案中简称展开药业）。

被告人：卢某成。

2009 年 12 月至 2011 年 12 月，被告人卢某成在实际经营被告单位展开药业过程中，在向南安市辖区医院、泉州正骨医院等单位销售药品等商品时，采取开具"大头小尾"增值税普通发票进行虚假纳税申报或者不申报的手段，少列收入、少缴应纳税款，使被告单位展开药业逃避缴纳税款共计 4431854.3 元。2016 年 10 月 14 日，南安市国家税务局稽查局对被告单位展开药业作出追征增值税 1805189.31 元、追补企业所得税款 2626664.99 元及加收滞纳金的税务处理决定，并对该公司处以罚款 4416944.3 元。经税务机关追缴，至 2017 年 12 月 19 日，被告单位展开药业分多次缴清所逃税款 4431854.3 元，并缴纳滞纳金 275968.96 元。现被告单位展开药业尚有罚款 4416944.30 元和滞纳金 991154.52 元未缴纳。

2014 年至 2016 年，被告人卢某成在实际经营被告单位展开药业的过程

中，让多家公司为被告单位展开药业虚开增值税专用发票，具体如下：2014年至2015年，被告人卢某成在与广东亿轩药业有限公司没有实际货物交易的情况下，通过许某杰（另案处理），让广东亿轩药业有限公司为被告单位展开药业虚开增值税专用发票9份，税款119139.61元。2015年至2016年，被告人卢某成伙同他人在没有实际货物交易的情况下，采用虚构合同、资金走账等方式，让云南快英生物科技有限公司、云南志超中药材销售有限公司、抚松县鑫拓土特产有限公司、抚松县铭鑫参业有限公司、抚松县诚意参业有限公司、抚松县豪达参业有限公司、抚松县保龙土特产有限公司、格尔木申宝枸杞销售有限公司、武定旭峰药业有限公司、曲靖益润中药材销售有限公司、曲靖寿弘中药材销售有限公司和孙吴县梓麟药业有限公司12家公司为被告单位展开药业虚开增值税专用发票共计466份，税款合计7150583.2元。2015年至2016年，被告人卢某成在没有实际货物交易的情况下，采用虚构合同、资金走账等方式，让昆明蒲苓药业有限公司、昆明芍花药业有限公司和云南菖蒲医药有限公司3家公司为被告单位展开药业虚开增值税专用发票共计368份，税款合计4319175.13元。经查，被告单位展开药业已将上述虚开的增值税专用发票认证抵扣815份，税款合计11298998.13元，其中105份发票已按抵扣所属期自行做进项转出，转出税额共计2049981.62元。

（三）裁判结果

福建省南安市人民法院认定被告单位展开药业作为纳税人，违反国家税收征收管理法律法规，采取虚假申报及不申报的手段，逃避缴纳税款，数额巨大且占应缴纳税款30%以上，其行为已构成逃税罪，判处罚金40万元；被告单位展开药业又违反国家税收征收管理法律法规，在没有实际货物购销的情况下，让他人为自己虚开增值税专用发票用于抵扣税款，数额巨大，其行为又构成虚开增值税专用发票罪，判处罚金40万元，决定执行罚金80万元。被告人卢某成作为被告单位展开药业的实际经营者，系本案直接负责的主管人员及直接责任人员，亦应以逃税罪、虚开增值税专用发票罪定罪处罚，被告人卢某成犯逃税罪，判处有期徒刑3年2个月，并处罚金40万元；犯虚开增值税专用发票罪，判处有期徒刑10年6个月；决定执行有期徒刑12年8

个月，并处罚金40万元。

（四）案例评析

1. 开具"大头小尾"增值税普通发票构成逃税罪

被告人卢某成在实际经营被告单位展开药业过程中，开具"大头小尾"增值税普通发票，以达到逃税目的，属于逃税行为。被告的行为符合逃税罪所侵犯的法益。逃税罪和虚开发票罪同属危害税收征管罪，但二者侵犯的法益却有明显区别：逃税罪侵犯的是国家税收管理制度；虚开发票侵犯的是国家普通发票管理制度，是指受票人（一般指购货方）利用虚开的发票进行逃税、财务造假等严重扰乱市场经济秩序的行为。本案中，被告人卢某成开具的发票联是真实的，其缩小记账联的主要目的是少列收入、少缴应纳税款，其犯罪目的、犯罪对象、犯罪结果均指向国家税收管理制度，即逃税罪所侵犯的法益。被告的行为符合逃税罪的客观要件。逃税罪客观方面表现为违反国家税收管理法律、法规，采取欺骗、隐瞒的手段进行虚假纳税申报或者不申报，逃避缴纳税款数额较大的行为。而虚开发票是指没有商品购销或者没有提供、接受劳务、服务而开具发票，或者虽有商品购销或者提供、接受劳务、服务，但开具数量或者金额不实的普通发票行为。综上所述，虚开发票罪的"虚开"只能解释为发票联的虚增，低开记账联并不属于为自己虚开。被告开具大头小尾发票的行为不构成虚开发票罪，而是采取隐瞒手段进行虚假纳税申报的逃税行为。

2. 未按时申报纳税以及税务部门通知补缴未缴，在税法上应承担的法律责任

从税收征管的行政管理层面看，对于未按时申报纳税、缴纳税款的，应当对纳税义务人继续追缴，并可对其给予相应的处罚。《税收征收管理法》第32条规定："纳税人未按照规定期限缴纳税款的，扣缴义务人未按照规定期限解缴税款的，税务机关除责令限期缴纳外，从滞纳税款之日起，按日加收滞纳税款万分之五的滞纳金。"第63条第1款规定："纳税人伪造、变造、隐匿、擅自销毁帐簿、记帐凭证，或者在帐簿上多列支出或者不列、少列收入，或者经税务机关通知申报而拒不申报或者进行虚假的纳税申报，不缴或

者少缴应纳税款的，是偷税。对纳税人偷税的，由税务机关追缴其不缴或者少缴的税款、滞纳金，并处不缴或者少缴的税款百分之五十以上五倍以下的罚款；构成犯罪的，依法追究刑事责任。"从上述规定可知，纳税人未及时申报纳税，未履行代扣代缴义务的，税务部门除了可以给予罚款的行政处罚外，还应当责令继续缴纳税款。具体到本案中，税务机关可以直接向被告单位追缴所欠税款及加收滞纳金，经税务部门通知补缴而未补缴，也可以对其给予行政处罚。《税收征收管理法》第 68 条规定："纳税人、扣缴义务人在规定期限内不缴或者少缴应纳或者应解缴的税款，经税务机关责令限期缴纳，逾期仍未缴纳的，税务机关除依照本法第四十条的规定采取强制执行措施追缴其不缴或者少缴的税款外，可以处不缴或者少缴的税款百分之五十以上五倍以下的罚款。"

3. 虚开增值税专用发票的相关问题

（1）认定问题

最高人民法院《关于适用〈全国人民代表大会常务委员会关于惩治虚开、伪造和非法出售增值税专用发票犯罪的决定〉的若干问题的解释》（已废止）第 1 条第 1 款规定了虚开增值税专用发票的行为方式。本案中，被告人卢某成让多家公司在没有实际货物交易的情况下，采用虚构合同、资金走账等方式，为被告单位展开药业虚开增值税专用发票，其行为属于虚开增值税专用发票。

（2）立案追诉标准

审判当时适用的最高人民检察院、公安部《关于公安机关管辖的刑事案件立案追诉标准的规定（二）》（已废止）第 61 条规定："虚开增值税专用发票或者虚开用于骗取出口退税、抵扣税款的其他发票，虚开的税款数额在一万元以上或者致使国家税款被骗数额在五千元以上的，应予立案追诉。"本案中，被告人让他人为自己虚开税额远超立案追诉标准。

（3）定罪量刑问题

最高人民法院《关于虚开增值税专用发票定罪量刑标准有关问题的通知》第 2 条规定了虚开税款的数额在 5 万元以上（起刑点），处 3 年以下有期徒刑或者拘役，并处 2 万元以上 20 万元以下罚金；虚开税款数额在 50 万元以上（数额较大），处 3 年以上 10 年以下有期徒刑，并处 5 万元以上 50 万元以下罚金；虚开税款数额在 250 万元以上（数额巨大），处 10 年以上有期徒刑或者无期徒刑，并处 5 万元以上 50 万元以下罚金或者没收财产。被告人卢某成让 12 家公司为被告单位展开药业虚开增值税专用发票共计 466 份，税款合计 7150583.2 元，数额巨大，法院最终判决量刑得当，系在量刑幅度内行使自由裁量权。

（五）法律风险识别与防控

对于企业层面的税务风险，指的是企业由于某些因素未按时遵从国家政策向税务机关缴纳足额税款，从而没有承担应该履行的纳税职责，最终导致被税务部门进行行政稽查处罚，甚至面临刑事处罚的风险。

行政风险：逃税案件在适用程序上一般应遵循行政处罚前置于刑事处罚的原则。《税收征收管理办法》第 63 条规定了纳税人偷税的行政处罚。《重大税收违法失信主体信息公布管理办法》第 6 条、第 15 条规定了税务机关可以将重大税收违法失信主体纳入纳税信用评价范围，适用相应的纳税人管理措施。

刑事风险：《刑法》第 201 对逃税罪的刑事处罚作出了规定，当纳税人符合 5 年内因逃避缴纳税款受过刑事处罚或者被税务机关给予二次以上行政处罚又逃税的情形，只要达到了立案追诉标准，公安机关可直接立案。《刑法》第 211 条规定了单位犯危害税收征管罪的刑事处罚。

药企的税务风险防范：

首先，药企要建立税务规范机制，在经营过程中要以税法为准绳规范自身的生产经营。其次，药企要提高员工的税务规范意识以及风险防控意识，应注重培养员工的税务规范意识，加强员工对于开展业务过程中可能存在的财税风险的了解并做到基本防范。再次，药企要完善企业账目管理制度，规范在正常经营活动中企业的财务进出，正常经营活动中的财务往来做到公对公，使每一款项都在企业账目中有所体现，以此来避免税收时漏项、漏款的情形。最后，在当前大数据信息时代，药企应该建立全新的税务管理理念，设立健全的企业税务体系，聘任专业的财会人员，建立完善的财会制度，及时发现税务风险并改正，做到防患于未然。

此外，为了应对当前税收政策更新快、变化大的特点，有学者提出构建企业税务风险预警体系，通过采集税务风险数据、选取税务风险预警指标构建企业税务风险预警体系并通过强化风险管理意识、加大数据平台建设等辅助税务风险预警体系完善。①

第八节　医药企业赞助学术会议法律风险防控*

国家卫生健康委员会等九部委联合印发的《2022 年纠正医药购销领域和医疗服务中不正之风工作要点》明确提出，要持续规范医疗机构接受捐赠、临床科研、学术会议或开展项目等业务行为。

一方面，医药企业需要寻找新的推广点，实现商业利益；另一方面，国家从法律法规、政策层面都在加大对不正当竞争行为的打击力度。在此背景下，医药企业必须走上规范经营之路，精准防控法律风险，以实现经济效益与社会效益的有机统一。本节围绕"如何通过合同条款的设计来防控医药企业赞助学术会议当中的规范风险"这一议题，分享相关经验。

一、商业贿赂的基本特征

关于"商业贿赂"的定义，中央治理商业贿赂领导小组《关于在治理商业贿赂专项工作中正确把握政策界限的意见》明确，"商业贿赂是在商业活动中违反公平竞争原则，采用给予、收受财物或者其他利益等手段，以提供或者获取交易机会或者其他经济利益的行为"。《反不正当竞争法》第 7 条第 1 款明确，经营者不得采用财物或者其他手段贿赂交易相对方的工作人员、受交易相对方委托办理相关事务以及利用职权或者影响力影响交易的单位或者个人，以牟取交易机会或者竞争优势。

---

① 参见刘敏：《企业税务风险预警体系构建策略研究》，载《中国产经》2022 年第 22 期。

* 本节文字论述部分原刊发在《中国医药报》2022 年 11 月 7 日，第 3 版。收录本书时文字略有改动。本节案例部分系收录本书时新补充。

可以看出，商业贿赂行为具有以下基本特征：第一，违反公平竞争原则；第二，以获取或提供交易机会或者其他经济利益为目的；第三，伴随给予、收受财物或者其他利益等手段。在实际中，商业贿赂还具有一项特征，即相关行为具有隐蔽性，一般通过秘密方式进行，相关款项不公开入账。上述特征在监管部门判断医药企业赞助学术会议的行为是否存在商业贿赂时，会细化为以下原则：第一，某些行为实际上影响了参会者的专业判断；第二，举办会议的目的在于介绍、推销本企业的产品，而非交流用药理念、药品的研究发展和新药的治疗领域和功效等；第三，会议中有不正当的款项往来、安排旅游项目等行为；第四，会议本身不真实，或其他往来有失公允。

二、合同条款设计的要点

合同，既是直接规范合同双方权利义务关系的文书，也是整个合作框架是否符合规范的一项重要的外观标准。一份严谨、全面的合同，能够从整个合作流程上约束落实者的行为，也可在被调查时向监管部门表明自身规范、合作的态度。医药企业赞助学术会议时，通过有意识地对合同条款进行设计，可有效规避被认定为商业贿赂的风险。

（一）保证会议真实性的条款

主要是保证会议发生账目往来的真实性。例如，支付赞助费用的方式尽量采取电汇、支票、公对公转账等方式，避免现金、私户转账等引起监管部门质疑；又如，开具发票时，应根据双方实际的权利义务情况，如按"服务费或会议费"开具即可，尽量避免使用"科室赞助费""市场调研费""消毒费""手续费"等与实际情况不符的名目。

保证会议的真实性也是规范活动的要点。这要求合同明确保证会议是真实存在的，会议在约定的时间、约定的地点举办，大部分专家、医生等相关人员实际参加了该活动，即"会议真实举办""医生真实参加"。考虑到意外情况仍有可能发生，为妥善计，建议企业在合同中明确"会议如因任何原因取消、中止或中断，主办方需将会议合作费退还合作方"，以保证款项的支付是发生在"会议真实举办"这一基础上的。

（二）保证会议目的学术性的条款

例如，在合同中约定"本会议举办、赞助的真实目的旨在促进医学科学交流、提高医学研究水平、支持中国医疗保健系统的发展和有效运行，前提是遵守国家法律、法规以及行业准则""本合同项下合作费的支付并不附加任何与采购/处方合作方产品挂钩或任何影响公平竞争的条款"等内容，并通过"主办方在组织会议的过程中应遵守所有相关的法律、法规和行业准则以确保会议的执行在各方面合法"等条款约定，来保证主办方作为主导者承担应尽的监督责任；通过"赞助方有权对会议合作费是否用于本协议约定用途进行合理的征询、监督、检查，主办方应对此如实回馈、积极配合"等约定，保证赞助方能够举证自己尽到了应尽的义务；还可以约定"赞助方有权在合理通知过后进入主办方的场所，审计和检查一切与主办方履行本协议有关的记录、程序和行为，如果在审计中有任何发现或审计结果要求主办方进行任何改进，主办方应当采取合理的措施确保该改进计划在合作方要求的特定期间内执行完成""当赞助费的使用违反约定时，赞助方有权立即终止协议并要求返还赞助费"等条款，以表明赞助方的态度。

（三）保证款项往来正当性的条款

例如，在会议合作费的支付相关条款下注明"赞助费用或合作费用只用于支付下列项目实际发生的合理费用，主办方不得改变合作费用途"。

同样，可以添加约束主办方的条款，如"主办方不得向参加会议的代表或任何医疗保健专业人士给付任何现金或物品以影响其处方或专业判断。如举办与医院有关的会议，主办方不得直接或者通过其他第三方向医院给付任何现金或物质性利益""主办方不得要求或者同意合作方的员工参加与会议不相关的其他活动（特别是娱乐休闲活动、旅行等）""当赞助方邀请其他专家参加会议时，主办方确认不会向赞助方邀请的专家另外支付包含各种交通、住宿、餐饮补助在内的任何费用"等。

（四）保证会议专业性的条款

例如，约定"赞助方可以派员工参加会议并作相关发言，但有关发言须与会议主题相关，不得在会议主题的范围外进行产品的宣传活动"或"在会议的详细计划/日程当中，保证专业讨论的占比至少在50%以上"。同时，可以对会议内容进行约定，如约定"可采用问卷调查、小程序投票等方式，事先筛选会议内容"，以提高会议的专业性，避免低水平的学术会议反复发生，避免虚增会议情形的产生。

此外，可约定相应条款限制赞助方对会议内容进行不当干预，如约定"赞助方可以向会议专家提供产品基本情况、数据等内容，但不得以帮助制作讲义、PPT等形式，影响与会专家授课内容与方向"，从而避免赞助方向参会人员宣传产品，影响参会医生专业判断，达到获得不正当竞争优势的目的。

（五）配合行政调查的条款

1. 文档保存条款

企业在面对商业贿赂指控时，相关文件的保存对于配合监管部门的检查来说尤为重要。为防控风险，可在合同中明确主办方的文档保存义务，如"主办方应当保存与履行本协议有关的完整系统记录，包括活动计划书、日程及明细、签到表、会议总结等文件""主办方应当保存会议举办的相关记录，如会议邀请函、会议资料、会议图片、参会照片等"。这些文件亦应当能够反映会议规范举办的情况。例如，会议签到表能够证明与会人员确实到位且最少人数符合监管部门的要求；会议计划及日程合理，不存在直接安排娱乐活动或过分紧凑等容易引起质疑的情形；邀请函、会议议程当中应当明确赞助方是资金提供方，亦表明赞助活动是正当进行，不存在任何隐蔽性等。

2. 专门的反商业贿赂条款

反商业贿赂条款主要是向主办方展示企业的反商业贿赂规范体系制度及治理的文件，有时也会以反商业贿赂承诺书的形式出现，目的如下：一是保证企业内部进行宣传、培训、考核，以确保合同正确履行；二是约束主办方充分遵守所适用的法律法规，包括"主办方接触任何政府官员应提前通知赞助方""主办方应对相关人员提供反贿赂以及反腐败培训并保留相关记录或出具相关证明，赞助方有权对该培训的成果进行评估，并按情况展开额外培训"等；三是可以约定主办方保证与赞助方没有需要披露的关系，以保证主办方不存在任何其他会影响合同依法依规履行的利益冲突。

（六）争议解决条款

在争议解决方式的选择上，由于赞助学术会议本身是一项高风险业务行为，为避免竞争方获知后进行恶意举报引起不必要的调查、争端，建议约定"当双方发生争议无法通过协商达成一致时，通过仲裁的方式加以解决"，以避免受到法院诉讼公开政策的不利影响。

三、案例分析：王某梅受贿罪二审刑事案

（一）案号

（2017）辽 02 刑终 54 号

（二）案情简介

辽宁省大连市中山区人民法院审理辽宁省大连市中山区人民检察院指控原审被告人王某梅犯受贿罪一案，于 2016 年 11 月 28 日作出（2015）中刑初字第 382 号刑事判决。辽宁省大连市中山区人民检察院提出抗诉。

原判认定，2009 年 10 月至 2015 年 2 月，被告人王某梅在担任大连某医院内分泌一科主任期间，在该医院医生办公室为本院医护人员讲授糖尿病领域的用药知识及其他信息，并以"讲课费"的名义，先后收取拜耳医药保健有限公司、赛诺菲（北京）制药有限公司好处费、诺和诺德（中国）制药有限公司好处费 144401.87 元，并为上述公司牟取利益。后在接受检察机关询问时，被告人王某梅即如实供述了收取讲课费的所有犯罪事实，并主动退缴非法所得 144401.87 元。

（三）裁判结果

原审法院认为，被告人王某梅利用职务之便，以"讲课费"的名义收取药商的好处费，并为其牟取利益，数额较大，其行为侵犯了国家工作人员职务行为的廉洁性和不可收买性，构成受贿罪。被告人王某梅在接受检察机关询问时即如实交代收取讲课费的事实并于庭审期间如数退缴讲课费，虽对行为性质有辩解，但不影响对其自首情节的认定，依法应当对其从轻或减轻处罚。被告人王某梅受贿的款项应依法予以追缴，上缴国库。考虑被告人的犯

罪情节及一贯表现，可对其免予刑事处罚。原审法院依照《刑法》第 385 条、第 386 条、第 67 条第 1 款、第 37 条、第 64 条及最高人民法院、最高人民检察院《关于办理贪污贿赂刑事案件适用法律若干问题的解释》第 1 条、第 18 条、第 19 条的规定，以受贿罪免予被告人王某梅刑事处罚；赃款 144401.87 元，依法予以追缴，上缴国库。

（四）案件评析

原审被告人王某梅利用职务之便，在本医院内部通过向医护人员讲课的方式，收取医药公司以"讲课费"名义所给予的好处费，为医药公司牟取利益，数额较大，其行为已构成受贿罪。

原审被告人王某梅利用业余时间，事先准备相应内容，结合其专业技术所长提供讲课服务，该讲课行为并非利用职务之便，也不能对药品销售产生直接性影响，讲课费用没有明显超出市场同类服务的价格，属于合理范围，亦体现不出与处方情况和销售情况相互挂钩，故其行为虽违反相关行业纪律，但不宜认定为受贿。

原审被告人王某梅接受该公司委托为其采集病例数据，该公司分析整理后按比例支付费用，双方属于医疗合作项目，并非为公司牟取利益，不符合受贿罪的犯罪构成要件。

原审被告人王某梅系被侦查人员从其住处带至办案机关接受调查，办案机关在此之前已经掌握其犯罪线索，原审被告人王某梅并非自动投案，其如实交代办案机关掌握的线索所针对的事实，不能认定为自首。

大连某医院系国有事业单位，原审被告人王某梅作为该医院内分泌一科的主任，除从事医务活动外还承担行政管理工作的职责，根据刑法规定，应当以国家工作人员论。

（五）法律风险识别与防控

医药一体、以药养医的经营模式和无序竞争的医药行业是导致公立医院医务人员贿赂案件频发的深层次原因，而公立医院由管理型向服务型转变引发实务界和理论界对临床医生、药品采购员等普通医务人员是否系从事公务的争议。商业统方又成为药剂师、计算机工作等公立医院受贿犯罪的新生体。

近年来，医药领域尤其是公立医院内部贿赂犯罪高发，各地频频曝光医务人员利用职务便利收回扣的案件。例如，2010年5月，因一张回扣单曝光而引发的宁波市第一医院"回扣门"事件。经查，涉及非法收受回扣医务人员多达45名。又如，2011年年初，素有"北协和南湘雅"美誉的湖南湘雅医院，掀起一场反腐风暴，下至设备科、药剂科主任，上至院党委书记、院长均因涉嫌收受高额回扣被行政撤职或刑事查处。再如，2012年4月到6月，短短三个月之间，深圳市各医院先后有20位领导干部因受贿落马，几乎涉及深圳所有区的公立医院。以上所举，只是区区数例，却足可见公立医院腐败现象之严重，对该领域的治理工作迫在眉睫。

公立医院内部为何贿赂犯罪频发？究其根源，不单单是由于受贿人自身法律意识淡漠，拒腐防变能力较差，更有医疗体制内的弊端和医药行业外部环境带来的深层次原因。首先，医药一体、以药养医的医疗体制是为了弥补政府投入以及医院内医疗服务类收费的不足，国家不断赋予医院药品器械耗材的经营销售权，更允许医院可在采购药品批发价基础上加价15%向患者销售。这一政策导向更使各类公立医院在医药经营活动中不是以优质价廉作为标准进行药品招标和采购，反而希望药品进价要高，如此，15%的比例加价基数才能更高。同时，在药品服务过程中，尽可能多地销售药品才能够达到利益最大化。其次，管理无序、恶意竞争的医药行业是其外在因素。一般来说，在药品销售终端及患者支付的药价中，30%为厂家生产成本，30%为医院和各医药公司共享的利润，其余40%在医药公司经营中统称为流通成本。在这部分所谓的流通成本中，向上述医院等各个环节的人员给予的贿赂是其主要组成部分。

关于有行政管理身份人员收受贿赂的定性，从目前公立医院贿赂犯罪的情况来看，涉案人员主要有：第一，院长、分管副院长、药剂科主任、各临床科室负责人。此类人员除已有的行政职务以外大部分是药师委员会委员，药品得以准入的关键人员也成为各药品代理商或医药代表重点的行贿对象。第二，临床医生药剂科采购员。此类人员是药品销售使用的一线人员，各药品在医院的销量与其有直接关系，以回购形式对该类人员进行贿赂，已经成为公开的秘密。第三，其他药房、计算机工作人员。此类人员和临床诊疗及药品销售并无直接关系。近年来，由于统计发放回购的需要，此类人员也逐渐成为医药代表们施以贿赂的对象，此类人员统称为"统方人员"。此类人员收受贿赂的行为，当然成立受贿罪。公立医院是享受国家一定拨款补助隶属于卫生部门的国有事业单位，其中有领导管理行政职务人员，其履行职务时，就是在代表国家对公共事务履行组织管理监督等职能，属于《刑法》第385条规定的依法从事公务的人员，而作为国家工作人员，在其履行职务的过程中收受贿赂的行为，自然应以受贿罪定性。

根据上述分析，医疗体制存在的弊端是医药领域职务犯罪产生的根源。因此追根溯源，既要构筑拒腐防变的防线，又要深化改革，加强制度建设，构筑权力防线，从根本上铲除腐败现象滋生的土壤和条件。首先，要从源头上防止腐败，就必须加强对医药企业和医疗机构的重点岗位、重点部门人员的管理，建立事前防范机制、事中监督机制和事后惩治机制，把监督贯穿于医务管理的全过程中，要使对领导干部的行政权力和医务人员的行医权利的监督，无处不在、无时不在，使存有侥幸心理、搞贿赂、搞腐败的人，望而生畏，不敢腐败。其次，急需调整医生服务价格和医务工作者的待遇水平。医务工作者从事的是高风险的职业，其学历成本高，工作压力大，工作成分复杂，按照投入产出相对等的原则，理应得到较高的收益，而现有体制下运行的公立医院国家投入有限，医务工作者的劳动价值又难以在货币上充分体现，导致医务工作者的收入普遍不高。故医院应该制定一个合理的收费标准，以体现出医生的时间和精力的投入，让其医学专业知识、技能在其提供医疗服务时体现出来，而非通过使用设备和销售药品表现出来，从而避免医务工作人员使用高价药或拿医药企业的回扣来增加收入，一些别有用心的医药代表也再无可乘之机。此外，还应对高水平的医生实施合理的经济奖励，当医生们获得与自己付出相符的报酬，得到一种有尊严的生活之后，才有可能杜绝腐败行为。

建议借鉴美国商业贿赂知情人举报制度。我国有关机关对于药企商业贿赂的规制不够主动，加上商业贿赂本身就花样繁多，且行为方式较为隐蔽，在一定程度上加大了司法机关的查处难度。所以，应当完善知情人举报制度，鼓励对国内外企业商业贿赂进行举报，对举报人给予充分的保护和奖励，防止举报人受到打击报复。在美国实行商业贿赂有奖举报制度。鼓励对违法企业的知情人积极举报，并以分享罚金的形式获得巨额奖金。2012 年，美国制药巨头辉瑞公司就是被其知情的 6 个检举人举报，5 个辉瑞的员工，还有 1 名医生，举报辉瑞的 6 个检举人拿到 1.2 亿美元的奖励。美国食品药品监管部门和司法机关一直非常重视对医药市场和医药企业的管理，重罚与重奖是加大监管力度的务实之举和智慧之措。一方面，辉瑞受到罚款 23 亿美元的处罚；另一方面，从这 23 亿美元的罚款当中拿出 1.2 亿美元重奖这 6 位举报者。没有额外的开支，却达到了震慑和惩罚违规者、激励知情人、积极参与日常监督的效果，完善建立知情人举报奖励制度，提高监管部门的工作效率，可以更好地打击商业贿赂，值得我国借鉴。

第九节　医药企业商业贿赂

一、医药企业商业贿赂产生原因

医药购销领域的商业贿赂问题是近年来社会比较关注的热点话题。2013 年 7 月，英国最大制药公司葛兰素史克涉嫌在华经济贿赂一事开始浮出水面并迅速扩大事态。一时间，包括美国辉瑞、法国赛诺菲、瑞士诺华等多家全球知名的跨国制药公司，纷纷被传出开始接受中国相关政府部门调查的消息。医药生产、经营企业以回扣、提成等方式对医疗机构及其医务人员进行商业贿赂，导致医药服务价格不断攀升，医务人员为获得回扣、提成开大处方，滥用某些高价药品和高值耗材，实施过多过滥的检查和医疗，既损害患者健康、加重患者经济负担，也严重破坏了正常的市场经济秩序。

追本溯源，当前医药购销领域商业贿赂盛行的原因主要有以下几点：第一，"以药养医"体制的缺陷，是导致医药回扣的主要因素；第二，医药产品价格的虚高，为商业贿赂提供了利益空间；第三，不正当竞争和非法促销手段，导致营销中权钱交易盛行；第四，缺乏有效的监督制约，是滋生腐败的土壤；第五，淡薄的法治意识和失衡的心态，是导致贿赂产生的主观因素。

二、案例分析：葛兰素史克公司贿赂案

（一）案情简介

葛兰素史克（中国）投资有限公司（本案中简称 GSKCI）作为在华规模最大的跨国制药企业之一，2013 年 6 月出现的"贿赂门"事件，将其推向舆论的风口浪尖。2013 年 6 月 27 日，被称为格兰素史克（中国）公司"四驾马车"的四位高管被警方带走调查。而后，警方组织开展两次集中抓捕，对该公司部分高管和多家旅行社部分从业人员采取刑事强制措施。7 月 11 日，公安部对此案发表官方声明称，该公司未达到提高药品售价并打开现药品销售渠道的目的，利用旅行社做掩护，采取直接行贿或赞助项目等形式向政府官员、医药行业协会和基金会相关人员、医生等大肆行贿，涉嫌严重商业贿赂等经济犯罪。2013 年 7 月 22 日，葛兰素史克总部在英国伦敦发布声明，承认中国分公司的部分高管卷入商业贿赂案件，一些熟悉公司运作体系的高管可能通过逃避公司流程和监管进行了不当操作，触犯了中国的法律，公司正在积极研究在中国的运营模式，计划通过调整运营模式、降低药品价格中的运营成本，让更多中国患者受惠。

（二）裁判结果

湖南省长沙市中级人民法院依法对 GSKCI 和马某锐等人对非国家工作人员行贿、非国家工作人员受贿案进行不公开开庭审理，并于当日公开宣判。GSKCI 被判处罚金 30 亿元，马某锐等被告人被判处有期徒刑 2～3 年。

法院经审理查明，被告单位 GSKCI 为扩大药品销量，牟取不正当利益，采取贿赂销售模式，以多种形式向全国多地医疗机构的从事医务工作的非国家工作人员行贿，数额巨大。被告人马某锐、张某维、梁某、黄某、赵某燕等公司高管作为直接负责的主管人员，积极组织、推动、实施贿赂销售，被告单位及被告人的行为均已构成对非国家工作人员行贿罪。被告人黄某利用职务便利非法收受他人财物并为他人牟取利益，其行为还构成非国家工作人员受贿罪。

法院认为，公诉机关指控被告单位 GSKCI 及各被告人犯罪的事实清楚，

证据确实、充分，指控罪名成立。鉴于被告人马某锐能够主动从英国返回中国接受调查并如实交代犯罪事实，系单位自首。其他被告人也如实供述犯罪事实，具有自首情节，且各被告人均自愿认罪，依法可以减轻处罚。公诉机关也当庭建议减轻处罚。

最终，法院以对非国家工作人员行贿罪判处被告单位 GSKCI 罚金 30 亿元；判处被告人马某锐有期徒刑三年，缓刑四年，并处驱逐出境；判处被告人张某维有期徒刑三年，缓刑三年；判处被告人梁某有期徒刑二年，缓刑三年；判处被告人赵某燕有期徒刑二年，缓刑两年；以对非国家工作人员行贿罪判处被告人黄某有期徒刑二年，以非国家工作人员受贿罪判处其有期徒刑二年，决定执行有期徒刑三年，缓刑四年。

（三）案例评析

首先，GSKCI 行为属于商业贿赂行为。《反不正当竞争法》（1993 年）第 22 条规定："经营者采用财物或者其他手段进行贿赂以销售或者购买商品，构成犯罪的，依法追究刑事责任；不构成犯罪的，监督检查部门可以根据情节处以一万元以上二十万元以下的罚款，有违法所得的，予以没收。"根据国家工商行政管理总局《关于禁止商业贿赂行为的暂行规定》第 2 条第 2 款的规定，商业贿赂是指经营者为销售或购买商品而采用财物或者其他手段贿赂对方单位或个人的行为。根据本案的案情，公司部分员工基于打开药品销售渠道、提高药品销售价格的目的，向政府官员、医药行业协会、基金会、医生等相关人员行贿的行为，属于商业行贿行为，GSKCI 不能免责。其次，就刑法适用而言，本案中 GSKCI 行贿的对象除上述人员外，还包括医生及相关企业的工作人员，因其涉嫌的罪名包括对单位行贿罪、单位行贿罪、对非国家工作人员行贿罪等。此外，GSKCI 为套取现金、实施商业贿赂，还实施了虚开增值税专用发票、普通发票、开假发票等涉嫌违反税务征管制度的犯罪行为。

（四）法律风险识别与防控

大型药剂公司在我国进行商业贿赂，其原因也是多方面的。目前，我国的经济活动中仍然存在公权力干预经济的现象，这为权力"寻租"和腐败的产生提供了"温床"，而且我国社会不同程度地存在关系文化，在经济活动中注重关系网的作用，这也助长了行贿的不正之风。除了上述原因，更加重要的是我国对于商业贿赂行为的法律治理缺失。

目前，我国规制商业贿赂的法律主要有《反不正当竞争法》和《刑法》，这两部法律中对商业贿赂的界定存在一定的差别。1993 年《反不正当竞争法》是我国第一部明确涉及商业贿赂问题的法律。1996 年 11 月，国家工商行政管理总局发布《关于禁止商业贿赂行为的暂行规定》，第一次以部门规章的形式明确了商业贿赂的概念，即指经营者为销售或购买产品而采用财物或者其他手段贿赂对方单位或者个人的行为。由此可以看出，国家工商行政管理总局《关于禁止商业贿赂行为的暂行规定》将商业贿赂的对象界定为对方单位或个人，且商业贿赂发生在销售或购买产品的过程中。但从目前跨国公司在华商业贿赂的现状来看，无论是交易活动对方单位或个人，还是对交易可能产生影响的第三人，只要能够为跨国公司带来不正当的利益，都可能成为其贿赂的对象。就刑法而言，我国《刑法》并未明确界定商业贿赂，涉及商业贿赂的有以下几个罪名，分别是非国家工作人员受贿罪，对非国家工作人员行贿罪，对外国公职人员、国际公共组织官员行贿罪，受贿罪，单位受贿罪，行贿罪，单位行贿罪，介绍贿赂罪以及单位行贿罪等。以《刑法》第 164 条为例，对贿赂的表述为：为谋取不正当利益，给予公司、企业工作人员财物。由此看出，《刑法》对于商业贿赂的手段，仅限定于财物，这与药企不断翻新的贿赂方式不相适应。尽管 2008 年最高人民法院、最高人民检察院《关于办理商业贿赂刑事案件适用法律若干问题的意见》中对财物的范围进行了扩大解释，但是像帮助其亲友解决工作问题等非财产性的贿赂手段尚未进入审判机关的视野。

惩治商业贿赂和执行的主体混乱。根据我国《刑法》和《反不正当竞争法》有关管辖分工的规定，商业贿赂行为构成犯罪时，国家工作人员受贿案件和向国家工作人员行贿案件由监察机关管辖，公司、企业、其他组织人员行贿案件和受贿案件由公安机关管辖，当商业贿赂行为尚不足以构成犯罪时，由工商行政管理部门以及法律行政法规规定的其他部门负责查处。在目前的管辖分工之下，各部门之间难以进行有效的沟通协调，而且会出现各方推诿扯皮的情况。以德普公司贿赂案为例，该事件在 2002 年年底曝光。2005 年，天津德普在中国行贿的行为被中国媒体广泛知晓后，2005 年 6 月，国内一家媒体电话采访了天津经济技术开发区检察院和开发区公安分局有关天津德普在我国行贿一事，天津经济技术开发区检察院表示，不清楚并建议具体情况找开发区公安分局了解，而开发区公安分局刑侦大队则表示，没有接到天津德普的举报。天津市工商局经济开发区分局检查中队从天津市经济开发区管委会调出了天津德普的相关资料拟展开调查。然而，由于行贿事件的曝光是在 2002 年年底，到了 2005 年已经超过两年追诉期，因此，检查中队认为已经无法调查此事。

法律设置不合理。在我国，商业贿赂的法律责任包括刑事责任、民事责任和行政责任。我国《反不正当竞争法》规定，商业贿赂行为不构成犯罪的，监督检查部门可以根据情节处 1 万元以上 20 万元以下的罚款，有违法所得的，予以没收。由此可见，行政责任只有罚款和没收违法所得两种形式，我国对于商业贿赂行政罚款最高数额只有 20 万元，相较于药企所取得的巨大商业利益而言，这样的惩罚力度完全不够，法律的威慑作用没有得到有效发挥。

为了达到对医药领域商业贿赂的有效规制，应着力做好以下几点：

首先，我国应该尽快制定一部专门的反商业贿赂法，以整合统领我国现有的反商业贿赂法律体系。该法规可集刑事、民事、行政责任于一体，对不同程度的商业贿赂行为规定不同的法律责任。另外，在《反商业贿赂法》中，可以增加海外反腐败的相关内容，禁止我国企业在跨国经济活动中使用商业贿赂手段，确保自由公平的市场竞争秩序和良好的商业道德环境，保护我国公有制经济的安全，维护我国国际形象，促进我国对外经济关系的发展。

其次，要明确界定法律适用的范围、商业贿赂行为和构成要件，科学合理设计反商业贿赂行政监察程序规则，明确规定商业贿赂行为的法律责任，如扩大行贿主体和行贿客体的认定，不放过一切商业贿赂行为。扩大贿赂方式的范围，不仅局限在财物范围内，非财产利益也应包括在内。同时，要加强对贿赂的处罚，在贿赂收益一定的情况下，商业贿赂的成本越高，贿赂行为就越少。对于行贿者来说，如果行贿收益大于行贿成本，就会增加行贿行为的可能性；对于受贿者来说，如果受贿收益大于受贿成本，也会增加受贿的可能性。因此，我国应加大对行贿和受贿的惩罚力度，使其行贿成本和受贿成本都增加，对潜在的行贿者和受贿者进行威慑。相关处罚措施可以包括刑事责任。对于犯罪公司可以处以罚金，自然人则会被处以罚金和监禁，罚金数额要比其行贿或受贿收益高出很多。因为违法者的违法行为而丧失了交易机会的竞争对手受损害的，竞争对手也可以根据法律对违法者提起民事诉讼，行贿者和受贿者必须承担民事责任，支付民事罚金。

最后，行贿罪和受贿罪应当置于同等的地位对待，从源头上惩治行贿。目前，我国刑法对行贿罪和受贿罪的惩罚不同，在同样条件下，行贿者所承担的法律责任明显轻于受贿者。行贿者为了自己的利益常常铤而走险扰乱市场秩序。因此，在打击力度上，应当同等看待，不仅要严厉查处和打击受贿者，也要严厉查处和打击行贿者。在打击对象上不仅要加强对掌握相关权力的政府部门和官员以及医院相关人员的监督和制约，加大查处力度，也要加强对行贿者的处罚力度，从源头上防止行贿。

第四章 "互联网 + 大健康"产业风险识别与防控篇

随着互联网技术与大健康产业的深度融合,大健康产业的数字化发展成为产业创新的新方向。例如,线上售药、"互联网 + 上门采血服务"、网约护士等新业态不断出现,不仅丰富了产业的内涵,而且便利了人们的生活。不过伴随这些新事物出现的还有新的问题,面对这些问题,本章将通过对相关问题的探讨,揭示"互联网 + 大健康"产业所存在的风险,提出相应的风险防控措施。

第一节 AI 中医药云平台*

近年来,人工智能发展进入新阶段,呈现深度学习、跨界融合、人机协同、群智开放、自主操控等新特征,为医疗、健康、养老等领域的建设带来了全新机遇。

2017 年 7 月印发并实施的《新一代人工智能发展规划》,将建设安全便捷的智能社会列为重要任务,提出发展智能医疗的目标,要求推广应用人工智能治疗的新模式新手段,建立快、精、准的智能医疗体系。国务院办公厅于 2018 年 4 月发布的《关于促进"互联网 + 医疗健康"发展的意见》指出,

---

* 本节文字论述部分原刊发在《医药经济报》2019 年 5 月 20 日,第 8 版。收录本书时文字略有改动。本节案例部分系收录本书时新补充。

鼓励医疗联合体内上级医疗机构借助人工智能等技术手段，面向基层提供远程会诊、远程心电诊断、远程影像诊断等服务，提升基层医疗服务能力和效率。同时，该意见为中医与人工智能技术的融合指明了方向，明确提出支持中医辨证论治智能辅助系统应用，提升基层中医诊疗服务能力。利用人工智能技术可以放大中医专家产能，通过中医智能辅助诊疗系统搭建起中医专家和各级医疗机构的联系，利用人工智能技术让中医专家经验下沉，突破原有上级医师需到基层医疗机构坐诊的医联体模式，有利于将中医专家经验快速复制到基层医疗机构，实现"名医下乡"，推动区域医疗协同发展，助力实现《中医药发展"十三五"规划》发展目标。

然而，中医智能化道路还面临诸多现实困境。其中，中医人工智能机器人能否突破传统限制是中医人工智能研发中的一大难题。中医理论体系和现代医学体系、技术体系结合度低，并且医生对自身长期诊疗经验的总结和看病用药习惯构成了中医个性化的部分，中医智能化很难通过一个统一的标准实施。此外，传统中医诊疗讲究"望、闻、问、切"，中医医生通过对病人进行"望、闻、问、切"，从而确定患者病因，并根据自己的经验开出处方。在整个过程中，患者和中医医生面对面交流，确保了中医医生对患者的准确诊疗。而中医人工智能机器人作为机器，如何实现对病人"望、闻、问、切"和如何保证处方正确等都是棘手的难题。不过，随着近年来对中医药与人工智能融合的探索的飞速前进，各种推动中医智能化的尝试正在火热开展，如一些地区开始推出了中医智能医联体平台。

一、现实需求

调研发现，一些地区建立中医智能医联体主要基于以下原因：

一是助力实现《中医药发展"十三五"规划》中提出的"提升基层中医药服务能力"。该规划要求，85％以上的社区卫生服务中心和70％以上的乡镇卫生院设立中医综合服务区（中医馆），信息化得到加强，中医诊疗量占诊疗总量的比例力争达到30％。到2020年，所有社区卫生服务机构、乡镇卫生院和70％的村卫生室具备中医药服务能力。

二是加快中医人才培养速度。目前，医学院校毕业的医生，在疾病诊治过程中更倾向于西医辨病，加之基层卫生机构的全科医生大多是西医出身，即使是中医院校毕业的医生，也在走中医西化的道路，基层医疗卫生环境缺乏真正的中医诊疗氛围。借助中医智能云系统，有利于缩短中医人才培养周期，提升中医专业人才供给的速度，降低培养年轻医生的成本。

三是提升医院中医诊疗服务水平。借助中医智能医联体，使西学中医生、全科医生、中医生的中医诊疗水平更上一层楼。

四是扩大中医药服务覆盖人群。区域中医智能医联体云平台通过中医智能辅助开方系统，帮助各类中医医生实现智能开方，并通过中心药房直接配送上门，扩大中医药服务覆盖人群。

二、具体内涵

一般来讲，中医智能医联体云平台的共同点，在于其将中医和人工智能相结合，以中医智能辅助诊疗系统（基于经典理法方药理论、中医大数据、云计算，结合人工智能技术打造的中医医疗信息化云系统，具有中医辅助诊疗、临证学习、大数据分析三大板块特色）为核心，包含"互联网＋名老中医"特需服务平台、远程会诊系统、中心药房等功能。

区域中医智能医联体平台内部主要包括六大类中医 AI 产品：国医名师智能专病辅助诊疗系统、智能共享药房系统、中医智能云系统、中医智能诊间系统、中医智能康复系统、中医诊后智能管理系统。

其中，国医名师智能专病辅助诊疗系统主要针对中医人才培养难的问题，通过和国医大师实战互动汲取其经验，并通过大数据进行闭环验证，从而在中医传承、教学、科研等方面起到有效的辅助作用。国医名师智能专病辅助诊疗系统既可以用于三甲医院专病专科门诊，借助国医大师智能诊间进行诊疗，也可以用于县域医联体共享模式，让国医大师经验下沉到基层，帮助基层医生系统学习国医大师辨证思路和临证经验，赋能专病专科，提升基层专病专科诊疗技术。

智慧共享药房系统主要针对基层中药"质"与"量"均有不足的情况，力图借助人工智能技术优化药品配送的流程，保证中药材的质量，集中管理，统一配送，实现当地中药房集中化、统一化、标准化。中医智能云系统主要针对基层中医水平低的问题而推出，意在协助基层医生开具中药处方、加速基层中医人才成长、智能协助基层医生辨证、提高基层医疗机构中医药服务水平。同时，中医智能云系统具有辅助开方、智能辨证、中医合理用药、大数据分析等特色功能，构建"病—症—法—方"数据模型，自动将诊断、处方、用药等临床数据上传至平台云端并进行集成化管理。

中医智能诊间系统、中医智能康复系统和中医诊后智能管理系统三项中医人工智能应用，将中医诊前、诊中、诊后有效连接，实现中医智能诊疗的闭环，使中医人工智能贯穿中医诊疗全生命周期。

三、案例分析：陈某杰、薛某英生产、销售假药一案

（一）案号

（2018）闽 0782 刑初 107 号、（2019）闽 07 刑终 135 号

（二）案情简介

陈某杰持有乡村医生执业证书，在行医过程中，以中草药炮制中药液，并借用以其祖传医书中的"保元补君宜""保元汤"记载的黄芪等主要中药成分，批量煎制成中药液，冠名为"保元补君汤"。后陈某杰未经批准将该中药液作为推荐宝贝商品加入其于 2012 年 3 月 18 日在淘宝网创建的"普世真草贴"网店进行售卖。在该网店的页面中陈某杰展示曲梁镇黄台村卫生所的医疗机构执业许可证，并宣称"保元补君汤"中药液能够治疗强直性脊柱炎等病症。

2017 年 9 月 21 日，被害人杨某因他人患强直性脊柱炎，通过浏览"普世真草贴"网店页面并与陈某杰聊天，陈某杰宣称"保元补君汤"治疗强直性脊柱炎，并以代煎中药回复杨某询问该药是否正规药厂生产、有否批文批号的问题。经聊天后，杨某下单购买了 60 包价格为 660 元的"保元补君汤"中药液，收到货后发现该中药液包装简易、无厂家厂址、无药品文号，遂于 2017 年 10 月 9 日至武夷山市市场监督局反映。经该局报送南平市食品药品监督管理局认定，杨某在淘宝电商"普世真草贴"购买的"保元补君汤"中药液以假药论处。对陈某杰使用的笔记本电脑进行远程勘验，发现 2017 年 5

月至 11 月，陈某杰及其配偶薛某英通过淘宝网络销售"保元补君汤"中药液等，支付宝买家共计 63 人次，销售金额达 37090 元。经查证，其中符合售卖"保元补君汤"中药液治疗强直性脊柱炎病症的，共计 44 人次 29040 元。

（三）裁判结果

一审法院判决：（1）被告人陈某杰犯生产、销售假药罪，判处有期徒刑六个月十天，并处罚金 4 万元。（2）被告人薛某英犯生产、销售假药罪，判处有期徒刑八个月七天，并处罚金 4 万元。（3）没收被告人陈某杰、薛某英非法所得 37090 元，上缴国库。（4）作案工具笔记本电脑 1 台、韵达快递终端打单机 1 台、说明书 656 张、"保元补君汤"1856 包、药液包装袋 1 盘、封装机 1 台、手机 1 部，予以没收后，由扣押机关依法处理。

二审法院判决：（1）维持福建省武夷山市人民法院（2018）闽 0782 刑初 107 号刑事判决第 4 项，即作案工具笔记本电脑 1 台、韵达快递终端打单机 1 台、说明书 656 张、"保元补君汤"1856 包、药液包装袋 1 盘、封装机 1 台、手机 1 部，予以没收后，由扣押机关依法处理。（2）撤销福建省武夷山市人民法院（2018）闽 0782 刑初 107 号刑事判决书第 1 项、第 2 项、第 3 项，即被告人陈某杰犯生产、销售假药罪，判处有期徒刑六个月十天，并处罚金 4 万元；被告人薛某英犯生产、销售假药罪，判处有期徒刑八个月七天，并处罚金 4 万元；没收被告人陈某杰、薛某英非法所得 37090 元，上缴国库。（3）上诉人（原审被告人）陈某杰犯生产、销售假药罪，免予刑事处罚。（4）上诉人（原审被告人）薛某英犯生产、销售假药罪，免予刑事处罚。（5）上诉人陈某杰、薛某英违法犯罪所得 29040 元，予以没收，上缴国库。

（四）案件评析

1. 陈某杰、薛某英是否违反《中医药法》第 32 条第 1 款的规定

根据《中医药法》第 32 条第 1 款的规定，医疗机构配制的中药制剂品种，应当取得批准文号。但是，仅应用传统工艺配制的中药制剂品种，向医疗机构所在地省、自治区、直辖市人民政府药品监督管理部门备案后即可配制，不需要取得制剂的批准文号。

首先，陈某杰、薛某英在淘宝网店售卖的"保元补君汤"是传统配方，

并提交了新密市曲梁镇政府、曲梁镇黄台村村民委员会、新密市曲梁镇中心卫生院联合用印的证明，证明其世代行医，"保元补君汤"是民间传统配方。新密市卫生和计划生育委员会证明陈某杰的祖父、母亲长期从医，还提交了祖传医书《秘传经验痘诊方》，其中有"保元补君汤"，只有三味中药即党参、黄芪、甘草，治疗的病症为气虚、吐泻、连嗽不食。被告人淘宝店铺售卖"保元补君汤"的宣传单上，也是记载其祖上曾以"保元补君汤"治疗皇室的天花，而网上售卖的"保元补君汤"治疗的却是强直性脊柱炎。备案与制剂关联不大，不应以此为出罪的依据。

其次，新密市曲梁镇政府、曲梁镇黄台村村民委员会、曲梁镇中心卫生院都不是证明"保元补君汤"是民间传统配方的适格主体，《中医药法》要求的是医疗机构所在地省、自治区、直辖市人民政府药品监督管理部门备案。

最后，《中医药法》第32条第1款规定的中药制剂的配制人是"医疗机构"，而本案的配制和销售的主体是淘宝网店"普世真草贴"，并不是以医疗机构的名义制作和售卖"保元补君汤"，不适用《中医药法》第32条第1款的规定。

2. 医疗机构配制制剂的资质要求

《药品管理法》（2015年）第23条第1款规定："医疗机构配制制剂，须经所在地省、自治区、直辖市人民政府卫生行政部门审核同意，由省、自治区、直辖市人民政府药品监督管理部门批准，发给《医疗机构制剂许可证》。无《医疗机构制剂许可证》的，不得配制制剂。"卫生部、国家中医药管理局、国家食品药品监督管理局《关于印发加强医疗机构中药制剂管理意见的通知》规定："医疗机构中药制剂只能在本医疗机构内凭医师处方使用，不得在市场上销售或者通过互联网、邮购等变相销售，不得发布医疗机构中药制剂的宣传广告。"

本案中，陈某杰、薛某英明知煎制的"保元补君汤"中药液（中药制剂），未经批准取得医疗机构制剂许可证，并在淘宝网店中售卖，其行为依法应以生产、销售假药罪追究刑事责任。

但有一条规定可以成为出罪的依据。卫生部、国家中医药管理局、国家食品药品监督管理局印发的《关于加强医疗机构中药制剂管理的意见》（国中医药医政发〔2010〕39 号）第 3 条第 4 款规定："下列情况不纳入医疗机构中药制剂管理范围：……3. 受患者委托，按医师处方（一人一方）应用中药传统工艺加工而成的制品。"但在本案中，陈某杰并未与患者见面，淘宝聊天记录中也无问诊记录，传统中医"望、闻、问、切"的行医行为一项都未履行，不能成立"一人一方"，也不能成为本案出罪的依据。

3. 案涉物品是否属于药品

《药品管理法》（2015 年）第 100 条第 2 款规定，"药品，是指用于预防、治疗、诊断人的疾病，有目的地调节人的生理机能并规定有适应症或者功能主治、用法和用量的物质，包括中药材、中药饮片、中成药、化学原料药及其制剂、抗生素、生化药品、放射性药品、血清、疫苗、血液制品和诊断药品等"。本案中，陈某杰在淘宝网店中宣称"保元补君汤"中药液主治强直性脊柱炎等，系药品范畴，应适用《药品管理法》。

4. 假药、劣药的认定问题

最高人民法院、最高人民检察院《关于办理危害药品安全刑事案件适用法律若干问题的解释》第 18 条第 2 款规定："对于是否属于民间传统配方难以确定的，根据地市级以上药品监督管理部门或者有关部门出具的认定意见，结合其他证据作出认定。"本案中，南平市食品药品监督管理局认定，该中药制剂药品，无厂名厂址，未取得药品批准文号，按假药论处，但是未造成不良影响，本案二审从宽处理。

（五）法律风险识别与防控

从消费者视角出发，为避免购买到假药，建议尽量选择规模化、专业化的平台和商铺购买，如网络平台上的官方旗舰店、线下药店、药房等。购买前应该查看店铺的营业执照相关内容，如果是在网络平台购买的药品应当核查该商家的互联网药品交易服务资格证和互联网药品信息服务资格证。用药前检查药品包装上的批准文号、产品批号（出厂日期）及有效期。电商渠道流通的药品赋有"中国药品电子监管码"，可以扫码查询。普通人购买中药、中药制剂等药品时，与卖方有相当程度的信息差，建议消费者在购买前咨询相关中医医师。

从中药经营者视角来看，做好医疗机构制剂的备案或者批准工作，保证符合业务规范。目前,自制中药制剂在乡村卫生室和中医诊所等医疗机构中比较常见,加之基层医疗机构缺乏相应的法规知识,自己不知不觉就违反了相应法规要求。在日常服务工作中,自制中药制剂即使有疗效,某些时候在未取得相关许可证的情况下也会被认定为假药;擅自配制药品并予以销售,已构成生产、销售假药罪等。因此,诊所、村卫生室等医疗机构必须了解国家的有关法规要求,依法依规制用中药制剂。

结合上述案例来看,"一人一方"条款是出罪的重要依据,经营者应做好每个消费者的档案,走好中医问诊的流程,真正做到"一人一方"。另外,根据卫生部、国家中医药管理局、国家食品药品监督管理局《关于加强医疗机构中药制剂管理的意见》第 3 条第 4 项的规定,"下列情况不纳入医疗机构中药制剂管理范围:1. 中药加工成细粉,临用时加水、酒、醋、蜜、麻油等中药传统基质调配、外用,在医疗机构内由医务人员调配使用。2. 鲜药榨汁。3. 受患者委托,按医师处方(一人一方)应用中药传统工艺加工而成的制品",医疗机构自制的药剂只要符合以上三种情况,就不在医疗机构中药制剂管理范围内。医师自行制作为患者诊疗属于诊疗行为,是符合法律与业务规范的,不属于生产和销售药品的行为。

第二节　中医药信息化*

近几年,随着信息技术和医疗卫生领域的深度融合,互联网医院、网上问诊、多点执业等新兴业态和执业方式迅速出现。拥有传统资源优势的中医药领域,在信息化的道路上,也在不断奔跑前进。然而,就像其他医疗卫生元素一样,中医药在信息化路上,也存在很多法律风险。

一、机构准入的风险

2018 年 7 月,国家卫生健康委员会、国家中医药管理局印发《互联网诊

---

　　* 本节文字论述部分原刊发在《中国卫生》2019 年第 6 期。收录本书时文字略有改动。本节案例部分系收录本书时新补充。

疗管理办法（试行）》，提出互联网诊疗活动应当由取得医疗机构执业许可证的医疗机构提供，不得对首诊患者开展互联网诊疗活动。

可见，《互联网诊疗管理办法（试行）》对互联网诊疗实行严格准入管理，能开展互联网诊疗的必须是拥有医疗机构执业许可证的正规中医医疗机构，这几乎堵死了网络平台、社会公司开展互联网诊疗活动的可能性。即使互联网平台尝试通过注册中医医院的方式开展中医诊疗，也必须符合相关规定，诸如"轻问诊"等服务基本不太可能再实现。

二、远程医疗的风险

2018年7月，国家卫生健康委员会、国家中医药管理局印发《远程医疗服务管理规范（试行）》，提出远程医疗服务包括以下情形：某医疗机构（以下简称邀请方）直接向其他医疗机构（以下简称受邀方）发出邀请，受邀方运用通信、计算机及网络技术等信息化技术，为邀请方患者诊疗提供技术支持的医疗活动；邀请方或第三方机构搭建远程医疗服务平台，受邀方以机构身份在该平台注册，邀请方通过该平台发布需求，由平台匹配受邀方或其他医疗机构主动对需求做出应答，运用通信、计算机及网络技术等信息化技术，为邀请方患者诊疗提供技术支持的医疗活动；邀请方通过信息平台直接邀请医务人员提供在线医疗服务的，必须申请设置互联网医院，按照《互联网医院管理办法（试行）》管理。

根据《远程医疗服务管理规范（试行）》，中医医师作为个体执业单位，要想参与远程医疗服务，必须在设置互联网医院的邀请方处执业。作为中医医师，在顺应时代潮流、响应并利用国家有关中医药信息化的利好政策的同时，一定要注意相关法律法规的约束，严守法律红线，绝不能作为个体单位利用互联网技术开展中医诊疗等医疗服务。

此外，中医医师利用互联网平台进行远程医疗作为新生的医疗服务模式，与之相配套的法律法规尚不健全，亟须有关部门通过完善立法予以规制。风险防控机制的建构需要走法治化的道路，应加快对《医师法》《医师执业注册管理办法》等相关规定的修订，统筹制定中医药信息化建设与多点执业配套法律制度。

三、非法行医的风险

2014 年 11 月，国家卫生计划生育委员会、国家发展和改革委员会、人力资源和社会保障部、国家中医药管理局、中国保险监督管理委员会印发《关于推进和规范医师多点执业的若干意见》，提出医师多点执业是指医师于有效注册期内在两个或两个以上医疗机构定期从事执业活动的行为。

由于信息化所具有的特点，利用互联网开展中医诊疗活动，在时间和空间上有很大的随意性；加之患者受用户评价的影响，对不同中医医师的选择、倾向等存在差异，可能出现某些中医医师即使在互联网平台上占有一席之地，但在一定时期内却开展极少的诊疗服务甚至无人问津的尴尬状态。这就导致认定中医医师"定期"利用互联网开展中医诊疗活动具有很大困难。如果不能认定为多点执业，则中医医师利用互联网开展远程医疗可能会被认定成"非法行医"，该医师可能面临被吊销执业医师证书的行政处罚，甚至可能面临被认定构成非法行医罪的刑事法律风险。

医疗行为具有公益性，仅凭中医医师在网络平台上的出诊时间就否认其多点执业的性质是不合理的。为此，建议建立中医医师线上服务时间的法定制度和轮班制度。对此，英、德、日等国的"4＋1"工作模式值得借鉴，即多点执业医师在第一执业机构工作四个工作日，在第二执业机构工作一个工作日。这样既可以避免已经备案的多点执业流于形式，纵生"只挂名、不执业"的现象，还可以促使多点执业医师重视其在第二执业机构的工作，理性地作出是否申请多点执业的决定。同时，可考虑为加盟中医诊疗网络平台的中医医师设置轮班制度，增加患者的选择范围，减轻患者评价等因素对中医医师服务时间的影响。

四、增加诉累的风险

在现行医院用人制度下，中医医师只能与一个医疗机构存在劳动人事关系。但是，各地的管理办法都不约而同地规定了"强制签约制度"，即多点执业的中医医师必须与第二执业机构、第三执业机构签订书面聘用协议。至于这种聘用关系究竟属于劳动关系、劳务关系、委托关系还是雇佣关系，至今尚没有权威的法律依据。

法律关系的定性涉及责任主体的确定。如果依照《民法典》第 1218 条的规定，医疗机构负赔偿责任，而非医师本人。但如果该医师同时具有故意或者重大过失的，依据《民法典》第 1191 条第 1 款的规定，用人单位的工作人员因执行工作任务造成他人损害的，由用人单位承担侵权责任。用人单位承担侵权责任后，可以向有故意或者重大过失的工作人员追偿。可见，多点执业的中医医师有可能直接或者间接地卷入医疗侵权诉讼，甚至面临较大数额的民事赔偿。

对此，可考虑从以下几个方面入手解决：

一是法律层面。明确规定多点执业的中医医师与第二执业机构、第三执业机构之间构成劳动合同关系而非劳务关系或者其他法律关系。这样既是对法律事实的尊重，也更有利于保护患者权益。结合《劳动合同法》第 68 条的规定，多点执业聘用关系应当认定为"非全日制用工"劳动关系。

二是政策层面。为应对中医医师多点执业违约的法律风险及责任承担问题，政府有关部门应加快中医医师从单位人向自由人身份的转变，以使中医医师可以在与第二执业机构、第三执业机构签约时，有效地作出意思表示，通过与多个执业机构签订具有约束力的契约，以合同手段明确且合理地分配责任承担，依规依约地进行多点执业。

另外，注重发挥保险机构的监督作用。可考虑研究开发新型医责险险种，鼓励建立本地医疗损害赔偿基金，减轻中医医疗机构和中医医师的经济负担。

五、信息安全的风险

《互联网诊疗管理办法（试行）》提出，医疗机构应当严格执行信息安全和医疗数据保密的有关法律法规，妥善保管患者信息，不得非法买卖、泄露患者信息。

互联网医疗必然涉及大量的电子数据，包括用户的账号信息以及个人健康信息。一方面，中医医疗机构要加强数据安全系统建设，防止用户的电子数据遭到窃取和滥用。另一方面，中医医疗机构要通过合同方式，明确界定能够使用这些电子数据的范围和程度，合理合法使用数据，防止侵犯患者合法权益。

六、案例分析：袁某、杨某等侵权责任纠纷一案

（一）案号

（2022）粤 0604 民初 472 号

（二）案情简介

2016 年至 2021 年，原告袁某身份证遗失期间，被告杨某捡拾后在佛山市禅城区中医院、佛山复星禅诚医院有限公司、佛山市××镇街道××社区卫生服务中心等医院开具诊疗卡。2021 年 9 月，原告发现微信绑定的其中一家医院连续 2 天提示挂号缴费信息，带着挂号信息去到医院门诊核查后发现系被告杨某捡拾原告袁某身份证后冒用原告身份证信息开设诊疗卡，并利用原告的社保看病。2021 年 9 月 22 日，原告向同济派出所报警，警察传唤被告杨某至警局对其进行教育并返还原告身份证后放其回家。2021 年 10 月 4 日至 5 日，被告杨某在被传唤教育后明知违法盗用别人身份证信息不对的情况下继续拿原告身份证开设的诊疗卡在佛山市禅城区人民医院就诊，此期间原告并不在广东省省内，行程卡可以核实，原告在粤省事社保支出中核查得知冒用记录。由于粤省事是在 2020 年上线，故粤省事上线前的社保支出无法通过小程序查询。后来原告继续向同济派出所陈述被告杨某所为，同济派出所于 2021 年 10 月 25 日对被告杨某作出 500 元的行政处罚。虽然同济派出所将案件了结，但对于原告来说所有损失都依然存在，故请求被告杨某立即停止侵权行为。此外，原告身份证在 2016 年丢失后挂失并补办了新的身份证，旧身份证也在 2017 年 10 月 21 日过期，被告医院存在非常大的过错，在明知身份证过期及被告杨某与原告的容貌完全不符的情况下，依然可以畅通无阻地看病，医院身份证审核形同虚设。原告为维护个人的合法权益，依法向法院提起诉讼。

（三）裁判结果

法院判决如下：（1）被告杨某立即停止使用以原告袁某姓名开设的诊疗卡。（2）被告杨某应于本判决发生法律效力之日起 5 日内书面向原告袁某作出致歉声明，内容应经本院审定。（3）被告佛山市禅城区中医院、佛山复星

禅诚医院有限公司、佛山市××镇街道××社区卫生服务中心应于本判决发生法律效力之日起 10 日内向原告出具一份书面情况说明并加盖印章，并分别制作一份情况说明归入 2020 年 7 月 8 日至 2021 年 3 月 5 日被告杨某冒用原告姓名在佛山复星禅诚医院有限公司的 4 次就诊记录和 2020 年 7 月 27 日至 2021 年 9 月 17 日被告杨某冒用原告姓名在佛山市禅城区××街道××社区卫生服务中心的 11 次就诊记录；被告杨某冒用原告姓名在佛山市禅城区中医院住院记录中备查（前述书面情况说明中应当包括"病历中，袁某身份信息有误，真实患者为杨某"、原告与被告身份证号码等基本信息）。（4）驳回原告袁某其他诉讼请求。

（四）案例评析

根据原告的诉讼请求、被告的抗辩等情况，法院归纳以下焦点问题。

1. 原告第 1 项诉讼请求：停止使用原告袁某身份证开具的所有诊疗卡

《民法典》第 1012 条规定："自然人享有姓名权，有权依法决定、使用、变更或者许可他人使用自己的姓名，但是不得违背公序良俗。"第 1014 条规定："任何组织或者个人不得以干涉、盗用、假冒等方式侵害他人的姓名权或者名称权。"在本案中，被告杨某捡拾原告袁某身份证后冒用原告身份证信息开设诊疗卡，并利用原告的社保看病，行为已构成侵权，且杨某明知是袁某的身份证件依然进行冒充使用，其主观存在过错，杨某的侵权行为造成了损害后果，侵权行为与损害后果之间具有因果关系。《民法典》第 1165 条第 1 款规定："行为人因过错侵害他人民事权益造成损害的，应当承担侵权责任。"《民法典》第 1167 条规定："侵权行为危及他人人身、财产安全的，被侵权人有权请求侵权人承担停止侵害、排除妨碍、消除危险等侵权责任。"本案被告杨某未经原告许可私自使用原告的姓名在医疗机构就诊，已侵犯原告的姓名权，其行为存在主观上及行为上的过错，对原告权益已构成损害，故原告要求被告停止使用原告身份证开具的诊疗卡于法有据。

2. 被告是否应当返还目前统计的侵占社保额度

社保是国家通过立法，在参保公民遭遇年老、疾病、生育、工伤、失业等风险时，能够给予物质帮助、减少经济损失、保障基本生活的社会保障制度。社保额度为医疗保险机构在被保险人患病就医时发生医疗费用后进行报销的费用限额。对于原告要求被告返还侵占社保额度的诉讼请求，因为原告并未受到实际损失，故此项不予支持。

3. 被告的赔偿方式

本案中，被告杨某虽然冒用了原告的身份信息，但并未给原告造成严重损害，也并未造成较大范围的影响，根据《民法典》第 1000 条的规定，不宜对被告处罚过重，故法院判令被告以书面方式对原告道歉。

根据我国《民法典》的规定，被侵权人的精神损害需要达到严重的程度，才可以请求精神损害赔偿。本案中，原告所称被告杨某利用原告身份证在各大医院所挂的号都是令人难以接受的妇科病，如流产、剖宫产等，但看病就医是人之常情，尽管被告所挂的号可能有些难以启齿，但并未对原告造成严重的精神损害，原告依然可以进行正常的工作生活，故法院并未支持原告请求精神损害赔偿的诉讼请求。

4. 被告医院是否应当删除不属于原告的就诊记录并提供监控记录

对于原告诉讼请求要求被告医院删除不属于原告的就诊记录并提供监控记录，删除被告的就诊记录，无疑会对被告的健康造成不利影响，并且监控记录涉及其他患者的隐私，提供监控记录也是对其他患者的不尊重，不应支持。

（五）法律风险识别与防控

个人信息是事关我们每个人的极为重要的信息，自然人的个人信息受法律保护，任何组织、个人不得侵害自然人的个人信息权益。要做好法律普及工作，让公众认识到个人信息的重要性，了解个人信息泄露可能对我们造成的危害。个人身份证件遗失时，一定要及时挂失、补办。在进行网上活动时，也要注意识别不良网站，避免个人信息的泄露；对于陌生链接，也不要轻易点击。在立法层面，对于各行各业都要做好制度设计，设计完善的法律制度，要有"法"可依，明确各个机构所能获得的公民个人信息的范围，以及能够使用公民个人信息的程度，也要明确公民个人信息受到侵犯时侵权人所要承担的责任。

对于医院而言，在医疗卫生工作当中，医务人员常常要采集、记录、使用和处理患者及相关人员的个人信息，这些信息属于患者个人隐私和敏感信息。医院在对病历的书写与管理当中，应当慎之又慎，在保护患者信息与方便医患互动、提升服务效率、保障医疗质量之间取得平衡。如果医疗机构一定要使用患者信息，必须征求个人单独同意，或者是个人书面作出同意。基于个人同意处理个人信息的，应当由个人在充分知情的前提下自愿、明确作出。法律、行政法规规定处理个人信息应当取得个人单独同意或者书面同意的，从其规定。还要加强监管，及时发现并制止公民个人信息在使用过程中的不法现象。要加大对公民权益的保护力度，拓宽对公民个人信息的保护渠道，在公民个人信息受到侵犯时，公民可以通过多种途径捍卫自己的权利。在进行诉讼时，要注意对证据的收集，避免出现因证据不足而无法胜诉的情况。

第三节 中药材电商产业*

借着互联网的东风，传统中药材产业也开始迈入互联网时代，越来越多的中药材通过电子平台进行销售，中药材电商发展进入"快车道"。然而，由于中药材自身的特殊性，特别是其药品属性，使中药材电商产业在合法性与规范性方面一直处于模糊地带，这在很大限度上限制了中药材电商的发展。

2019年1月1日，《电子商务法》正式施行，标志着我国的电子商务业务进入了一个规范化的新时代，也为中药材电商产业的发展带来了更细致的指引。因此，中药材电商产业要想在新的监管时代继续发展，就必须对《电子商务法》进行全面的学习，特别是要学习与中药材电商产业方面有关的部分，真正做到依法依规，健康发展。

---

* 本节文字论述部分原刊发在《中国中医药报》2019年11月21日，第5版。收录本书时文字略有改动。本节案例部分系收录本书时新补充。

一、中药材电商经营过程的行政监管风险

2017 年，国务院印发《关于第三批取消中央指定地方实施行政许可事项的决定》，明确指出取消互联网药品交易服务企业（第三方平台除外）审批。这对药企来说是一个重大利好，意味着广大药企可以依法依规地在网络平台上销售药品，促进了中药材在网络平台的流通，为药企在电商平台售卖中药材进行了松绑，曾经困扰大部分中药企业的行政审批不再成为障碍。

但是，行政许可上的松绑并不意味着没有监管，《电子商务法》出台后明确规定：电子商务经营者从事经营活动，依法需要取得相关行政许可。这就要求在网络平台上售卖中药材要依法取得相关行政许可。因此，对于在网络平台上售卖中药材的企业来说，要坚持依法依规，取得相应的生产或者销售资质，同时必须在线下有相应的实体店，否则可能将面临相应的处罚。

二、中药材电商经营过程中的税收风险

电子商务领域的税收问题，是市场高度关注的话题。

2019 年 1 月 1 日《电子商务法》正式实施，尤其是"电子商务经营者应当依法履行纳税义务，并依法享受税收优惠"条款的写入，使税收问题成为相关电商产业在未来经营中需要注意的重要问题。

作为《电子商务法》立法建议案的最早提交代表，全国人大代表、步步高集团董事长王填在他的议案中提到，网络零售税收政策上的宽松，将造成网络零售与实体零售的不公平竞争。

这些规范性条款一定程度上扩大了法律调整对象的范围。无论是电商平台、自然人设立的网店还是提供代购服务的个人与组织都需要进行工商登记并依法纳税，有利于实现线上、线下经营者的横向公平。

近年来，国内中药材电子商务平台逐渐增多，如 2013 年 5 月试运行的康美药业中药材大宗交易平台，交易的品种包括亳白芍、当归、黄芪；还有早在 2010 年上线的重庆农畜产品交易所的国内首个中药材期货金银花交易平台。除此之外，还有江西樟树"中药之都云电子商务平台"、甘肃陇西"药材盈"中药材物联电子商务平台以及南京同仁堂——绿金在线中药材交易中

心等。

随着中药材交易迈入"电商时代",中药材电商经营者需要规范经营行为，积极依法纳税。

三、中药材电商经营过程的质量风险

中药材标准模糊一直是中医药行业发展过程中面临的一大障碍，很多消费者由于没有明确的标准而无法顺利维权。之前的规定也由于没有明确网上药店违规后的处罚措施和责任的落实，导致相关规定对网上药店的经营行为没有约束力。

2015 年 6 月，农业部与相关行业通过评议，一致通过我国首个"中药材电商标准"。该标准填补了行业空白。该标准的通过为我国中药材行业的发展提供了有效保障，有效防止了不法商家利用标准模糊损害消费者利益。

《电子商务法》的出台，更是进一步从法律上保障了消费者的利益。根据其规定，电子商务经营者销售商品或者提供服务，不履行合同义务或者履行合同义务不符合约定，或者造成他人损害的，依法承担民事责任。这就要求中药销售企业在网络平台上销售中药必须严格保证药品质量和其他相关要求，否则，消费者就可以依法要求商家承担相应的责任。

同时，在《电子商务法》的框架之内，网络平台销售产品的质量也将受到严格的监管和把控，原来存在的监管缺位的问题将被补上。国务院在取消互联网药品交易行政审批的同时，指出要加强事后监管，要求属地食品药品监管部门将平台网站纳入监督检查范围，明确通过平台从事活动的必须是取得药品生产、经营许可的企业和医疗机构，加强互联网售药监管，严厉查处网上非法售药行为。因此，对于售卖中药材的企业来说，要时刻保证药品的质量，不能有侥幸心理。

四、中药材电商运营过程的药品追溯风险

《电子商务法》要求电子商务经营者应当全面、真实、准确、及时地披露商品或者服务信息，保障消费者的知情权和选择权。这要求商家在药品销售过程中要对中药材的各种信息，包括产品质量、加工单位等信息进行公布，

保障消费者权益，并且建立完整的药品质量追溯体系，明确责任主体。但根据各种中药材具有的不同特性，中药材分为可以直接选用、需要炮制成饮片直接销售和需要追溯全过程等多种类型，中药材质量追溯也综合了鲜活产品、农产品、食品行业等多个行业，追溯广度与难度可见一斑。在具有发散性的互联网中，还极有可能进一步加剧追溯困难，难以厘清各个责任主体。

从实际运行来看，药材采收后，经过多级收购商采购、包装、贮藏、运输、混批、混包、混储等环节，导致药材的来源混杂，很难溯源。在运输过程中，由于包装、仓储条件不规范，亦有可能导致药材变质、污染，从而影响药材质量。在此背景下，中药材在销售过程中往往无法实现各种信息准确公布，无法有效保护消费者权益。同时，中药材的生产、加工、包装、存储、运输等环节的质量标准规范不健全，造成进入溯源体系的中药材中存在假药劣药。因此，为了规避风险，明确责任划分，药企在整个药品的生产和流通过程中要建立完整的药品质量追溯体系，明确各个过程中的主体责任，这样才能保证在出现质量问题的时候明确责任主体，从而降低被追责的风险。

五、中药材电商过程中的虚假宣传风险

目前，网上药品销售企业为了吸引消费者，往往用夸张的语言来宣传药品效果，甚至进行虚假宣传。其中，中药材产品由于鱼龙混杂、没有明确的标准，虚假宣传现象更为普遍。一些不法商家利用中药药效相对模糊的特点进行夸张宣传，或者利用网络传播虚假药品信息，通过夸大药品疗效等方式来获利。部分电商网站充斥大量所谓"权威专家""患者"，通过使用绝对化、承诺性的语言，对"药品"疗效进行虚假宣传，如药到病除、服用几个疗程病症全无、无毒副作用、免费试用等。面对虚假宣传，患者往往难以辨识，最终上当受骗，导致疾病治疗的贻误。

互联网药品交易不同于传统药品交易的关键在于网络的虚拟化。所有有关药品的信息都是由药品经营者提供，若此时药品经营者的信息披露不完善将会直接影响消费者知情权的实现，甚至影响消费者的生命安全。因此，此次《电子商务法》中明确作出规定，电子商务经营者应当全面、真实、准

确、及时地披露商品或者服务信息，保障消费者的知情权和选择权。电子商务经营者不得以虚构交易、编造用户评价等方式进行虚假或者引人误解的商业宣传，欺骗、误导消费者。对于中药企业来说，要坚持为消费者提供准确信息，不要对药效做过度宣传，不要误导消费者，这样才能保证依法依规，不触碰虚假宣传的红线。

六、案例分析：莫某和与鄄城县仙草堂中药材商行网络购物合同纠纷一案

（一）案号

（2020）粤 0303 民初 28105 号

（二）案情简介

2020 年 4 月 7 日，原告莫某和通过阿里巴巴网站购买被告销售的"阿胶糕"60 斤，订单信息显示共支付货款 8991 元，运费 80 元，合计 9071 元。原告确认收到产品共 63 盒，含被告赠送的 3 盒，全部产品未拆封未食用。涉案产品外包装上未载明生产许可证号、生产商、生产日期等信息，原告因而提起诉讼，主张被告退还购物货款 9071 元，并依法 10 倍赔偿 90710 元，同时支付律师费 10000 元，承担本案诉讼费、保全费、保函费等费用。

（三）裁判结果

法院判决如下：（1）被告鄄城县仙草堂中药材商行应于本判决生效之日起 10 日内退还原告莫某和货款 8991 元、运费 80 元，并支付赔偿金 89910 元。（2）原告莫某和应于本判决生效之日起 10 日内向被告鄄城县仙草堂中药材商行退还所购涉案阿胶糕 63 盒（含赠送的 3 盒），如未能退还，则按购买时的价格在上述判决第 1 项被告鄄城县仙草堂中药材商行应退还的货款中予以扣除。（3）驳回原告莫某和的其他诉讼请求。

（四）案例评析

本案的争议焦点在于所谓职业打假人是否为普通消费者，是否可以享受消费者的权利。

被告认为仅 2020 年 7 月上中旬，原告就在深圳市罗湖区人民法院起诉 7

起知假买假案件，原告为职业打假人，以敲诈营利为目的，将法律法规视作开展敲诈勒索的作恶工具，大肆知假买假索要高额赔款且设计套路让商家入局转而进行敲诈勒索。《消费者权益保护法》第 2 条规定："消费者为生活消费需要购买、使用商品或者接受服务，其权益受本法保护；本法未作规定的，受其他有关法律、法规保护。"原告此类职业打假索赔人并非普通消费者，不应当以消费者的身份依法要求退一赔三或退一赔十。

法院认为，原告通过阿里巴巴网站购买被告销售的阿胶糕，本案属于网络购物合同纠纷，双方在订立合同时是适格的行为主体，且具有真实意思表示，并且符合合同成立生效的其他要件，故该合同成立且生效。同时，涉案食品未标注生产厂家、生产许可证号、生产日期，属于无证生产情形，不符合食品安全标准，违反我国《食品安全法》第 26 条、第 67 条等有关规定。由于被告所售商品本就存在瑕疵，若是以原告不属于消费者为由来逃避责任，也于理不合，不能起到整顿市场的作用。最高人民法院《关于审理食品药品纠纷案件适用法律若干问题的规定》第 3 条规定："因食品、药品质量问题发生纠纷，购买者向生产者、销售者主张权利，生产者、销售者以购买者明知食品、药品存在质量问题而仍然购买为由进行抗辩的，人民法院不予支持。"因此，原告享有依据《消费者权益保护法》第 55 条主张惩罚性赔偿的权利。

（五）法律风险识别与防控

消费者购买商品或服务时，要仔细审查商品或服务的来源，全面了解商品信息，尽量通过正规渠道购买，尽最大可能避免出现纠纷，同时，要多了解一些法律知识，了解在出现纠纷时自己可以通过哪些渠道来维护自己的合法权益。当消费者的合法权益受到侵犯时，可以先和经营者进行协商，协商不成，再通过其他渠道解决。

消费者决定申诉时，应依照商品和服务的性质向具有相关职能的行政部门（卫生部门、检验检疫部门、质量部门、工商部门、建设部门等）提出。消费者申诉一般应采用书面形式，一式两份，并载明下列事项：被申诉人的名称、地址、联系电话、邮政编码；申诉的日期。必要时，消费者可委托代理人进行申诉活动，但需向有关行政部门提交授权委托书。

消费者决定通过诉讼方式维权时，要注意以下几点：首先，要注意把握诉讼时效。因产品存在缺陷造成损害要求赔偿的诉讼时效期间为 2 年，对一般产品质量问题引起的非侵权损害纠纷，诉讼时效期间为 3 年。其次，需要确定被告。消费者在购买、使用商品时，其合法权益受到损害的，以销售者为被告；消费者因商品缺陷造成人身、财产损害的，以销售者或者生产者为被告；消费者在接受服务时合法权益受到损害的，以服务者为被告；如果原销售者、生产者或者服务者发生企业分立、合并的，消费者可以以变更后承担其权利义务的企业为被告；如果通过租借、转让等方式使用他人营业执照的经营者损害了消费者的合法权益，消费者可将该经营者或营业执照的持有人作为被告；消费者因经营者发布虚假广告而导致合法权益受到损害的，可将经营者作为被告。

消费者还应注意收存购买商品或接受服务前后的下列证据：广告说明、票据、合格证、使用说明书、生产日期、保修卡、保修期限证明、商家承诺、警示标示。另外，当事人还应当提供以下证据：书证、物证、视听资料、证人证言、当事人陈述、鉴定意见等。

第四节　中药网上销售[*]

近年来，随着我国电子商务的快速发展，网购已成为常态化的消费方式，药品网络销售活动也日趋活跃。借"互联网＋医药"这股东风，中药的网络销售市场规模不断扩大，发展势头强劲。

2022 年 8 月 3 日，国家市场监督管理总局公布了《药品网络销售监督管理办法》（以下简称《办法》），自 2022 年 12 月 1 日起施行。《办法》落实《药品管理法》的要求，进一步规范药品网络销售行为，保障网络销售药品

---

　　* 本节文字论述部分原刊发在《中国中医药报》2022 年 10 月 20 日，第 6 版。收录本书时文字略有改动。本节案例部分系收录本书时新补充。

质量安全，确保人民群众用药可及，切实维护人民群众生命安全和身体健康。在此新形势下，中药网络销售如何在保持高质量发展的同时做好规范管理工作避免法律风险显得尤为重要。

一、依法依规

确保中药网络销售平稳运行、合法的中药网络销售企业，是指具备保证网络销售药品安全能力的药品上市许可持有人或者药品经营企业。其主要包括：中药药品上市许可持有人、中药饮片生产企业和中药药品经营企业。其中，中药饮片生产企业销售其生产的中药饮片，应当履行药品上市许可持有人相关义务。中药网络销售企业在事前、事中和事后三个阶段都需要注意的规范性事项如下：

第一，做好信息的报告与公示工作。中药网络销售企业应当向药品监督管理部门报告企业名称、网站名称、应用程序名称、IP地址、域名、药品生产许可证或者药品经营许可证等信息。中药药品上市许可持有人或者中药药品批发企业，向所在地省级药品监督管理部门报告。中药药品零售企业，向所在地市县级药品监督管理部门报告。中药网络销售企业需要公示的内容如下：一是需要在网站首页或者经营活动的主页面显著位置，持续公示其药品生产或者经营许可证信息。二是应当展示依法配备的药师或者其他药学技术人员的资格认定等信息。

第二，广告营销避开"雷区"。网络销售的中药配方颗粒、中药注射剂等都属于处方药。处方药的网络销售曾被《药品流通监督管理办法》（已废止）这一部门规章明令禁止。新出台的《办法》放开了处方药网络销售的口子，但总体上还是持审慎的态度。中药处方药的网络销售在广告营销方面应当注意以下几点：一是应当在每个药品展示页面下突出显示"处方药须凭处方在药师指导下购买和使用"等风险警示信息。二是中药药品网络零售企业应当将处方药与非处方药区分展示，并在相关网页上显著标示处方药、非处方药。在处方药销售主页面、首页面不得直接公开展示处方药包装、标签等信息。通过处方审核前，不得展示说明书等信息，不得提供处方药购买的相关服务。三是中药的广告禁止在针对未成年人的大众传播媒介上发布，也不得以介绍健康、养生知识等形式变相发布中医药广告。

第三，实行溯源制度。《办法》明确提出药品网络销售企业应当建立并实施药品溯源制度。溯源制度对网络销售中药企业提出了更高的产品质量要求，施行后中药产品质量将面临更加严格的监管。长期来看非常有利于中药网络销售的高质量发展。

第四，处理处方要当心。中药网络销售企业通过网络向个人销售处方类中药，应当确保处方来源真实、可靠，并实行实名制。《办法》第9条的规定明确了药品网络零售企业关于承接电子处方与纸质影印处方、第三方平台承接电子处方必须尽到核查、标记以避免处方重复使用的责任与义务。这体现了市场监管部门对网售处方药的严控态度。中药药品网络零售企业必须严格制定处方管理与核查的相关程序，配备相应的人员做好审核工作，不要对"人工智能开方"与"先买药后开方"等行为抱有侥幸心理。企业还应对严禁在院外流通的中药配方颗粒和中药制剂等严格管理，禁止这些药品在自家平台上出现并销售。

第五，开展在线药学服务。中药网络零售企业应当建立健全在线药学服务制度，由依法经过资格认定的药师或者其他药学技术人员开展处方审核调配、指导合理用药等工作。药学服务是药品流通、使用过程中的薄弱环节。中药网络销售企业应充分发挥互联网优势，探索从片段式服务到全过程服务，从"以药品为中心"到以"患者为中心"的转变，并提升患者购药咨询、用药指导等服务的质量，增强患者用药的信赖感、安全感。

第六，建立健全配送制度。中药配送有其特殊性，有些中药的储存必须避光、防潮、防霉，温度和湿度都必须控制在一定的范围内。为了患者用药的安全有效，中药网络零售企业应当对药品配送的质量与安全负责。配送药品的方式分为两种：药企自己配送和委托物流第三方配送。药企自己配送时应当根据药品数量、运输距离、运输时间、温湿度要求等情况，选择适宜的运输工具和设施设备，配送的药品应当放置在独立空间并明显标识，确保符合要求、全程可追溯。

第七，做好凭证记录管理。为了应对日后可能出现的医药安全等方面的纠纷，保存好凭证记录等资料不仅是《办法》的明确要求，也是中药网络销售企业风险防范意识的一种体现，须做到：向个人销售药品的中药网络销售企业，应当按照规定出具销售凭证。销售凭证可以电子形式出具，药品最小销售单元的销售记录应当清晰留存。中药网络销售企业应当完整保存供货企业资质文件、电子交易等记录。销售处方药的还应当保存处方、在线药学服务记录等凭据。相关记录保存期限不少于 5 年，且不少于药品有效期满后 1 年。

二、强化责任

推动中药网络销售高质量发展的中药网络销售第三方平台是中药网络销售的重要搭载平台，承担着提供网络经营场所、交易撮合、信息发布等重要功能。此次《办法》的出台强调压实网络销售第三方责任，对第三方平台的管理提出了诸多要求。这些要求都是中药网络销售第三方平台需要注意的规范管理重点。

第一，应认真履行好备案义务。中药网络销售第三方平台应当将企业名称、法定代表人、统一社会信用代码、网站名称以及域名等信息向平台所在地省级药品监督管理部门备案。

第二，做好内部管理工作。中药网络销售第三方平台应当建立中药药品质量安全管理机构，配备药学技术人员承担中药药品质量安全管理工作，建立并实施药品质量安全、药品信息展示、处方审核、处方药实名购买、药品配送、交易记录保存、不良反应报告、投诉举报处理等管理制度。中药网络销售第三方平台应当在其网站首页或者从事药品经营活动的主页面显著位置，持续公示营业执照、相关行政许可和备案、联系方式、投诉举报方式等信息或者上述信息的链接标识。中药网络销售第三方平台保存药品展示、交易记录与投诉举报等信息的期限不少于 5 年，且不少于药品有效期满后 1 年。中药网络销售第三方平台应当确保有关资料、信息和数据的真实、完整，并为入驻的中药网络销售企业自行保存数据提供便利。

第三，履行好监督管理职责。事先检查方面，中药网络销售第三方平台应当加强检查，对入驻平台的中药网络销售企业的药品信息展示、处方审核、药品销售和配送等行为进行管理，督促其严格履行法定义务。事后处理方面，中药网络销售第三方平台若发现入驻的中药网络销售企业有违法行为的，应当及时制止并立即向所在地县级药品监督管理部门报告。发现存在以下严重违法行为，应当立即停止提供网络交易平台服务，停止展示药品相关信息：不具备资质销售药品；违反《办法》第 8 条的规定，销售国家实行特殊管理的药品；超过药品经营许可范围销售药品；因违法行为被药品监督管理部门责令停止销售、吊销药品批准证明文件或者吊销药品经营许可证；其他严重违法行为。如果中药网络销售企业的药品注册证书被依法撤销、注销，中药网络销售第三方平台不得展示相关药品的信息。

第四，认真完成相关部门要求的配合义务。中药网络销售第三方平台的配合义务主要有三项：一是中药药品上市许可持有人依法召回药品时，中药网络销售第三方平台应当积极予以配合。二是药品监督管理部门开展监督检查、案件查办、事件处置等工作时，中药网络销售第三方平台应当予以配合。药品监督管理部门发现药品网络销售企业存在违法行为，依法要求第三方平台采取措施制止的，第三方平台应当及时履行相关义务。三是药品监督管理部门依照法律、行政法规要求提供有关平台内销售者、销售记录、药学服务以及追溯等信息时，中药网络销售第三方平台应当及时予以提供。

《办法》的颁布能强化责任意识，帮助中药网络销售企业规避风险，实现更高质量的发展。

三、"AI 处方"[①]

近年来，由于国家政策的引领，我国在线医疗领域得到了迅猛发展。2018 年年初，全国的互联网医院加起来不过百家，但截至目前，我国互联网医院总数已超 1600 家，在线医疗用户规模达 2.98 亿。互联网诊疗的快速发展，对创新医疗服务模式、缓解百姓"看病难"发挥了积极作用。不过，在实践中，处方药销售不规范等问题也开始凸显。

质量与安全是医疗行业永恒的主题。为了确保患者的用药安全，此前我国《处方管理办法》《医疗机构处方审核规范》明确规定，医师在诊疗活动

---

① 该部分有关内容原刊发在《法治日报》2022 年 6 月 15 日，第 5 版。收录本书时文字略有改动。

中为患者开具药方后，药师要进行审核，但相关规范并未对"自动生成处方"这一行为进行明文禁止。"法无禁止即可为"，规范制定不明确，实践就会乱象丛生。现实中，一些平台选择"AI开方，客户直接取药"的模式，跳过传统的处方开具、审核环节，把开方直接变成了"卖药"。这类行为严重违反我国药品管理制度，也给患者用药安全埋下了风险隐患。《互联网诊疗监管细则（试行）》明确处方必须由接诊医师本人开具，禁止自动生成处方，符合目前互联网诊疗"回归严肃医疗"的主旋律，有助于将行业发展引回"保障人民健康福祉"的正轨。

要让严禁自动生成处方的规定落到实处，必须考虑各种因素。笔者认为，应从以下几点出发：

第一，应当明确人工智能等主体的地位。虽然我们将其称作人工智能，但其实它和部分助理医师一样，都是没有处方权的主体，《处方管理办法》《医疗机构管理条例》的规定还存在不足，它们的处罚对象还局限于"人员"。后续修改时应该考虑到人工智能等主体的特殊性，对仅由人工智能等自动生成处方的，应当与"使用非卫生技术人员"一样，直接追究医疗机构的责任。

第二，应当明确责任承担规则。无救济则无权利，同理，无责任则无义务。目前在互联网诊疗过程中，医疗机构与医师之间的权责依然通过合同调整，没有明确的法律规定。对于多点执业的医师来讲，在合同签订的过程中，医疗机构往往处于优势地位，如果合同约定"出具处方不当造成损害的，在医疗机构赔偿后应主要由医师负担"，那么医疗机构就实质上规避了损害责任的赔偿风险，有违权利与责任应当对等的原则。

第三，应当完善药品追溯体系。有关部门应当加大对处方源真伪的审核，对处方源建立严格的审查制度，完善关于处方源的法律法规。应利用互联网的优势，充分利用二维码识别功能做好在线处方的审查工作。同时，应当完整保留交易记录和交易证据，确保监管能够追根溯源。

第四，应当发挥行业协会、社会主体的作用。实践中，许多自动生成处方的行为比较隐蔽，自上而下的监管有时未必能够发现问题，此时依靠行业协会、患者委员会等中间组织，借助互联网本身的信息沟通优势，往往能够更为有效地发现问题、解决问题。

四、案例分析：管某云与北京京东叁佰陆拾度电子商务有限公司信息网络买卖合同纠纷一案

（一）案号

（2021）京 0491 民初 50493 号

（二）案情简介

2021 年 3 月 4 日，管某云在京东平台上的京东大药房请求开处方，并花费 31 元购买妇科用药"泰康红金消结片"用于妻子治疗乳腺结节，但因未修改用药人信息，导致用药人一栏仍为"管某云，男"。京东互联网医院医生未严格审核，仍然开出处方。管某云认为京东互联网医院未审核原告性别而开具治疗乳腺结节的处方，要求京东互联网医院按照《药品管理法》第 144 条第 3 款的规定退款并按照价款的 10 倍赔偿。

（三）裁判结果

法院判决如下：驳回原告管某云的全部诉讼请求。

（四）案例评析

本案的案情较为简单，是在网上药房购买中成药引发的买卖合同纠纷。原告管某云首先要求京东互联网医院根据其线下诊疗经历为其妻开具处方，并提供药品配货服务，案涉药品是中成药，也属于处方药。根据《互联网诊疗监管细则（试行）》第 18 条的规定，"患者就诊时应当提供具有明确诊断的病历资料，如门诊病历、住院病历、出院小结、诊断证明等，由接诊医师留存相关资料，并判断是否符合复诊条件。医疗机构应当明确互联网诊疗的终止条件。当患者病情出现变化、本次就诊经医师判断为首诊或存在其他不适宜互联网诊疗的情况时，接诊医师应当立即终止互联网诊疗活动，并引导患者到实体医疗机构就诊"，可以推测本案中京东互联网医院的医生并没有对管某云的线下诊断的病历资料进行审核，因为实际患病者是管某云的妻子，管某云本人并无线下诊断乳腺结节的首诊病历，互联网医院的医生却为管某云本人开具了诊断为乳腺增生的处方，其行为明显违背了《互联网诊疗监管

细则（试行）》第 18 条的规定。

网售处方药的流程是互联网医院提供处方开具服务，第三方平台提供信息撮合服务，零售药店提供药品配货服务。实践中，互联网医院、第三方平台、零售药店三方的运营主体可能同属于一个集团，京东互联网医院、京东购物商城、京东大药房都属于京东集团。京东互联网医院网售处方药的模式属于 B2C 模式，即企业作为供应方，通过互联网平台向个人销售处方药，这是我国网售处方药的主要模式。自建互联网医院的模式解决了处方来源真实性的问题。

在京东大药房购买处方药时，平台会提供京东互联网医院的问诊并根据用户的问诊信息提供开具处方的服务，再根据京东互联网医院的医生开具的处方提供处方药的销售服务，但是线下就诊的历史处方、病历、住院出院记录，这些可以判断病情的关键信息，属于可填可不填的项目，而用户填写的病情信息是否真实准确，无疑存在很大的不确定性。这种无须上传病历资料等就可以在网上轻易开具处方的乱象并不少见，也成为网售处方药的漏洞之一。2022 年新颁布的《药品网络销售监督管理办法》第 9 条第 1 款规定："通过网络向个人销售处方药的，应当确保处方来源真实、可靠，并实行实名制。"我国在网购处方药的过程中，实名制购买药品的要求已经落实到了实处，但是电子处方的开具还不严谨。

本案中，原告管某云在京东互联网就医过程中，医师并未充分尽到审核的义务，药师也并未审核处方的可靠性。但是目前我国针对这方面法律责任的认定与划分处于空白，监管也比较薄弱。北京大学医药管理国际研究中心主任史录文表示，目前，网络售药存在权、责、利划分不清的隐患，一旦患者出现用药安全的问题时，权益很难得到保障。[①] 本案中，原告管某云主张的是涉案药品为假药、劣药，认为北京京东叁佰陆拾度电子商务有限公司应当根据《药品管理法》第 144 条第 3 款的规定支付其赔偿金，原告管某云因未能举证证明因使用药品受到损害，所以法院并未支持管某云的诉讼请求。

---

① 参见《存漏洞！患者资料不全也可获"叮当快药"等 APP 电子处方》，载网易新闻网 2019 年 7 月 10 日，https://c. m. 163. com/news/a/EJON21SN05506TTE. html。

（五）法律风险识别与防控

药品安全关乎生命安全，网购处方药宜疏不宜堵，药品销售企业和第三方平台从最开始的注册环节到最后的配送环节都要注意风险的防控，保证其操作符合业务规范。

1. 开展网售药的主体应该具备相应的资质

就药品网络销售企业的主体资格而言，根据《药品网络销售监督管理办法》第 7 条和第 8 条的规定，开展药品网络销售的企业包括以下三种：（1）药品上市许可持有人；（2）药品经营企业；（3）中药饮片生产企业。药品网络销售企业应当按照经过批准的经营方式和经营范围经营。具体来说，药品上市许可持有人仅能销售其取得药品注册证书的药品，药品经营企业未取得药品零售资质的，不得向个人销售药品，中药饮片生产企业应当履行药品上市许可持有人相关义务。

药品网络销售企业需要建立报告与网络交易第三方平台备案制度。根据《药品网络销售监督管理办法》第 11 条的规定，药品网络销售企业应当向药品监督管理部门报告企业名称、网站名称等信息。信息发生变化的，应当在 10 个工作日内报告。药品网络销售企业为药品上市许可持有人或者药品批发企业的，应当向所在地省级药品监督管理部门报告。药品网络销售企业为药品零售企业的，应当向所在地市县级药品监督管理部门报告。2022 年 11 月，国家药品监督管理局颁布了《关于规范药品网络销售备案和报告工作的公告》，细化了药品网络销售企业报告的具体要求，并公布了报告的信息表的模板。根据《药品网络销售监督管理办法》第 18 条的规定，第三方平台应当将企业名称、法定代表人等信息向平台所在地省级药品监督管理部门备案。省级药品监督管理部门应当将平台备案信息公示。国家药品监督管理局《关于规范药品网络销售备案和报告工作的公告》进一步明确了第三方平台备案的细则。

药品网络销售企业和第三方平台都要取得互联网药品信息服务资格证书。根据《互联网药品信息服务管理办法》第 5 条、第 6 条、第 12 条的规定，药品网络销售企业和药品网络交易第三方平台都要以网站为基本单元，按照属地化原则向各省、自治区、直辖市食品药品监督管理部门申请互联网药品信息服务资格证书。

2. 注意避免销售实行特殊管理的药品

《药品网络销售监督管理办法》第 8 条第 2 款规定："疫苗、血液制品、麻醉药品、精神药品、医疗用毒性药品、放射性药品、药品类易制毒化学品等国家实行特殊管理的药品不得在网络上销售，具体目录由国家药品监督管理局组织制定。"2022 年 11 月 30 日，国家药品监督管理局发布《药品网络销售禁止清单（第一版）》，明确表示医疗机构制剂、中药配方颗粒也是禁止网络销售的药品，并列举了其他禁止通过网络零售的药品的清单。如果通过网络销售了这些实行特殊管理的药品，将会面临最低 5 万元的罚款。

3. 严格执行先开处方再开药的顺序，确保处方真实性

《药品网络销售监督管理办法》第 9 条规定，网上购买处方药实行实名制，药品网络零售企业应当严格按照有关规定进行处方审核调配，并且采取有效措施对使用过的电子处方进行标记，避免处方重复使用。严禁"先选药、再补方"的违规销售方式。首先，应该加强对于用户的线下首诊的病历资料的审查，避免"走过场式"问诊，保证开具的电子处方的合法性与规范性。其次，加强落实"执业药师审核"。2021 年 9 月，北京铁路检察院公益诉讼检察部门调查显示，3 家网络平台上有 28 家药店存在执业药师未依法履行电子处方审核责任的情况。具体问题包括：部分网上药店在接收线上购药订单后，执业药师未按照相关规定对电子处方进行审核就进入了线下配送环节，存在配送超过用量的处方药、执业药师未在处方上签名等违法行为。[①]执业药师对处方进行审核是网售处方药的关键环节，也是最后一道大门。第三方平台应该对药师审核处方进行更加严格的监管，保证药师审核制度得到真正的施行。

4. 重点监管处方药信息展示，规范销售流程

对处方药和非处方药要区分展示，并分别标注处方药、非处方药，在药品展示页面突出显示"处方药须凭处方在药师指导下购买和使用"的风险警

---

① 参见《无处方销售处方药，药师审核形同虚设……网上用药安全如何保障?》，载光明网，https://m.gmw.cn/baijia/2023－01/09/1303248993.html。

示信息，只向通过处方审核的用户展示处方药的包装、标签、说明书等信息，禁止提供处方药选择购买操作。一些网上药店甚至允许先卖处方药再补处方的违规操作。药品网络零售企业和第三方平台严格执行关于处方药信息展示的这一规定，就需要检查修改销售的流程和规则，运营方式可能也会随之发生较大改变。

5. 第三方平台建立药品质量安全管理制度

根据《药品网络销售监督管理办法》第 17 条、第 20 条、第 22 条的规定，第三方平台应当设立药品质量安全管理机构，建立并实施药品质量安全等管理制度，配备药学技术人员，按规定向所在地省级药品监督管理部门备案。对入驻平台的药品网络销售企业的药品信息展示、处方审核、药品销售和配送等行为进行管理，督促其严格履行法定义务。定期对入驻的药品网络销售企业的资质、质量安全保证能力等进行核验，发现不具备资质销售药品等严重违法行为的，应当立即停止提供网络交易平台服务，停止展示药品相关信息。第三方平台作为平台管理者，是实现药品网络销售规范健康发展的关键一环。从第三方平台的角度加强对网售处方药的内部监管，与药品监督管理部门的行政监管相互补充，长远来看有利于行业的规范健康发展。

6. 药品配送应当符合相关质量和安全要求

《药品网络销售监督管理办法》第 14 条第 1 款规定，网售处方药的配送应当选择适宜的运输工具和设施设备，配送的药品应当放置在独立空间并明显标识，确保符合要求、全程可追溯。许多药品销售企业使用普通快递邮寄药物，这导致配送环节存在一定的隐患。根据《药品经营质量管理规范》有关运输与配送的规定，药品的运输和配送都有严格的要求，甚至根据药物特性会具体到温度和湿度的标准不同。不符合配送要求甚至可能会影响药品质量，直接危及患者的生命健康。此外，普通快递也无法追溯全程，一旦发生事故，无法确定到底应该由药品销售企业还是中间的快递商承担责任。所以说，药品销售企业委托配送的，应当选择具有相应的配送资质的配送公司，并对质量管理体系进行审核，与受托企业签订质量协议，约定药品质量责任、操作规程等内容，并对受托方进行监督。

第五节 "互联网＋上门采血服务"[*]

2022 年 7 月 11 日，国务院办公厅发布《关于同意建立数字经济发展部际联席会议制度的函》，同意建立由国家发展和改革委员会牵头的数字经济发展部际联席会议制度，其附件《数字经济发展部际联席会议制度》强调，联席会议应当协调制定数字化转型、促进大数据发展、"互联网＋" 行动等数字经济重点领域规划和政策，组织提出并督促落实数字经济发展年度重点工作，推进数字经济领域制度、机制、标准规范等建设。文件再次释放出对 "互联网＋医疗" 的利好信号。

在 "互联网＋" 风潮中，许多传统医疗服务开始与互联网结合，旨在提供更加便利、高质量的服务。其中，"互联网＋护理服务" 具有充分的代表性，而 "互联网＋上门采血服务" 就是其中一个典例。"传统护理" 与 "互联网＋" 的结合将改进传统血液检验的流程、提高就医效率，并对检验机构业务转型、未来的就医方式变革产生深远的影响。

一、"互联网＋上门采血服务" 的出现

2019 年 2 月 13 日，国家卫生健康委员会发布了《关于开展 "互联网＋护理服务" 试点工作的通知》及试点方案，对已经存在的 "网约护士" 进行了规范，明确规定 "互联网＋护理服务" 的提供主体应当取得《医疗机构执业许可证》并具备家庭病床、巡诊等服务方式的实体医疗机构，依托互联网信息平台，派出本机构注册护士，并要求派出的注册护士应当至少具备 5 年以上临床护理工作经验和护师以上技术职称。通过该轮 "筛选" 之后，"医护到家" "金牌护士" "护士帮" "泓华医疗" "邻家护理" 等服务机构，产品逐渐稳固并扩宽市场，走进公众生活。

其中便有 "互联网＋上门采血服务"，即医疗机构利用在本机构注册的

---

[*] 本节原刊发在《第一财经日报》2022 年 8 月 10 日，第 A11 版。收录本书时文字略有改动。

护士，依托互联网等信息技术，以"线上申请、线下服务"的模式为主，为出院患者或罹患疾病且行动不便的特殊人群提供上门采血服务。因其模式与网约车服务领域的滴滴打车类似，市场上也称"互联网＋上门采血服务"为"滴滴采血"。

与其他"互联网＋护理服务"相同，"互联网＋上门采血服务"的出现远早于 2019 年。"X 健康"App 早在 2015 年就为上海等城市提供上门体检服务。2016 年，美国弗吉尼亚州里士满的一家专注于上门抽血送检服务的初创公司 Iggbo 则在一年内分别完成了 600 万美元的种子轮融资与 1300 万美元的 A 轮融资。同时，不乏互联网公司进驻医学检验的案例：迪安诊断 2021 年年报显示，TOC 事业部已经开设居家自采、采血点采血套餐、线上检验科开单三类产品，在国内开设采血点超 500 家。

经过发展，"互联网＋上门采血服务"较为普遍的流程为：

第一，网上申请。患者在平台上填写基本信息后，即可进入服务流程选择血常规检查服务申请。

第二，护前首诊。医疗机构、服务机构在接到用户申请后提供服务前，应由医生对申请者进行首诊。由医生对其疾病情况、健康需求等进行综合评估，经评估认为可以提供血常规检查护理服务的，可签订格式化服务协议，下达护理服务医嘱，并派出具备相应资质的护士提供相关服务。

第三，派出护士、检验技师。护士、检验技师接到任务后准备好血液抽取用具即可前往用户住所，此时信息系统会显示派出中，并且可以利用 GIS 系统和 GPS 系统与用户共享位置信息，对护士到家时间做基本预判。

第四，血液样本的保存和运输。由护士将血液样本封存好带回医院血液检验室，或者通过运输员统一送往第三方检验机构检验。

第五，血检报告发放。患者可以直接通过网络平台查看电子检验结果及医疗机构的分析报告，纸质版则可通过邮政服务寄送到家。目前，"互联网＋上门采血服务"的市场已经形成。在美团、京东健康、支付宝、腾讯健康等平台上，都可以搜索到"上门采血"的相关服务。但这些服务的业务规模较小：大部分产品定价在 150～200 元不等（耗材大都需要单独另外购买），个别产品会有"超时间加收费用"的收费方式。同时销量也较少，能搜索到的销量最高的产品仅 500 余条评论，其他产品的月销量基本都在三位数以内。同时，这些产品的详情页面一般都有"提供正规医疗机构开具的评估文件、医嘱、处方""居家环境清洁、安全、温度适宜""具有攻击性、易产生过激反应，具有传染病的患者不在服务范围内"等要求。采血方式多以传统的静脉采血为主，亦有一些产品采取指尖采血的方式。产品评价则是清一色的好评，几乎没有中评、差评，消费者认可度较高。

二、产业发展困局：消费需求与供给均有限、法律风险仍存

目前，"互联网＋上门采血服务"产业的发展至少受到以下几个因素的制约：

第一，实际消费需求有限，公众对疾病风险的认知不足。"互联网＋上门采血服务"既可以看作"互联网＋护理服务"下的一个分支，也可以看作远程医疗中为诊断决定提供血检支撑，真正实现"足不出户医疗"的一个环节。

然而，无论是哪一种都面临极为有限的消费需求：从"护理服务"的角度理解，"上门护理"的对象一开始就是部分老年人群体。2019 年之前，鼓励"开展上门诊视""上门巡诊"的两个文件——国务院《关于加快发展养老服务业的若干意见》和国务院办公厅转发国家卫生和计划生育委员会等部门《关于推进医疗卫生与养老服务相结合指导意见的通知》中提到的对象都是行动不便或确有困难的老年人。第七次人口普查显示，我国有超过 2.64 亿的 60 岁以上老年人，其中失能老人的人数超过 4200 万人，然而在这部分老人中，愿意单独做血液检测的少之又少，而其他可能涉及血液检测的慢性病治疗管理，患者通常又需要到医院去完成其他项目，此时单独的"上门采血"就显得十分鸡肋。

而从"远程医疗的补充环节"进行理解，我国的远程医疗体系、市场发展尚不完全，尚且受到"禁止线上首诊""禁止自动生成处方"等限制，"血检支撑"的用武之地较小。

第二，人力、物力、财力的供给有限。国家卫生健康委员会办公厅《关于开展"互联网＋护理服务"试点工作的通知》中提出的试点方案对机构资质、护士资质提出了较高的要求，而同时拥有自己的互联网平台和实体护理站的互联网护理服务机构较少，且基础设施、资源供给集中于大城市，小城

市、广大农村地区的服务供给明显短缺。

护士方面，在"至少具备5年以上临床护理工作经验和护师以上技术职称"的要求下，资历较高的护士本职工作繁忙，且适应能力有限，年轻护士又无法马上投入上门工作，适格的护士较少，同时资源分布不均的现象同样严重。

此外，血液标本送检时间还受到限制，凝血项目、电解质项目、肝功及多数血液酶类生化项目等应当在2小时内检验，血常规项目要在4小时内完成检验，如果统一送往医院、第三方检测机构，那么采样范围就要受到限制，而如果依居住区设采血点，就意味着更多的人力、物力投入，而这与有限的消费需求是相矛盾的。

第三，法律风险依然存在。首先，"执业地点"的限制。《护士执业注册管理办法》第2条第1款规定："护士经执业注册取得《护士执业证书》后，方可按照注册的执业地点从事护理工作。"而参照《医师执业注册暂行办法》（已废止），执业地点是指医师执业的医疗、预防、保健机构及其登记注册的地址。因此，在2015年行业发展初期，护士上门进行护理工作的规范性还是存疑的。2016年，北京市卫生和计划生育委员会向国家卫生和计划生育委员会提出申请要求明确上门护理的合法性，国家卫生和计划生育委员会（机构改革后为国家卫生健康委员会）则通过批复的形式进行了明确：医疗机构以家庭病床、巡诊等方式开展的医疗服务，属于合法执业行为。由于实际上决定是否属于"非法执业"的权限在于各级卫生健康委员会，所以这通常被视作"上门诊疗、医护"的合法性在国家卫生健康委员会层面获得承认的标志。然而从法律层面上讲，该批复依然有所不足：一方面，"家庭病床、巡诊"与"上门采血"虽有重叠之处，但要说所有的"上门采血"都是"家庭病床、巡诊"过于牵强；另一方面，行政法上批复和通知的法律效力不足，严格按照法律条文进行解释，"上门采血"依然是"非执业地点执业"的行为，只不过是卫生健康委员会特别予以豁免，但此等豁免的权限是否统一、各地可不可以和北京的规定不同、国家卫生健康委员会是否允许地方限制"上门采血"、豁免是否一定要和"养老服务"相绑定……这些问题依然存在。其次，上门医疗服务责任风险。这包括护士、检验师的人身安全风险与医疗安全不良事故无法及时处理的风险。关于"上门医疗"的一项研究表明，接受上门服务的患者中，约14%的人经历过1次医疗安全不良事件，其中20%~30%的患者经历过药物问题或药物不良反应。医护人员也存在职业暴露或损伤的潜在威胁，35%的医生和6.5%的护士在家庭医疗服务中至少经历过1次锐器损伤。"上门采血"的特殊之处还在于，护士主要为女性群体，发生人身安全事故的风险较高。人身安全得不到保障连带会对护士外出服务的积极性造成影响。李鑫、秦月兰等人对三级医院13名护士开展"互联网＋护理服务"意愿调查后得知，多数护士对于"互联网＋"模式下的人身安全表示了担忧。护士A表示"护士大多是女性，一是担心在上门服务的路途中遭受不法分子的袭击，二是担心与患者家属发生纠纷，人身安全易受到威胁"；护士B则表示"在患者家中没有抢救设备，遇到突发情况不能及时处理，一旦发生意外，我们责任重大"。最后，多主体责任纠纷风险。例如，医疗事故取消举证倒置之后依然采取过错推定的归责原则，其原因在于假定医院的注意义务更高，然而在私人空间，此等假定是否成立尚且存疑。对于私人空间内的医疗事故纠纷，目前没有形成固定的裁判规则。又如，人口健康信息、健康医疗大数据、重要数据、个人信息与个人敏感信息、人类遗传资源信息等医疗健康行业数据的规范管理，涉及多个监管部门公布的多个文件，如何界定"信息处理者"仍是一个问题，责任纠纷风险发生的可能性依然很高。

三、产业发展破局：过剩产能转化、资源进一步整合、技术与规范革新

针对上述制约产业发展的问题，解决路径也是显而易见的，重点在于与我国医疗发展情况、互联网发展情况相适应。

第一，建立公众对疾病风险的认知，进一步鼓励远程医疗的发展。这是与我国公民的生活水平相适应的，并非一蹴而就。随着居民生活水平的上升，会有更多群体关注健康问题，除了"治本"——提高居民生活质量外，还可以适当进行宣讲引领；当各种远程医疗技术足够成熟时，政策应当适当放开，以保证其中各个链条能够对患者真正产生获益，形成"打包服务"。

第二，承接疫情后的核酸检测资源转化，同时加强资源合作。目前已经投入的大量用于核酸检测的资源日后也会转化为提供常规业务的资源，可以将其转化为血液检测资源。护士、采集点不足的问题，则需要医院、平台、第三方检测机构通力合作解决。例如，目前已经比较流行的"医院＋平台"

模式：平台免费向医院开放，解决"互联网＋"的服务运营问题，发挥流量入口和渠道的优势，医院则发挥区位优势，辐射辖区，利用其人力资源提供各种居家护理服务。

第三，通过技术手段和法律更新防范法律风险。"执业地点"问题属于法律范畴，应尽快通过制定司法解释等文件，跳出"发展养老服务"的"政策导向"逻辑，直接从全年龄患者层面明确上门护理、上门检验的合法性问题。

护士、检验师的人身安全风险则可以通过签署服务协议、明确双方权责，安排护士两人一组上门提供服务，为护士提供执行职务的条件与保障，包括但不限于为护士提供手机 App 定位追踪系统、配备一键报警装置、购买医疗意外险和人身意外险等措施。

在医疗事故责任认定的场合，应尽量保证提供服务全程录音录像，以保证侵权责任归属认定准确。至于多主体的责任分配纠纷风险，则可以通过合作协议的形式明确医疗机构和第三方平台的责任关系，通过格式服务合同明确医疗机构和患者之间的责任关系，提前做好纠纷应对准备来进行解决。

"互联网＋上门采血服务"是"互联网＋护理服务"的重要组成部分，在我国慢性病高发、老龄化程度加深的国情下具有实际价值。但是，目前该机制还处于初步探索阶段，一些市场因素、安全风险问题仍阻碍其进一步发展。不过随着"互联网＋护理服务"法律法规的健全、医疗信息复合型人才的增加、整个远程医疗体系的完善，该种模式能够得到全方位的完善，更好地服务于公众的生命健康和医疗事业的发展。

第六节　中医网约护士服务[*]

"互联网＋护理服务"是指医疗机构利用在本机构注册的护士，依托互联网等信息技术，以"线上申请、线下服务"的模式为主，为出院患者或罹患疾病且行动不便的特殊人群提供的护理服务。现实中，人们形象地称为

---

　　[*] 本节文字论述部分原刊发在《中国社会医学杂志》2021 年第 1 期。收录本书时文字略有改动。本节案例部分系收录本书时新补充。

"网约护士服务"。① "中医网约护士服务"则是以传统中医护理为内容的"互联网＋护理服务"。近年来,"网约护士"在市场上逐渐兴起并在 2019 年年初伴随着《"互联网＋护理服务"试点工作方案》(以下简称《方案》)的出台被纳入国家控制之下。中医护理在护理领域有其天然的优势和政策支持,"互联网＋中医护理"结合既是现实所需也是政策所向。目前"互联网＋中医护理"在我国正处于起步阶段,还未形成较为固定的发展机制并存在一定的风险。因此,对于"互联网＋中医护理"服务模式的研究与相关风险及防控机制的探索对于"中医网约护士服务"行业的发展和相关制度的完善具有一定的现实意义。

一、中医网约护士服务模式解析

中医网约护士服务模式不是中医护理与互联网信息平台的简单组合。从系统理论角度来看,其需要中医医疗机构、护理工作人员、互联网信息平台、政府部门等主体多元联动,是保险、监管等各种机制共同协调的结果。关于"中医网约护士"的具体模式解析如下(详见图 4 - 1)。

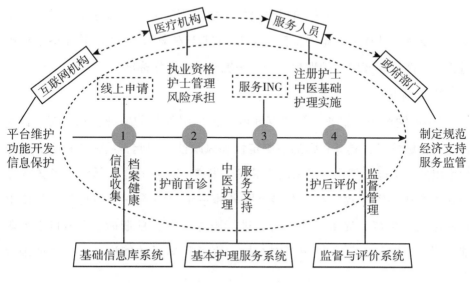

图 4 - 1 "中医网约护士"服务模式解析

① 参见国家卫生健康委员会《互联网＋护理服务试点工作方案》。

（一）服务主体及职能分析

1. 医疗机构

结合政策要求，开展"中医网约护士服务"的主体为中医医疗机构即各级中医、中西医结合、民族医医院、门诊部和诊所，[①] 并应同时具备三个基本条件：取得医疗机构执业许可证；已具备家庭病床、巡诊等服务方式；具备或已依托可提供"中医网约护士服务"的互联网信息平台。中医医疗机构是"中医网约护士服务"的核心提供者，在整个服务体系中承担着派出人员岗前培训与监督管理、软硬件设施供给与维护、医疗责任风险承担等职责。

2. 服务人员

中医网约服务具体应由中医医疗机构派出的注册护士实施。派出护士也应当具备三个基本条件：至少 5 年以上临床护理工作经验和护师以上技术职称；能够在全国护士电子注册系统中查询到；接受上岗相关培训并合格。由于"中医护理"属于专科护理，因此"中医网约护士"还应当接受过系统的中医知识和技能培训，即毕业于中医药院校或中医护理专业，或毕业于西医药院校，3 年内接受中医药知识和岗位技能培训时间大于等于 100 小时。派出护士最核心的职能就是"保障患者生命健康安全"，这要求其在整个护理过程中要严格遵守中医护理相关法律法规和技术操作标准。

3. 政府部门

"中医网约护士服务"是"互联网＋护理服务"的一种特殊形态，目前还处于初级阶段，具有较强的不确定性和风险性。因此，从整体社会利益的角度出发，不能全然由市场来决定其发生发展，政府的介入是维护整体医疗行业秩序所必需。政府部门在整个服务体系中扮演着重要的角色，具体承担制定服务规范、提供经济支持、进行服务监管三项职能。只有以上各职能得到基本履行，整个"中医网约护士服务"体系才能稳定、有序地进行下去。

---

① 参见张清林、胡孔法：《中医医疗机构信息化现状分析研究》，载《时珍国医国药》2019 年第 2 期。

4. 互联网机构

"网约护士"服务的互联网信息技术平台既可由医疗机构自主研发设计，也可由具备资质的第三方互联网研发机构提供。对于多数中医医疗机构来说，信息化建设还不够成熟，寻找第三方合作比自行研发更加方便可行。因此，第三方互联网机构也将成为"中医网约护士服务"的重要主体，其应当具备开展"中医网约服务"要求的设备设施、信息技术、技术人员、信息安全系统。第三方互联网机构在整个服务中担负着平台信息技术维护、新功能开发、信息数据管理等职能，其中特别需要注意的是个人信息安全保护工作。

（二）服务对象及项目内容

1. 服务对象

据国家统计局统计：我国患有慢性病的老年人有 1.5 亿人，占老年人总数的 65%，失能、半失能老年人约有 4000 万人，老年人上门护理服务的需求激增。所以，为了推动健康老龄化的发展，本次"互联网 + 护理服务"试点主要聚焦在这些高龄的失能、半失能老人的医疗护理需求上。此外，中医护理以整体观为指导，能够结合膳食、保健、康复等措施进行综合护理，对康复期患者的效果显著，因此，康复期患者也是中医网约服务的重要对象。除了上述两类人群以外，对上门中医护理服务有需求的出院患者、孕产妇、残疾人和临终患者等行动不便的人群均是"中医网约护士服务"的对象。

2. 服务项目

"辨证论治"是中医护理应当遵守的基本原则。因此，"中医网约护士"的服务项目也应以"辨证论治"为指导，针对不同患者不同病证实施个性化的护理服务，平台项目在设计时也应当考虑中医护理的此种特殊性。[①] 此外，由于家庭医疗设施的缺乏以及护士本身专业能力的限制，上门护理服务相较于院内发生危险的可能性更高。因此，除了"辨证论治"以外，服务项目还应当遵守"风险低、易操作"的原则。试点地区在调查研究充分评估风险的基础上，可以使用"正面清单"和"负面清单"相结合的方式予以

---

① 参见王晋芳、高宁、唐玲等：《中医开业护士培养的必要性及可行性分析》，载《中医教育》2019 年第 1 期。

明确,① 切实保障医疗质量和安全。

到目前为止,广东省、江苏省、浙江省均以"正面清单"的形式将"中医护理"纳入了整个服务项目体系中。其中,浙江省《"互联网 + 护理服务"服务项目》颁布时间最晚,但规定的中医护理服务项目最多,包括刮痧、拔罐、麦粒灸、隔物灸、悬灸、穴位敷贴、中药涂药、中药热熨敷、中药离子导入、穴位注射、耳穴贴压、经穴推拿、中药灌肠等适宜技术。综合各省的中医护理服务项目可以看出,试点省对于"中医网约护士服务"最初采取了较为谨慎的态度,但随着时间的推移呈现放宽的趋势。

(三) 平台功能及护理流程

1. 平台功能

基础数据库系统。数据库是服务的前提,患者进入平台的前置环节是信息的上传。该信息的核心在于患者目前的疾病情况以及治疗经历,以方便护士了解患者,辨证施护,而且每一次护理服务在平台都会留下相应的数据。长此以往可以依托平台为每一位患者建立电子健康档案。

基本护理服务系统。根据用户需求的多少,平台可选取日常服务量最大的护理项目设置基本护理服务板块,如为用户提供推拿按摩、拔火罐、刮痧等公众接受度较高的护理服务,方便用户直接从平台上找到相应的服务。

服务监督和评价系统。参照目前的网购物流系统,可将服务情况分为申请中、未分派、派出中、服务中、服务后评价等几个状态,患者及其家属可以清楚地了解到服务进行的情况,而医疗机构也可以通过这种方式对于工作人员进行过程监督。

2. 服务流程

网上申请。患者注册平台账号填写基本信息后,即可进入服务流程,选择服务申请。既可由患者自行申请也可由家属代为申请,对于有签约家庭医生(团队)的用户也可由家庭医生(团队)代为申请和管理。

护前首诊。医疗机构在接到用户申请后提供居家护理服务前应对申请者

---

① 参见王振宇、严娟、宋宁宏等:《医疗技术临床应用"负面清单"管理制度的建立与实施》,载《江苏卫生事业管理》2018 年第 4 期。

进行首诊。由中医医生对其疾病情况、健康需求等情况进行综合评估，经评估认为可以提供中医护理服务的，可签订格式化服务协议，[①] 下达护理服务医嘱，并派出具备相应资质和技术能力的护士提供相关服务。

派出护士。护士接到任务后准备好相应医疗用具即可前往用户住所。此时系统会显示为派出中，并且可以利用 GIS 系统和 GPS 系统与用户共享位置信息，对护士到家时间做基本预判。

护后评价。每次服务结束后，服务对象可以对派出的护理人员进行满意度测评，作为护理人员工作考核标准之一。护理人员也可对服务对象进行安全性评价，为医疗机构安排后续服务提供参考。

二、风险及应对机制

"中医网约护士服务"体系目前处于起步阶段，虽具有良好的发展前景，但是现实中不可避免地存在一些风险。

（一）医疗安全风险

《方案》的核心原则是以"人民健康"为中心，服务的质量与安全是决定"互联网＋护理服务"发展的关键因素，也是民众关心的首要问题。中医网约护士服务的服务场所一般来说为患者住所，缺乏相应的医疗设施，如果护理中发生意外，护士能够利用的应急设施较少。为了尽可能降低危及患者生命安全的医疗风险，可采取如下措施：第一，护前首诊必不可少。某些平台为了减少麻烦往往省略该环节，这样往往增添了发生意外的可能性。第二，保护患者知情同意。医疗机构实施服务前，应当与服务对象签订协议，并在协议中告知患者服务内容、流程、双方责任和权利以及可能出现的风险等。第三，进行岗前应急培训。医疗机构应当在派出护士前进行相关紧急情况的应对培训，以便能够在意外发生时尽可能降低对患者生命健康造成伤害的风险。

（二）护士安全及积极性

护理人员是服务的直接实施者，他们的安全和积极性直接影响着服务的

---

① 参见俞琪：《规范"网约护士"我省这样做》，载《浙江老年报》2019 年 5 月 17 日，第 14 版。

安全和质量。目前医患关系较为紧张，而护士群体主要为女性群体，发生人身安全事故的风险较高。人身安全得不到保障连带地会对护士外出服务的积极性造成打击。针对此种风险，可尝试采取以下措施：第一，禁止护士以个人名义接单，必须由试点医疗机构依托互联网信息技术平台，派出本机构注册护士提供"互联网＋护理服务"。第二，医疗机构或互联网信息技术平台应当为护士提供执行职务相应的条件与保障，包括但不限于为护士提供手机App定位追踪系统，配备一键报警装置，购买责任险、医疗意外险和人身意外险等。第三，合理制定服务价格与护理人员的福利机制。关于服务价格要发挥市场议价机制，参照当地医疗服务价格收费标准，综合考虑交通成本、信息技术成本、护士劳务技术价值和劳动报酬等因素。

（三）责任分配问题

"中医网约护士服务"体系涉及了多个主体，而多主体的存在导致了现实中发生医疗纠纷情况的复杂性。因此，对于医疗事故责任分配问题的解答将是现实所必需。医疗事故责任分配问题可探索如下机制：第一，通过合作协议的形式明确医疗机构和第三方平台的责任关系。试点医疗机构与第三方互联网信息技术平台应当签订合作协议，并在合作协议中明确各自在医疗服务、信息安全、隐私保护、护患安全、纠纷处理等方面的权责利。第二，通过格式服务合同明确医疗机构和患者之间的责任关系。试点医疗机构在提供"互联网＋护理服务"前，应与服务对象签订格式化服务协议，在协议中明确双方权利义务关系，签订知情同意书。第三，设定网约服务的医疗纠纷处理机构：试点地区应当建立"互联网＋中医护理"纠纷投诉处理机制，指定卫生监督部门或相关职能部门负责调查核实纠纷情况，妥善处理纠纷。

三、案例分析：成都巴莫科技有限公司与眉山肿瘤医院医疗服务合同纠纷一案

（一）案号

（2020）川 0121 民初 4517 号

（二）案情简介

2019 年 7 月 10 日，成都巴莫科技有限公司（本案中简称巴莫公司）与

眉山肿瘤医院签订了一份《职业健康检查委托协议》，由巴莫公司委托眉山肿瘤医院上门体检为其员工进行年度职业健康检查。巴莫公司员工付某友在岗期间的职业健康检查的必查项目为：血常规、尿常规、肝功（ALT）、血糖、心电图、X 胸片（DR）、电测听、肺功能、内科、外科、五官科。体检结果显示为："所查项目未见明显异常，可继续从事原工作。"2020 年 6 月，付某友确诊患肝癌，而在 2019 年 7 月的上门体检通过采血进行检验的血清肝功生化（ALT）检查结果中显示其肝功指标正常。2021 年 8 月，付某友因患肝恶性肿瘤病逝，巴莫公司为安慰付某友家属，向付某友之父付某成转账 31359 元。

巴莫公司认为眉山肿瘤医院做出的体检报告严重失实，对其员工付某友的身体状况造成严重的误导，并且给公司的管理造成重大损失，而且其注册地为眉山市东坡区湖滨路中二段 168 号，主管机关是眉山市卫生和计划生育委员会，根据相关法律法规之规定，眉山肿瘤医院仅能在其注册地进行职业健康检查或实施其他卫生服务，即使获批外出体检，也仅能在眉山市辖区内进行，不得跨区域实施，因此眉山肿瘤医院跨区域实施健康体检，违反了国家强制性法律规定。此外，眉山肿瘤医院还有资质外借、超越批检范围体检等违法违规行为。巴莫公司向四川省金堂县人民法院提起民事诉讼，请求眉山肿瘤医院退还巴莫公司已支付的体检费用并赔偿经济损失 4 万元。

（三）裁判结果

法院判决如下：被告眉山肿瘤医院未根据委托协议中约定的体检综合单价统一为 190 元/人进行收费，眉山肿瘤医院应退还原告巴莫公司职业健康检查费用 10330 元；驳回原告巴莫公司其他诉讼请求。

（四）案例评析

本案涉及的上门采血服务与"互联网＋上门采血服务"的流程区别在于，在派出护士和检验技师、血液样本的保存和运输、血检报告发放环节三个环节之前，"互联网＋上门采血服务"还要进行网上申请和护前首诊两个环节。目前并无通过互联网医疗平台进行上门采血引发纠纷的案例，一般涉及的多方主体都是利益既得者。[①] 本案中，眉山肿瘤医院进行上门体检，而上门体检属于互联网护理的服务内容之一，[②] 其中包括上门抽血送检的环节，而且双方的纠纷也是关于上门采血的血检结果引发的纠纷，所以以此案为切入点讨论"互联网＋上门采血服务"涉及的法律问题。

本案的争议焦点问题为：

1. 眉山肿瘤医院跨区域异地开展职业健康检查，是否属于违反法律、法规的强制性规定或者超越批检范围体检等违法违规行为。

首先，眉山肿瘤医院是依法成立的非营利性法人医疗机构，分别于 2015 年 12 月 28 日取得四川省职业健康检查机构批准证书，2017 年 7 月 11 日取得中华人民共和国医疗机构执业许可证，具有从事职业健康检查业务的资质。其次，眉山肿瘤医院根据《职业病防治法》对巴莫公司的受检员工进行职业健康检查，并根据《职业健康监护技术规范》（GBZ 188—2014）确定必检项目，诊疗科目中包括预防保健科、呼吸内科专业、健康体检等科目，并没有超越批检范围。眉山肿瘤医院出具的体检报告也是符合规范的职业健康监护报告，全面履行了《职业健康检查委托协议》约定的合同义务。最后，根据国家卫生健康委员会 2019 年 2 月修订的《职业健康检查管理办法》中第16 条 "职业健康检查机构可以在执业登记机关管辖区域内或者省级卫生健康主管部门指定区域内开展外出职业健康检查" 的规定，以及《民法典》第119 条、第 509 条的规定，眉山肿瘤医院根据签订的《职业健康检查委托协议》按照巴莫公司的要求跨区域异地开展职业健康检查，提供上门服务，是履行《职业健康检查委托协议》约定的行为，不违反法律、行政法规的强制性规定。

本案中的跨区域异地开展职业健康检查问题对应到"互联网＋上门采血服务"中典型的法律风险之一就是"执业地点问题"。网约护士上门采血服务行为属于"多点执业"，国内对于护理人员"多点执业"的政策并未全面实施。护士多点执业是指护士在一所医院注册后，就可以在多个医疗场所进

---

① 参见《"共享护士"有违规执业的"死穴"》，载《协商论坛》2018 年第 5 期。
② 参见陈可涵、宁丽：《"共享护士" APP 软件评价》，载《护理研究》2019 年第 11 期。

行灵活执业。① 根据 2021 年修订的《护士执业注册管理办法》第 2 条第 1 款的规定，"护士经执业注册取得《护士执业证书》后，方可按照注册的执业地点从事护理工作"，因此，网约护士上门采血的行为可能构成违规执业。自 2015 年广东省首次开始探索护士多点执业后，目前我国还缺乏一部能真正认可与保证护士多点执业合法性的法律。② 2019 年 1 月，国家卫生健康委员会办公厅发布了《"互联网＋护理服务"试点工作方案》。虽然上门护理获得了国家卫生健康委员会的官方认可，并在北京市等 6 个省（市）开展试点工作，但是非试点省（市）应结合本地区实际情况选取试点城市或地区开展试点工作。也就是说，目前网约护士上门采血的行为是否构成违规执业取决于当地卫生健康委员会的政策。

2. 眉山肿瘤医院是否应当就提供给付某友的血清肝功生化检查数据，对巴莫公司的受检职工付某友的病情承担相应的医疗责任。

首先，眉山肿瘤医院根据《职业健康检查委托协议》和《职业健康监护技术规范》，确定了付某友在岗期间的职业健康检查的必查项目，而肝癌的筛查及诊断，临床上需要再进行腹部 B 超等其他检查后才能做出诊断。眉山肿瘤医院并不就职业健康检查项目的选择而承担法律责任。其次，肝功生化数据是一个动态变化的指标，肝癌患者的肝功生化指标并非均为不正常，肝功生化指标不是肝癌疾病的诊断依据。最后，2019 年 7 月检查显示付某友肝功指标正常，2020 年 6 月，付某友确诊患肝癌，巴莫公司也无法证明付某友确诊肝癌与眉山肿瘤医院提供的血清肝功生化检查数据有因果关系。在本次医疗服务中，眉山肿瘤医院并没有过错，根据《民法典》第 119 条、第 509 条的规定，眉山肿瘤医院无须对付某友的病情承担责任，巴莫公司安慰员工家属的费用与眉山肿瘤医院也没有直接关系。

本案中，医疗责任的承担对应到"互联网＋上门采血服务"中典型的法律风险之二就是"医疗安全与医疗事故责任问题"。家庭环境不同于标

---

① 参见於舒、马建芬：《护士多点执业的现状分析与发展建议》，载《护理研究》2019 年第 10 期。

② 参见刘秋霞、孙鸿燕、余思萍等：《我国护士多点执业面临的法律风险及建议》，载《护理研究》2020 年第 4 期。

准化的病房，护理质量会受到一定的影响，在一定程度上增加了护理服务的风险。在应对突发事故时，护士可能缺乏合适的医疗器具进行处理。例如，某护士为一糖尿病患者上门通过 PICC 抽血，由于没有随身携带生理盐水冲管液而导致患者的 PICC 导管堵塞。此外，如果发生了医疗事故，"互联网＋上门采血服务"涉及医院、护士、网约护士第三方平台多主体之间的责任分配问题。中国人民大学法学院教授刘俊海表示："原来是为了方便对护士进行管理，遵循的是一个护士供职于一家医院的原则，依靠医院和护士之间的劳动合同，固化医院和护士的法律关系。"如果是线下实体医院开办的互联网医院提供护士上门采血服务，与传统的护理模式的责任承担一样。如果是由第三方提供平台，医院的护士在平台注册提供上门采血服务，第三方网约平台以仅作为中介提供护士、患者信息为由而拒绝承担责任的说法既不合理也不合法，更不利于对患者权益的保障。医院、护士、网约护士第三方平台之间的责任如何分配既合理又有效还能保障患者权益也是亟待解决的问题。

（五）法律风险识别与防控

提供"互联网＋上门采血服务"应当保证符合法律与业务规范。违规或者非法执业的风险可以从以下三个方面进行识别与防控：（1）护士提供上门采血服务的多点执业行为是否违规；（2）网约护士平台是否有诊疗资质；（3）网约护士提供的上门采血的服务内容是否存在违规操作。

首先，医院、护士、第三方平台都应该明确当地的卫生健康委员会是否颁发了相关的政策文件鼓励或者认可"互联网＋护理服务"以及护士多点执业模式，以确保开展网约护士上门采血服务的合法化。准备在网上接单执业的护士，应当先根据当地卫生健康委员会出台的相关政策向所在区卫生健康委员会申请区域化注册，将来就可在全市范围多点合法执业。其次，《"互联网＋护理服务"试点工作方案》规定了取得医疗机构执业许可证并已具备家庭病床、巡诊等服务方式的实体医疗机构，依托互联网信息技术平台，派出本机构注册护士提供"互联网＋护理服务"。笔者认为，试点方案明确对服务主体进行了严格限定，由社会力量推动的网约护士类 App 如果并没有与相关实体医疗机构签约合作，或者没有获得相关资质就从事"互联网 + 护理服务"，实质上就违反了行政管理规定，将可能受到相关行政管理部门的处罚。例如，由北京千医健康管理有限公司开发的应用程序"医护到家 App"即可提供网约护士上门护理服务，但其工商登记的经营范围中并不包含诊疗活动。上海市卫生健康委员会医政处相关人士明确表示，考虑到难以把控医疗风险，无法确保病人的健康和权益，上海从未批准过商业性平台直接从事网约护士服务，"医护到家 App"是不合法的。① 所以，网约护士平台应当保证其经营范围中包含诊疗活动，并且依托线下实体医疗机构，再开展互联网护理服务。最后，很多人利用"上门采血"服务进行胎儿性别鉴定。中国消费者协会专家委员会专家邱宝昌表示，虽然不是所有的采血都涉嫌违法，但是在能够推测出主要用途的时候，却依旧为其大开方便之门，网约护士平台已经在触犯法律边缘的地带试探。② 进行上门采血服务的护士应该严禁为非法目的提供上门采血服务，保证其服务内容的合法性。

为了提升"互联网 + 上门采血服务"中的医疗安全指数，避免发生医疗事故，应当提高网约护士的资质要求并加强专业技能和应急处理措施的培训。《方案》要求派出服务的注册护士"应当至少具备五年以上临床护理工作经验和护师以上技术职称"，严格实行准入制度能够保证"互联网 + 护理服务"的质量。根据《方案》中的相关规定，网络护士平台应当与试点医疗机构签订合作协议，在合作协议中，应当明确各自在医疗服务和纠纷处理方面的责任分配。一旦出现医疗纠纷，由医疗机构和第三方平台承担相应的责任。在"互联网 + 护理服务"中，应当做到服务行为全程留痕可追溯，建立医疗纠纷和风险防范机制，既保障患者的合法权益，也防范医疗法律风险。

---

① 参见《市卫健委：网约护士由实体医院派单，"医护到家"平台不合法》，载搜狐网 2019 年 8 月 28 日，https://www.sohu.com/a/336911333_778199。
② 参见《"网约护士"涉嫌违法操作 专家：平台责任不可推卸》，载百家号"央广网"2018 年 8 月 1 日，https://baijiahao.baidu.com/s?id = 1607560370581786634&wfr = spider&for = pc。

第七节　医药 O2O 服务 *

众所周知，O2O（Online to Offline）模式是线下线上相结合的一种商业模式，其核心理念就是把线上消费者带到现实的商店中，顾客可以在线挑选商品、在线支付，然后到线下的实体商店去提取产品或享受服务。药品互联网交易中的 O2O 模式是继 B2C 模式之后逐渐获得认可的一种新兴商业模式。在 B2C 模式下，线上线下更多的是竞争关系，而 O2O 模式下，线上线下相融合，两者是互补关系。相比而言，医药 O2O 这种以传统药店为基础、以线下资源为依托的模式更符合传统医药销售规范及政策，便于药品监管部门的管理。

但不可忽视的是，医药 O2O 行业的发展也面临诸多困境，尤其是难以有效击中用户痛点和建立有效盈利模式。作为曾首家拿到 A 轮融资、让业界羡慕不已的送药 O2O 企业——药给力此前因融资失败而宣布停止其主营的"1 小时良药送上门"业务，让业界在惋惜的同时，也意识到 O2O 企业存在缺乏创新导致竞争力下降的风险。

从政策法规层面来说，尽管目前还缺少与医药 O2O 相关的政策法规，但医药 O2O 在不断创新的同时，必须牢固树立法律意识，控制法律风险，避免新的商业模式触碰法律红线。

一、厘清医药 O2O 主体关系

由于医药 O2O 商业模式下至少存在三方主体即消费者（药品购买方）、商家（零售药店）及 O2O 服务商（医药 O2O 平台），因此其法律关系一般也应当是一种三方的复杂法律关系。实践中，还存在由商家或 O2O 服务商委托第三方物流进行药品送货上门，从而出现四方关系的情形。

---

* 本节文字论述部分原刊发在《医药经济报》2019 年 6 月 10 日，第 6 版。本节案例部分系收录本书时新补充。

首先，消费者与O2O服务商之间既可能是一种无名的服务合同关系，也可能是一种居间或委托的关系，应当根据消费者与O2O服务商之间的协议对双方权利义务和法律责任分配的情况具体分析。

如果平台只是提供药品及商家信息，不介入药品销售交易及由交易产生的纠纷，则可以认为消费者与服务商之间是居间合同关系。如果平台经营模式中还包括提供用药咨询服务或送货上门服务，但不对药品质量承担责任，则可认为两者之间存在有名的居间合同和运输合同以及无名的咨询服务合同的关系。如果平台不仅提供药品信息和相关用药咨询服务，还对药品质量作出了承诺，则可以认为消费者与平台之间不仅存在居间合同、委托合同及咨询服务合同的关系，平台还可能成为消费者与商家的药品买卖合同的担保人，从而与消费者构成担保合同关系。除了上述几种情形，实践中还要结合双方的协议具体判断。

其次，O2O服务商与商家之间可能是行纪关系或代理关系。但是，如果O2O服务商并不直接面对消费者，而只是通过自身平台的信息促成消费者与商家之间的交易，不负责药品的配送和代收货款，则将其归于居间合同关系更为合适。当然不同的O2O服务商与商家之间的协议不同，在实践中也可根据具体的协议约定确定其法律关系。

再次，在医药O2O模式中，消费者与商家之间是典型的买卖合同关系。消费者通过O2O平台下订单后相当于发出了要约，平台通过LBS（基于位置的服务）的技术选择最合适的商家并发出指令，商家做出回应后相当于做出承诺，消费者与商家的买卖合同关系成立。在O2O模式中，双方买卖合同中，权利义务及责任分配往往是根据事先标准格式文本的安排，只需要消费者对品种规格及数量做出选择，买卖双方合同的订立没有磋商的过程。

最后，再看O2O服务商或商家与第三方物流的关系。由于互联网药品销售通常都是由商家代办托运，因此，如果商家或O2O服务商没有自建的物流队伍，则还会与第三方物流形成运输合同关系。

二、各方可能面临的法律风险

(一) 消费者

对消费者来说，其主要通过 O2O 的平台获取商品信息，并向 O2O 平台或者第三方支付系统付款。此时，消费者的主要合同义务已经履行完毕，而风险随之而来。消费者无法通过不付款或者部分付款来制约商家，如果商家最后交付药品的质量和时间达不到合同约定的要求，消费者权益就易受到侵害。实践中，消费者在 O2O 平台有关用药的咨询建议下选择商品，收到商品后如果觉得不符合自己的需要，究竟是向平台还是商家主张权利，由于合同往往约定不明，消费者也就无法顺利维权。

(二) 商家

由于实体药店在线下经营中各项行政许可是完备的，因此，药品零售企业往往不太关注其在 O2O 模式下经营业务违规的风险。但根据《药品管理法实施条例》《互联网药品交易服务审批暂行规定》等规范性文件的规定，直接从事药品互联网零售业务的企业还需要取得互联网药品交易服务资格证书的 C 证。虽然 O2O 模式下通常认为实体药店仅从事线下业务，但如果与 O2O 平台合作的药品零售企业将平台作为一个宣传和推广产品的窗口，并通过平台与消费者发生了交易，则极有可能被认定为未经许可从事互联网药品销售，其后果自然不言而喻。此外，在 O2O 模式下药店对于处方药的销售要格外慎重。因为线下交易中，药店都是收到处方后才出售处方药，但 O2O 模式下（药店是售出药品后才向消费者收回处方）如果在这一过程中发生消费者无处方购药或是配送过程中处方灭失，而又没有电子处方证据可以调取，如此药店可能要承担行政法律责任。

(三) O2O 服务商

O2O 服务商具体的风险表现为以下几个方面：

第一，平台业务违规风险。根据规定，O2O 平台要想开展业务，必须先行取得 ICP 证，同时必须取得互联网药品信息服务许可证。此外，虽然 O2O 模式下通常被认为有别于 B2C 模式，平台不直接从事药品销售，因此，无须取得互联网药品交易服务资格证书,但是如果平台与药品零售企业及消费者的协议约定不明或实际运营过程中突破了信息服务提供者的角色定位则可能被行政机关认定为违法从事药品销售,则需要承担不利的法律后果。这种情形在金融O2O平台多有发生,医药O2O平台必须引以为戒。

此外,O2O平台的创新业务也可能发生违规,如某平台"在实体药店中引入网络医院的远程诊疗,配备血压、血糖、心电等智能检测硬件,变身社区居民的健康中心"的战略,从商业角度来讲当然无可厚非,但从政策法律角度来讲,可能会不符合我国当前对远程医疗业务的行政管制。

第二,信息审核不到位导致的消费者索赔。进驻O2O平台的商户类别不一,因此信息的真实性、准确性尤为重要。各平台对相关信息有基本审核义务,审核范围包括企业经营执照、药品销售行政许可、GSP认证、执业药师及负责人身份信息等。此外,信息的外在形式也是审核工作的重要一环,如理应在网页特定位置上注明的信息必须按照要求清晰呈现。

对医药O2O平台来说,往往为了达到其承诺的1小时或半小时送货上门,除了与连锁药店合作,还会引入大量的单体药店和社区药房。这种情形下就更需要严格审查,如信息审核不到位,导致消费者利益受损,则会面临后者索赔,有关部门的行政处罚也难以避免。

第三,药品质量和配送服务不合要求的风险。O2O模式下因为有关药品的规格、生产厂家和有效期以及物流配送的问题与消费者发生的争议,与B2C模式下商家与消费者之间经常产生的争议点相似。但从法律性质上来看,O2O模式中线下业务与线上业务的主体是不同的,最终与消费者发生纠纷时究竟如何认定责任承担主体,则需要O2O平台与消费者和商家在合同中有明确的约定,否则极可能发生平台与商家承担连带责任的情形。

三、风险防范建议

第一,应确保经营活动符合法律及业务规范。对医药O2O服务商来说,应当规范自身的经营范围,避免被行政机关认定为从事属于法律一般禁止、需要依法审查颁发许可证的互联网药品销售,同时应按规定办理ICP许可和互联网药品信息服务许可证。在实际经营过程中,与商家和消费者在签订合同时一定要明确法律关系和其信息服务中介的法律地位，避免出现业务定位的模糊而遭到行政机关的处罚。此外在发生业务创新时，一定要有法律专家的论证，避免发生商业上的美梦变成法律上的噩梦的悲剧。

第二，严格审查信息的真实性。在与药品零售企业合作时，应当详尽、确实地审查其资质，除对企业的营业执照、行政许可及 GSP 认证、负责人身份等普通的行政许可进行审查以外，还应审查其执业药师的配备和近 3～5 年的重大行政处罚以及其配送或运输药品的能力。如果审核不到位，导致消费者利益受损，是无法避免被消费者索赔及被行政机关处罚的。实践中，多数 O2O 平台虽然在与商家和消费者的协议中要求商家对信息真实性负责，但需要说明的是，从居间合同性质以及我国法律对格式合同的免责条款的限制来说，这种方式并不能使平台完全免责。

第三，通过协议明确各方主体间的法律关系和法律责任。通过上述对医药 O2O 模式下各方主体间法律关系的分析不难看出，在平台实际经营过程中，权利义务和责任的分配都依赖于各方主体间协议的约定来明确。在构建各方法律关系的过程中，有些法律风险一定要避免。比如，O2O 平台作为沟通消费者和商家的桥梁，不能同时与消费者和商家建立代理关系，这种双方代理的关系是我国法律明确禁止的；再如，合同中尽可能避免药品质量出现瑕疵时 O2O 平台承担连带责任的约定等。总之，需要重视 O2O 平台具体开展业务的方式中的潜在风险，在合同条款中灵活处理。

此外，对协议内容的审核是 O2O 平台对外商务合作中控制风险的重要手段，建议聘请专业律师对已签订的合同进行严格审查，找出风险点，做好风险应对和补救措施。今后签订的合同则务必要有律师的参与，从商务谈判到合同的起草、修改审查到最后的标准化合同文本库的建设，都由专业律师严格把关，避免不可预知的法律风险，导致平台发展陷入困境。

四、案例分析：众泰恒康（北京）医药发展有限公司与海南华一堂药业有限公司等合同纠纷案

（一）案号

（2021）京 0115 民初 23878 号、（2022）京 02 民终 3482 号

（二）案情简介

2021 年 3 月 26 日，众泰恒康（北京）医药科技发展有限公司（本案中简称众泰恒康公司）（甲方）与海南华一堂药业有限公司（本案中简称华一堂公司）（乙方）签订《产品推广代理补充协议书》。同时，廖某华在该协议书中载明《廖某华个人连带担保声明》。合同生效后，华一堂公司在各个网站向全国消费者公然以 51 元零售价低价销售，根据药品溯源码核实，全部是华一堂公司所售货物。众泰恒康公司多次致电要求华一堂公司撤回，华一堂公司认可是其销售，但拒不下架。华一堂公司的行为导致其他地区部分授权经销商也效仿，公然违反协议在网上药店销售。

众泰恒康公司提出诉讼请求：（1）判令解除原告、被告 2021 年 3 月 26 日签订的《产品推广代理补充协议书》；（2）判令被告给付原告清芝灵卵磷脂片药品共计 3429 盒（价值 174879 元）；（3）判令被告支付原告回购货物款 58392 元；（4）判令被告支付原告赔偿款 57150 元；（5）诉讼费由被告承担。

华一堂公司、廖某华答辩称：（1）众泰恒康公司并非本案适格的原告，华一堂公司也不应被列为本案的被告，请法院依法裁定驳回众泰恒康公司的起诉。（2）众泰恒康公司的第 2～4 项诉求即要求华一堂公司承担合同违约的法律责任无事实和法律依据，不应当得到支持。（3）众泰恒康公司的第 1 项诉讼请求即要求解除涉案协议书于法于理不合，不应当得到支持。

一审法院认为：涉案《产品推广代理补充协议书》系双方真实意思表示，内容合法有效，双方均应严格按照合同履行各自义务。《民法典》第 562 条第 2 款规定："当事人可以约定一方解除合同的事由。解除合同的事由发生时，解除权人可以解除合同。"涉案《产品推广代理补充协议书》明确约定禁止窜货，并约定"情节严重的，甲方有权单方解除本协议"。根据本案查明的事实，华一堂公司的指定配送商海南齐跃药业有限公司所购涉案药品出现在网上销售的窜货情形，众泰恒康公司多次就该情形催促华一堂公司进行处理，但华一堂公司未能协调将相应药品收回，最终由众泰恒康公司委托第三方将网售药品购回。故根据双方协议约定，众泰恒康公司有权要求解除

《产品推广代理补充协议书》。鉴于华一堂公司于 2021 年 11 月 26 日收到法院邮寄送达的起诉状副本等材料，故法院依法确认《产品推广代理补充协议书》于 2021 年 11 月 26 日解除。

涉案《产品推广代理补充协议书》中对于窜货的违约行为规定了多种违约责任，鉴于本案中所出现的窜货行为并非由华一堂公司直接导致，故结合华一堂公司的主观过错程度及众泰恒康公司的损失情况，法院对华一堂公司所应承担的违约责任酌情予以调整。对于众泰恒康公司委托第三人购回药品所支出的 58293 元，属于众泰恒康公司的直接损失，法院予以确认；对于众泰恒康公司所主张的赔偿款，法院依法调整数额为 17488 元。对于众泰恒康公司所主张的药品 3429 盒，法院不予支持。

二审法院认为：鉴于一审法院所作本案判决于"本院认为"部分提出"案涉《产品推广代理补充协议书》系双方真实意思表示，内容合法有效，双方均应严格按照合同履行各自义务"，而华一堂公司、廖某华并未提供有效证据佐证其上诉所提诉讼主张，对一审法院审理本案时所作认定及处理结果进行反证，故华一堂公司、廖某华上诉所提一审法院未对案涉合同的有效性进行审查便径直依据合同条款判决属于遗漏重要事实且认定事实错误、程序违法等诉讼主张，没有事实依据，其所提上诉理由不成立，二审法院不予采信，所提上诉请求应予驳回；一审法院审理本案，经听取当事人陈述，并经举证质证，所作判决认定事实、适用法律及处理结果并无不当，二审法院应予维持。

（三）裁判结果

一审法院判决：

1. 确认众泰恒康公司与华一堂公司签订的《产品推广代理补充协议书》（编号为 ZTHK20210326 琼）于 2021 年 11 月 26 日解除。

2. 华一堂公司、廖某华于本判决生效之日起十日内支付众泰恒康公司回购款 58293 元。

3. 华一堂公司、廖某华于本判决生效之日起十日内支付众泰恒康公司赔偿款 17488 元。

4. 驳回众泰恒康公司的其他诉讼请求。

二审法院判决：驳回上诉，维持原判。

（四）案例评析

本案属于合同纠纷。合同纠纷，是指因合同的生效、解释、履行、变更、终止等行为而引起的合同当事人的所有争议。

本案中，一审中诉的类型分为给付之诉和形成之诉。给付之诉和形成之诉这两种诉的类型不是相互排斥的，即确认之诉和给付之诉是可以同时提起的，只要符合起诉条件，人民法院就应该立案，如原告跟案件有直接的利害关系，有案件纠纷的事实和理由，原告的诉讼请求是明确的，属于人民法院的管辖范围等，确认之诉和给付之诉是可以发生在同一民事案件中的，因此本案中诉的类型分为给付之诉和形成之诉是正当的、合理的、合法的。给付之诉是指原告向被告主张给付请求权，并要求法院对此作出给付判决的诉讼，因此法院判决原告胜诉是给付判决，是具有执行力的。这里所谓的给付，并不仅指被告对原告金钱或实物的交付，还包括被告履行原告所要求的行为（作为或不作为）。本案一审中原告要求华一堂公司、廖某华于判决生效之日起 10 日内支付众泰恒康公司回购款 58293 元；华一堂公司、廖某华于判决生效之日起 10 日内支付众泰恒康公司赔偿款 17488 元，这两个诉的类型相同，都是给付之诉。形成之诉（又称变更之诉）是指原告请求法院运用判决变动已成立或既存的民事关系（或民事权利）或者特定的法律事实之诉，其实体法基础是原告所主张的形成权。一审中原告要求解除众泰恒康公司、华一堂公司及廖某华于 2021 年 3 月 26 日签订的《产品推广代理补充协议书》，这个诉的类型为形成之诉。

合同纠纷中民事法律行为有效，需要具备三个条件：主体适格、意思真实、不违反法律和行政法规的强制性规定。本案的上诉人和被上诉人都是法人，也有主体合格的法定代表人，因此两个法人都是具有相应的民事行为能力的行为人。因此合同纠纷中民事法律行为是否有效就要看当事人的意思是否真实，《产品推广代理补充协议书》系双方真实意思表示，那么就要看是否违反法律和行政法规的强制性规定，就要认定窜货的性质。窜货是商业行为，其目的是盈利。经销商跨过自身覆盖的销售区域而进行的有意识的销售就是窜货。也称为冲货。是经商网络中的公司分支机构或中间商受利益驱动，把所经销的产品跨区域销售的行为。但是，本案中的窜货只是一个合同的约定。只是双方之间的一个民事行为，至多只是承担违约责任，因此本案中的窜货不违反法律和行政法规的强制性规定。所以本案中的合同纠纷真实存在，民事法律行为有效。

（五）法律风险识别与防控

1. 要提前确定民事法律行为的效力

民事法律行为的有效需要具备下列条件：一是行为人具有相应的民事行为能力；二是意思表示真实；三是不违反法律、行政法规的强制性规定，不违背公序良俗。根据《民法典》的规定，民事法律行为人的类型包括：自然人、法人和非法人组织。民事行为能力，是民事主体以其行为参与民事法律关系、取得民事权利、履行民事义务和承担民事责任的资格。自然人的民事行为能力，是指自然人能够独立通过意思表示、实施民事行为的能力。法人的民事行为能力，是指法人作为民事主体，以自己的行为享受民事权利并承担民事义务的资格。法人的民事行为能力从法人成立时产生，到法人终止时消灭。

民事法律行为的有效是进行民事给付之诉的前提，因此原告在进行民事诉讼之前，应当提前确定自己民事法律行为的效力，避免打一场败诉的官司。

2. 避免合同违约，提前约定违约责任的条款

《民法典》第 577 条规定："当事人一方不履行合同义务或者履行合同义务不符合约定的，应当承担继续履行、采取补救措施或者赔偿损失等违约责任。"关于违约责任的承担方式和条款，双方如果不提前约定，一旦发生损失，受损失方的合法权益可能会得不到合理的救济。

具体而言，实务中需要注意以下要点：

第一，在合同条款中约定违约责任承担方式。当事人一方不履行合同义务或者履行合同义务不符合约定的，应当承担继续履行、采取补救措施或者

赔偿损失等违约责任。民事主体的双方应当提前在合同条款中约定违约责任的承担方式。

第二，违约责任条款约定。违约责任可由合同各方在合同里面作详细约定，对于延迟交付货物或者货款的可以约定延迟履行违约金，还可以约定一条总的违约条款："任何一方违反本协议导致本协议无法继续履行的，违约方需赔偿守约方违约金人民币×××元，该违约金不足以弥补守约方实际损失的，违约方应赔偿守约方所有实际损失。"

第三，明确损害赔偿的范围。当事人一方不履行合同义务或者履行合同义务不符合约定，给对方造成损失的，损失赔偿额应当相当于因违约所造成的损失，包括合同履行后可以获得的利益，但不得超过违反合同一方订立合同时预见到或者应当预见到的因违反合同可能造成的损失。经营者对消费者提供商品或者服务有欺诈行为的，依照《消费者权益保护法》的规定承担损害赔偿责任。

第四，规定具体的违约金金额或者损失赔偿金额的计算方法。民事主体的双方可以约定一方违约时应当根据违约情况向对方支付一定数额的违约金，也可以约定因违约产生的损失赔偿金额的计算方法，但是不能违反法律与行政法规的强制性规定，否则约定的内容无效。损失不可能正好等于违约金金额，因此受损失的一方约定的违约金低于造成的损失的，受损失的一方可以请求人民法院或者仲裁机构予以增加；承担损失的一方约定的违约金过分高于造成的实际损失的，承担损失的一方可以请求人民法院或者仲裁机构予以适当减少。

3. 提前约定合同解除的条款，降低彼此的损失

民事主体的双方可以根据合同内容约定解除条件。其中，保留解除权的合意称为解约条款。解除权可以保留给当事人一方，也可以保留给当事人双方。保留解除权可以在当事人订立合同时约定，也可以在以后另订立保留解除权的合同，通过提前约定合同解除的条款降低彼此的损失。合同解除时，应当注意不能混淆给付障碍与给付障碍发生的原因，如不可抗力是导致给付障碍发生的原因，但其本身非解除权的事由，此外要明确合同解除权的具体事由，正确适用法律。

4. 合理使用诉讼手段

当事人一旦无法协商解决，可以采取诉讼手段解决，但是应当合理使用诉讼手段解决纠纷。因为诉讼程序比较繁杂，周期较长，需要耗费一定的精力和财力，也有可能使民事主体双方的关系恶化。因此，双方主体应当合理使用诉讼手段，避免耗费过多的精力与财力。

特别需要注意的是，提起上诉应当具备实质条件与形式条件。上诉的实质条件有两个：一是上诉人与被上诉人需要适格；二是上诉人需要具有上诉利益。上诉的形式条件是法律规定的程序要求：一是裁判具有可上诉性；二是上诉需要在法定期间内提起，不服判决的上诉期间为 15 日，不服裁定的上诉期间为 10 日；三是上诉需要向一审法院的直接上一级法院提起；四是上诉需要采用书面形式。

第八节　医疗数据管理[*]

医疗机构拥有的数据量巨大，对医疗数据的使用，已不仅是简单的记录，还要包括数据分析、决策支持、风险预警等各个方面。例如，医疗纠纷最重要的证据之一就是医院提供的病案，但我们在医疗纠纷诉讼案例中发现，不少医院的病案存在疾病诊断和操作说明不准确、病案首页不完整、手术记录不完善等问题。如果没有及时对病案数据进行纠错和监查，一旦发生医疗纠纷，医务人员及医疗机构就会处于被动的位置。

因此，加强医院数据质量管理对于相关风险的防控就显得尤为重要。

一、健全法律与制度

医疗数据不同于一般的个人信息数据，它在医疗政策设计、全民健康管理等方面发挥着重要作用，如果发生严重的数据统计错误，可能威胁到民众

---

[*] 本节文字论述部分原刊发在《健康报》2021 年 9 月 23 日，第 7 版。收录本书时文字略有改动。本节案例部分系收录本书时新补充。

的生命安全。因此，医疗数据的输入、提取及管理分析，需严格参照相应的法律法规，秉承真实性及客观性两项基本原则，确保统计数据的质量。在数据质量出现问题之后，也要有相应的应急措施与处罚条例。

在制度设计方面，政府可为医院扩充信息化管理方面的人员编制，让医院拓宽部门建制，提升人员素质，从而提高数据质量管理能力。

二、提高监管效能

目前我国尚未建立医疗数据质量管理的常态化监管制度，政府应该明确监管的职责归属与具体措施，各管理部门应加强协作，提高对数据质量管理的行政监管水平。对于医院如何采集、使用、提交数据，应当作出合理的规定与规范，并落实监管制度。

信息管理部门应从技术上对信息系统的承建商进行严格监管，建议将对医院信息系统和医疗数据的监管纳入各省大型医院巡查工作实施方案和飞行检查中，并开通投诉举报渠道，让政府部门对医院数据管理的监管与处罚不仅限于每年度的绩效考核，而是通过多种途径，考察医院的数据管理能力和规范性。

三、加强人员管理

在医院智慧化程度不断提升的现实背景下，对专业人才的需求和对现有人员的培训显得尤为重要。

一方面，医院应培养专门的医疗信息统计人员，以提升数据分析能力；另一方面，医院要对全体员工进行医院信息化系统的培训，提高数据录入的准确性，让医院在系统使用方面的业务能力得到全方位提升。

同时，医院应制定并明确各部门相关人员的职责，临床、行政、监管等相关部门人员各司其职，提高工作效率。由此，提高输入质量，强化实时监控，监管层层把关，持续改进，医院的数据质量管理能力才会大大提高。

四、案例分析：吴某哲、韩某等侵犯公民个人信息罪一案

（一）案号

（2017）沪01刑终525号

（二）案情简介

2014年年初至2016年7月，被告人韩某利用其工作便利，进入他人账户窃取上海市××中心每月更新的全市新生婴儿信息，并出售给被告人张某峰，被告人张某峰再转卖给被告人范某萍。直至案发，被告人韩某、张某峰、范某萍非法获取新生婴儿信息共计20余万条。2015年年初至2016年7月，被告人范某萍向被告人李某出售上海新生婴儿信息共计25万余条，被告人李某将上述信息提供给被告人王某仆、黄某，并从中获利。2015年6月、7月，被告人吴某哲从被告人王某仆经营管理的大犀鸟公司内窃取7万余条上海新生婴儿信息。2015年5月至2016年7月，被告人龚某滨通过微信、QQ等联系方式，向被告人吴某哲出售新生婴儿信息8000余条，另分别向孙某2、夏某2（另行处理）二人出售新生儿信息共计7000余条。

（三）裁判结果

一审法院判决：被告人韩某犯侵犯公民个人信息罪，判处有期徒刑二年三个月，并处罚金5000元；被告人张某峰犯侵犯公民个人信息罪，判处有期徒刑二年，并处罚金4000元；被告人范某萍犯侵犯公民个人信息罪，判处有期徒刑二年，并处罚金4000元；被告人李某犯侵犯公民个人信息罪，判处有期徒刑一年九个月，并处罚金3000元；被告人王某仆犯侵犯公民个人信息罪，判处有期徒刑一年六个月，并处罚金3000元；被告人黄某犯侵犯公民个人信息罪，判处有期徒刑一年三个月，并处罚金2000元；被告人吴某哲犯侵犯公民个人信息罪，判处有期徒刑十个月，并处罚金2000元；被告人龚某滨犯侵犯公民个人信息罪，判处有期徒刑七个月，并处罚金2000元；查获的作案工具和退缴的违法所得，予以没收。

二审法院判决：（1）准许上诉人黄某、吴某哲撤回上诉。（2）驳回上诉人王某仆的上诉，维持原判。

（四）案例评析

本案中，被告人触犯的是侵犯公民个人信息罪。我国《刑法》第253条之一规定："违反国家有关规定，向他人出售或者提供公民个人信息，情节严重的，处三年以下有期徒刑或者拘役，并处或者单处罚金；情节特别严重的，处三年以上七年以下有期徒刑，并处罚金。违反国家有关规定，将在履行职责或者提供服务过程中获得的公民个人信息，出售或者提供给他人的，依照前款的规定从重处罚。窃取或者以其他方法非法获取公民个人信息的，依照第一款的规定处罚。单位犯前三款罪的，对单位判处罚金，并对其直接负责的主管人员和其他直接责任人员，依照各该款的规定处罚。"本案中，被告人韩某利用职务便利，违反国家有关规定，在判决的时候应当依照《刑法》第253条之一第1款的规定对韩某从重处罚。这里的利用职务便利是指在本人的职权范围内，或者因执行职务而产生主管、经手、管理单位的资金或者客户资金等权力。

本案中涉及三个主要问题：

第一，"从旧兼从轻"的问题。从旧兼从轻原则强调的是对人权的保障，它通过对国家公权力的限制和有利于行为人的法律适用得以实现。从旧兼从轻原则已作为一条最基本的刑法适用原则在审理刑事案件的司法实践中得到适用，但对案件宣判后执行完毕前是否适用该原则存在争议。本案系以案发时法律规定的罪名定罪处罚，因此法官判决时是正确适用法律的。

第二，共同犯罪问题。按照作用进行分类，共同犯罪可以分为主犯、从犯、胁从犯。主犯起主要作用，从犯起次要作用。如何判断一个人是主犯要根据他是否能对别人形成支配力。本案中，黄某不能认定为从犯，是因为他亲自实施了购买个人信息的行为，因此其发挥的作用也是十分大的。

第三，犯罪工具没收问题，坚持了罪责刑相适应的原则。没收犯罪工具的意义在于既使犯罪人不能再犯，又起到了威慑的作用，从而保护公民的合法权益和维护社会秩序。在确定应予没收犯罪工具范围的时候，要考虑犯罪工具的使用价值。

（五）法律风险识别与防控

刑事法律的风险点不仅是司法机关关注的问题，受害者也在关注。医药企业高级管理人员的刑事风险分布于企业经营管理的诸多环节，工程承揽、物资采购、财税管理、薪金管理等环节更是刑事风险的高发、易发环节，且这些环节的刑事风险绝大部分都是腐败型犯罪风险。本案中的公民个人信息的内容便是一个重要的刑事法律风险点。《刑法》第253条之一规定的"公民个人信息"，在最高人民法院、最高人民检察院《关于办理侵犯公民个人信息刑事案件适用法律若干问题的解释》中是指以电子或者其他方式记录的能够单独或者与其他信息结合识别特定自然人身份或者反映特定自然人活动情况的各种信息，包括姓名、身份证件号码、通信联系方式、住址、账号密码、财产状况、行踪轨迹等。

1. 刑事风险与民事行为

《民法典》第464条第1款规定："合同是民事主体之间设立、变更、终止民事法律关系的协议。"对于医药企业来说，合同风险是最常见的法律风险。合同风险涉及企业的对外经营和内部管理。《民法典》第469条第1款规定："当事人订立合同，可以采用书面形式、口头形式或者其他形式。"企业在设立过程中不规范，会为企业运行埋下隐患，并导致企业成立后内部纠纷频频，而有的在企业成立过程中就产生了纠纷乃至企业无法成立。刑法上涉及的罪名有虚报注册资本罪、虚假出资、抽逃出资罪等。

建议医药企业全面掌握刑事法律风险点。医药企业应当及时了解最新刑事立法、司法解释、行业相关法律法规及政策动态。作为掌握个人信息的职工人员来说，知法守法、提前防范才是保护其自身的权益的最佳途径。刑事立法、司法解释、行业的相关法律法规和政策动态的变化很多会影响企业的市场规模和商事行为，一旦不及时关注最新的动态，不仅可能会违法也会使医药企业的利益遭到不必要的损失。医药企业需要准确识别一般法律风险、刑事法律风险及其危害性，并及时调整切合实际的解决方案。在本案中，管理公民个人信息的职工便是医药企业需要注意关注的主体，他们的行为影响着医药企业的未来。医药企业可以采取各种合法、有效的方式来避免刑事风险。医药企业利润丰厚，因此这些企业经常因贪腐行为、商业贿赂、裙带关系、渎职行为、知识产权窃取等行为蒙受损失，因此，医药企业要格外重视企业内部调查和反腐败制裁，从而合理化解潜在的刑事风险危机。

2. 医药企业内部的责任分担

医药企业内部的责任分担不明确，就会使医药企业的法人遭受过度的责任，其自身利益受到严重的威胁。如果医药企业内部岗位承担的责任不明确，会出现交代的事情互相推诿，办事拖拖拉拉效率低，而且一旦出现问题根本就找不到责任人，更加侵犯医药企业的合法权益。在内部控制的责任明确的层面，医药企业管理层的认识不够深刻，未将内部控制建设纳入企业运营与发展的方方面面。医药企业应当更加关注由谁承担责任、如何承担责任，以及如何确定承担责任是否公平、合理等问题，因为这些问题会直接影响他们自身的企业声誉和企业利益，影响是否能获得追偿的价款。

建议医药企业对外积极寻求非诉讼途径解决问题。医药企业可以积极寻求非诉讼调解机构来解决问题。非诉讼解决机制有助于克服诉讼迟延、诉讼费用高昂等诉讼手段所具有的"短板"。医药企业的诉讼问题和其自身的利益息息相关，因此，若是寻求非诉讼途径来解决问题，可以有效避免医药企业自身形象被影响从而利益受损的问题。

第九节　医疗大模型规范运营与法律风控思考 [*]

目前，监管对医疗大模型的定位是生成式人工智能技术。因此，对于"医疗大模型"的监管归口部门可能包括《生成式人工智能服务管理暂行办法》列举的"网信、发展改革、教育、科技、工业和信息化、公安、广播电视、新闻出版等部门"和国家数据局，也可能包括垂直领域的卫生健康行政部门和中医药主管部门。如果涉及新药研发、新医药器械研发，还可能涉及国家药品监督管理局对于器审方面的监管。

一、医疗大模型运营规范风险点

第一，训练数据合法性风险。由于《数据安全法》《个人信息保护法》

---

[*] 本节原刊发在《第一财经日报》2023 年 11 月 29 日，第 A11 版。收录本书时文字略有改动。

《著作权法》等法律的限制，训练数据来源的合法性问题可能构成大模型开发的实质性障碍。无论是自身互联网业务等积累的数据、从第三方采购的数据还是互联网公开数据，都可能涉及告知同意、匿名化、版权保护等问题。

第二，网络安全风险。大模型是一套信息系统，通常以 SaaS 或 API 等方式向个人或企业提供服务。与其他信息系统和网络服务一样，大模型也面临常规的网络安全问题。大模型运营者应当根据《网络安全法》等法律及相关标准，采取适当的技术措施和管理措施，以保障系统免受干扰、破坏或者未经授权的访问，并依法办理网络安全等级保护备案和测评。规模或能力达到一定门槛的大模型，一旦遭到破坏可能危及国家安全、国计民生或公共利益，因而构成关键信息的基础设施需要按照《网络安全法》等规定，采取更加严格的保护措施。

第三，医疗内容准确性问题（"幻觉"问题）风险。大模型生成内容存在准确性、可靠性问题。由于大模型本身主要是通过文字相互联系的概率来生成内容，因此，在不实时核查的情况下基本无法保证输出内容的真实性和准确性，尤其是在应用于医疗领域的情况下，可能会影响诊疗的准确性。

第四，医疗宣传规制风险。《广告法》规定"通过一定媒介和形式直接或者间接地介绍自己所推销的商品或者服务"的属于广告。因此，如果医疗大模型输出对应内容的，可能存在被认定为属于"药品广告"的风险。

第五，相关应用被认定为"无备案/许可经营"的风险。《医疗器械分类目录》规定，诊断功能软件风险程度以其采用算法的风险程度、成熟程度、公开程度等为判定依据，不仅以处理对象（癌症、恶性肿瘤等疾病的影像）为判定依据。若诊断软件通过其算法，提供诊断建议，仅具有辅助诊断功能，不直接给出诊断结论，本子目录中相关产品按照第二类医疗器械管理。若诊断软件通过其算法（如 CAD、骨密度除外）对病变部位进行自动识别，并提供明确的诊断提示，则其风险级别相对较高，本子目录中相关产品按照第三类医疗器械管理。因此，如果相关应用未注册为医疗器械，则可能面临被认定为"未经备案/许可从事医疗器械经营活动"的风险。

二、医疗大模型运营企业风险规避路径

有计划想要布局医疗大模型产品业务的企业可采取以下有效措施来规避、消除风险：

第一，确定自身的产品定位为何并获取对应的资质，避免无资质开展相应活动。"医疗大模型"可能适用于不同的领域，包括"AI＋新药研发""AI＋医学影像""AI＋医疗机器人""AI＋健康管理""AI＋互联网医疗"等，其中，仅"AI＋互联网医疗"方面的应用属于互联网诊疗。

《互联网诊疗管理办法（试行）》明确，互联网诊疗是指医疗机构利用在本机构注册的医师，通过互联网等信息技术开展部分常见病、慢性病复诊和"互联网＋"家庭医生签约服务。因此，"医疗大模型问诊是否属于互联网诊疗"，取决于是否有配套的互联网医院（阿里健康西安高新互联网医院、成都双流华府医院桃子互联网医院等），以及是否通过末端应用提供相应的诊疗服务。

规范管理方面，首要应当确定自身的产品定位，如属于互联网诊疗产品的，需要联系或建立对应的实体医疗机构并申请设置相应的互联网医院，并在医师资源、病历管理、药品配送、处方开具上满足相应要求。例如，仅作健康管理，不涉及诊疗活动的，必须明确自身产品不具有"医疗目的"，仅"预期用于健康管理、目标人群为健康人群、记录统计健康信息"用。

第二，应当采取数据清洗等方式确保去除公开数据中的违法和不良信息及个人信息，保证训练数据依法依规。医疗大模型收集用户数据的要求，需要遵循合法、正当、必要的原则，不收集与所提供服务无关的个人信息。

可以参考 2019 年 3 月公布的《App 违法违规收集使用个人信息自评估指南》的评估项检查信息收集是否符合业务规范。医疗大模型收集用户数据的红线行为包括未公开收集使用规则；未明示收集使用个人信息的目的、方式和范围；未经用户同意收集使用个人信息；违反必要原则，收集与其提供的服务无关的个人信息；未经同意向他人提供个人信息；未按法律规定提供删除或更正个人信息功能或未公布投诉、举报方式等信息。

收集互联网公开数据时，为让其符合法律与业务规范，还需要履行告知

同意程序、匿名化程序、提供拒绝渠道等操作。此外，应当注重数据集标注机制，通过标注实现防止生成政治不正确、色情暴力、歧视性信息等违法和不良内容，实现内容安全。

第三，应当注重运营阶段的审核，通过建立完整科学可落地的审核机制，对用户输入的信息和大模型产品输出的信息进行审核。建立应急制度，在发现时需要第一时间报告有关负责人，有关负责人应报告属地网信部门，组织协调相关用户和发布平台删除违法违规内容，并在事后对训练标注、内容审核等环节暴露出的不足进行整改。

第四，注重医疗大模型搭载"医院推荐"的风险防范，避免违规线下引流等嫌疑。对于自然搜索结果，2023 年 2 月国家市场监督管理总局发布的《互联网广告管理办法》明确，对于竞价排名的商品或者服务，广告发布者应当显著标明"广告"，与自然搜索结果明显区分。搜索引擎根据算法输出的内容，与大模型输出的内容存在一定的相似之处。

医疗大模型搭载"医院推荐"的风险，主要集中在"是否收费、是否存在控制内容的行为"，如存在收取广告费或存在算法歧视影响公平竞争的行为，可能被认定为属于需要监管的医疗广告。为避免违规线下引流等嫌疑，建议在展示页面上标注经营范围、患者重合度、患者占有率等客观因素，并明确"系综合现有信息而作出，不代表任何实际诊疗建议"。

第五章　风险识别与防控研究专题三：大健康新兴产业篇

除医疗服务、医药保健产品、营养保健产品等产业之外，一个具有巨大潜力的新兴产业大健康产业还应包括医养结合、运动医学、基因测序等多个与人类健康紧密相关的生产和服务领域，构建"防—治—养"一体化产业模式。近年来，国家高度重视"健康中国"建设，出台了一系列的利好政策鼓励支持大健康产业的发展，国民健康意识也不断提高，健康理念贯彻到了方方面面。趁此东风，大量资本加速涌入大健康领域，大健康产业的投资、并购日益频繁。与此同时，大健康企业的数量、产品的种类不断增多，大健康产业的整体容量、涵盖领域、服务范围正在不断扩大，涌现出一批新型医疗健康类机构，呈现出市场与政策双轮驱动的格局。同时，我们注意到大健康新兴产业的发展伴随风险，需要增强风险意识，积极防范。

第一节　运动医学产业风险及防控 *

近年来，体育运动在人们生活中受到的关注越来越多，与其相伴而生的运动医学领域也逐步走进大众视野。2015 年至 2021 年，中国运动医学市场的年复合增长率达 23.4%。在运动医学领域上下游产业链中，三个月内确定

---

　　* 本节文字论述部分原刊发在《第一财经日报》2022 年 6 月 22 日，第 A11 版。收录本书时文字略有改动。本节案例部分系收录本书时新补充。

交易，半年一轮融资的案例早已屡见不鲜。那么，"运动医学热"可持续吗？未来市场将如何发展？

一、运动医学市场前景广阔

运动医学是医学与体育运动相结合的一门基础和临床多学科综合性应用的医学学科，在临床上以膝、肩、肘、髋、踝关节运动伤病为主体，开展较大规模的各类关节镜和切开手术。运动医学产品主要分为关节镜系统和植入物，其中关节镜系统包括关节镜、动力系统和辅助设备等，是运动医学相关疾病的必备检查和治疗工具，植入物则包括固定装置、软组织重建物和相关配套工具等。

据国金证券研报，全球医疗器械以 5%～6% 的年复合增速稳健增长，骨科则占据其中约 9.8% 的市场份额，而这之中运动医学占比约 11%，是骨科第五大细分领域。

数据显示，2018 年全球运动医学市场规模接近 60 亿美元，同比增长 8%，高于传统骨科市场规模 5% 左右的增速，预计 2024 年全球运动医学市场规模将超过 90 亿美元，未来有望成为骨科市场中增长最快的细分领域。2018 年，中国骨科市场总值为 262 亿元，其中创伤骨科、关节和脊柱骨科市场规模均在 70 亿元以上。

与该高速增长相对的是相当有限的供给。在我国关于运动医学的研究起步较晚，少数医疗机构开设了独立的运动损伤的亚专业。相关数据显示，北京大学第三医院运动医学研究所目前年门诊量达 10 万余人次，年手术量 7500 余例并逐年增长，仅前交叉韧带重建手术每年已经超过 3500 例，居全国首位。运动医学领域"供不应求"的情况展现出了极为广阔的投资前景。

二、资本争相布局

自 2021 年起，运动医学领域呈现出一派欣欣向荣的景象。在运动医学领域的上下游产业链中，三个月内确定交易、半年一轮融资的案例屡见不鲜。

2021 年，至少 7 家同类企业获得了总额不低于 5 亿元的多轮融资，投资方包括高瓴资本、君联资本等知名机构。2022 年年初，运动医学器械企业天星博迈迪已获得数亿元的 B 轮融资。

目前，国内相关企业正积极布局运动医学领域，得益于国内医保限价和国家战略大力发展国产医疗器械，国产骨科产品正逐渐取代进口品牌，创伤领域国产品牌销售份额已经实现反超，国产器械的发展势头迅猛。

其中，上市公司主要包括凯利泰（利格泰）、大博医疗、春立医疗、威高等，其中凯利泰（利格泰）产品线较全。非上市公司主要有德美医疗、杭州锐健、北京天星等。从产品注册证数量及产品线完整度来看，利格泰、德美医疗、北京天星、杭州锐健暂列国内运动医学企业第一梯队，在此赛道上的国内企业还有依靠传统骨科发展运动医学的大厂，如春立医疗、威高、大博医疗、纳通医疗，以及运怡医疗、青岛九远、中安泰华、瑞朗泰科等新兴企业。

三、政策支持民营运动康复机构

从政策来看，我国运动康复产业发展趋势持续向好，民营运动康复医疗机构的政策环境持续宽松有利。

从经济环境来看，中国的医疗健康消费水平与发达国家相比尚处于初级阶段。国际发展经验表明，当人均可支配收入超过某个"临界点"时，医疗健康消费会呈现加速发展态势。据统计，2019 年居民消费价格中，人均医疗保健消费为 1902 元，占全部消费支出的 8.8%，较 2018 年增长 2.4 个百分点。由此可以看出，我国居民在医疗保健中的消费投入占据不小的比例，也有一定的上升空间，消费潜力较高。

从社会环境来看：首先，随着居民收入的提高，一、二线城市居民的消费观念、健康认知逐步向发达国家靠拢，促进全国居民人均医疗健康消费逐年提升；其次，大众生活方式与工作环境的改变为运动康复产业发展奠定了基础，随着社会竞争压力加大、生活与工作节奏越来越快，处于亚健康状态的人群有所扩大；最后，在老龄化以及医疗消费升级两方面因素影响下，我国社会医疗健康需求将在可预期的未来呈现总量快速增长趋势，表现为多元化、结构化、动态化的格局。

从技术环境来看，远程医疗系统可以针对每个患者的独特需求制定个性化康复计划，并配有生物特征数据监控、多渠道患者教育等功能。全民健康信息平台提供患者的疾病数据、体质数据、就诊数据、手术数据，将为康复治疗师制定康复方案提供重要参考依据。

在全球新一轮科技革命与产业变革日益加快的背景下，国务院《关于加快发展康复辅助器具产业的若干意见》的发布，使人工智能、脑机接口、虚拟现实等新技术为运动康复产业提供了技术支持与驱动；外骨骼康复机器人、仿生义肢、虚拟现实康复设备等产品研发使一批高科技智能水平的康复器械进入市场，民营运动康复机构可以使用这些先进医疗设备为患者提供高质量、体验好的运动康复服务。

四、运动医学市场投资六大风险

作为新兴行业，除了巨大的市场潜力，在运动医学市场"入局者"显著增多的背后，市场投资隐患也应予以注意，其主要包括六大风险：政策风险、法律风险、人才风险、财务风险、利润分配和退出风险以及群众风险。

对于政策风险，我国早期的康复医疗服务大多以外资在国内发达城市设立的独立医疗机构形式存在，随后公立医疗机构开始设置康复科门诊，但所提供的服务内容距离高水平康复治疗有差距且大多数康复科有名无实。2015年之后，民间资本开始大规模进入康复行业，投资康复综合医院或运动医学诊所等独立民营医疗机构，专注于以运动系统康复为主、部分心肺或神经康复为辅的业务范围，并有意识地按照国际性标准进行机构筹建、产品打造、队伍建设，涌现出一批可圈可点的康复医疗机构。医疗行业涉及的监管机构很多，虽然当前政策环境和导向支持社会资本举办非营利性医院，但是操作层面上，具体该如何办理、如何审批，各地都尚未出台具体的操作流程和引导措施，因此，在投资过程中的审批风险是存在的。

对于法律风险，由于我国运动康复市场还处于早期发展阶段，各方面法律法规不健全，各种经营形式与不规范经营现象也屡见不鲜。许多健身俱乐部、美容美体中心等不具备医疗资质的商业机构也打着运动康复的旗号宣传推广，使本来就不被熟知的运动康复概念在大众心目中越来越混乱，加重了真正的运动康复机构的消费者教育工作的负担。

此外，由于相关法律尚未出台，运动医学市场的投融资过程中极易出现资金纠纷，目前来看只能参考《民法典》的相关法律精神，遵循自愿、平等、诚实信用等基本原则加以解决。而对于运动医学领域中的影响品牌形象、融资规模、医患纠纷等关键问题，国内并没有足够的法律条文作为保障。

关于人才风险，目前，我国康复领域从业人员学历以本科和专科及以下为主，缺乏高层次的专业人才，2017年才开始招收第一届医学技术（康复治疗学）硕士。每年医学院校培养的康复治疗师约700人，但硕士及以上学历人数只有几十人，远远满足不了社会需求。

这背后有以下几点原因：第一，我国在康复人才的培养层次、模式、目标和专业细分等方面缺乏顶层设计，不利于尽快培养高素质的康复人才。第二，运动康复治疗师数量、质量及稳定性不尽如人意，多数管理人员从事医疗行业经验有限，兼顾医疗与管理的复合型人才缺乏。第三，运动康复师在医疗系统内没有处方权，导致其社会地位和收入都与医生差距较大，许多运动康复师因为得不到重视和合理的收入而离开运动康复行业。第四，运动康复师不仅需要掌握医学知识，更要了解运动科学，但中国大部分运动康复师为体育院校运动康复、运动人体科学专业出身，而医学院出身的康复师又对体育运动了解不深，复合型人才极度稀缺。

关于财务风险，医院属于重资产、重技术行业，从前期建立医院到成功运营一家医院，成本非常高且需要长期持续投入。医院品牌的建立主要依靠技术力量，越有资源、时间越长，越能做出名气、打响品牌。要控股现有医院，投资人需要在短时间内投入大量资金，这也是一个较高的门槛。与此相对应的是，我国运动康复行业发展还处于初级阶段，大量患者在遇到肌肉、骨骼问题时往往会直接求助于医院骨科而鲜少考虑康复科，再加上大众对于民营医疗机构的信任度较低，民营运动康复机构的发展任重道远。

在投资并购过程中，财务风险必须引起重视。由于相当多的医疗机构长期运行于非市场体制下，管理水平参差不齐，其业务及财务系统、日常经营和财务信息，以及相关管理人员的技能及经验可能难以完全满足投资人投前评估及投后管理的需求。此外，某些医疗机构的财务信息还可能存在不符合财务规范甚至人为修饰的情况，不能完整表现出医院的运营真实情况。投资人需要在投资前进行充分的尽职调查以识别潜在风险。并购整合需要大量的资金支持，无论是企业自有资金还是融资所得，企业都需要时刻关注自身的资金链。资金链紧张，影响的不仅是投资并购活动，甚至还有企业的存亡。

关于利润分配和退出风险，根据当前规定，非营利性医疗机构所得收入除规定的合理支出外，只能用于医疗机构的继续发展。从目前社会资本投资的利润分配模式来看，利润主要通过药品集中采购取得差价、收取医院管理费来获得，退出途径尚没有成熟的模式可供借鉴。

关于群众风险，运动医学的发展还需要进行消费者教育。第一，我国大众康复意识普遍淡薄，主要关注医疗体系中的急性期阶段，而没有意识到手术成功并不代表功能恢复。康复医学的意义长期得不到应有的重视，直接导致了康复医疗机构盈利困难。第二，部分民营医疗机构广告中存在虚假信息，夸大治疗效果。这种过分注重短期经济回报而不维护长期企业形象的违规经营行为，透支了大众对民营机构的信任。第三，健身俱乐部、美容美体中心等造成消费人群分流的同时，使真正需要运动康复的患者贻误了病情，错失了真正了解运动康复疗效的机会，而其中部分患者也将对周围人群传播有关运动康复的不良口碑。

五、运动医学该向何处去

从行业发展角度，运动医学应加强人才引进培养、内部投资管理、搭建商业模式。

从人才角度，现阶段龙头医疗机构资深康复专家大多来自外聘，企业内部的康复治疗师以国内各大体育院校、医学院运动康复系相关专业的大学生为主，这些毕业生理论有余而实操不足。基于此，成立俱乐部等相关组织用于进一步高效聚集行业人群，可以为自身人才储备提供支持并探索依靠优势人力资源驱动运动康复行业发展的模式。

于投资者而言，需要加强内部投资管理，关键是资金管理与风险管理。资金管理要符合企业战略和行业环境，否则只会增加资金的机会成本；要保持合理的资产结构，保持充裕的资金流，通过资产管理来避免外部影响，如利率变动等。风险管理需要由组织、人和制度构成。成立风险职能部门，任命风险经理，并由风险管理的专业人士担任，建立完善的风险管理制度。风险管理的机制与体系可帮助企业及早发现并成功规避风险。

在商业模式上，我国康复医疗机构商业模式包括专业性康复医疗机构和综合性医院康复科。结合我国运动健康管理行业处于初创期、消费者教育不够深入等特点，我国的运动医学机构必须注重康复服务产品化、树立品牌意识、加强与医院联动，推动三级康复医疗服务体系、完善人才培养体系、落地社区合作、开发康复衍生产品服务等策略。

面对机遇与挑战并存的运动康复行业，有待于行业各方的持续推动与努力。随着政策进一步支持、各类运动康复医疗机构的妥善经营，运动康复行业在健康中国的大背景下将会获得良好发展。

六、案例分析：大博医疗科技股份有限公司与瑞士斯恩蒂斯有限公司（SynthesGmbH）等侵害发明专利权纠纷上诉案

（一）案号

（2021）最高法知民终 148 号

（二）案情简介

瑞士斯恩蒂斯有限公司（本案中简称斯恩蒂斯公司）是专利号为 ZL03827088.9、名称为"一种用于治疗股骨骨折的装置"发明专利的权利人。大博医疗科技股份有限公司（本案中简称大博公司）是一家中国上市公司，专门研发、生产医疗器械。湖南德荣医疗健康产业有限公司（本案中简称德荣医疗健康公司）、湖南德荣医疗器械物流配送服务有限公司（本案中简称德荣医疗器械公司，德荣医疗健康公司、德荣医疗器械公司统称二德荣公司）是大博公司的销售商。

2017 年，斯恩蒂斯公司主张大博公司制造、销售、许诺销售的"A 型股骨带锁髓内钉"，包括防旋股骨近端髓内钉、防旋股骨近端髓内钉（加长型）、防旋股骨近端髓内钉 130°、螺旋刀片和螺旋刀片 II 型五大类的产品侵害发明专利权，落入了涉案专利权的保护范围，二德荣公司销售了上述侵权产品，故诉至法院。

大博公司辩称，涉案专利权利要求 3 的主题名称为"一种用于治疗股骨骨折的装置"，该装置由一个髓内钉（也称主钉）和一个骨固定元件构成。被诉侵权产品的主钉和螺旋刀片是独立生产、销售的产品，在斯恩蒂斯公司未举证证明两者必须配合使用的情况下，各自属于独立的产品，不构成侵权。

一审长沙市中级人民法院判决大博公司停止侵权并赔偿斯恩蒂斯公司经济损失。大博公司、斯恩蒂斯公司均不服原审法院作出的（2017）湘 01 民初 428 号民事判决，向最高人民法院上诉。

（三）裁判结果

一审判决如下：（1）大博公司立即停止制造、销售、许诺销售侵犯斯恩蒂斯公司的 ZL03827088.9 号"用于治疗股骨骨折的装置"发明专利的产品；（2）二德荣公司立即停止销售、许诺销售侵犯斯恩蒂斯公司的 ZL03827088.9 号"用于治疗股骨骨折的装置"发明专利的产品；（3）大博公司于判决发生法律效力之日起 10 日内赔偿斯恩蒂斯公司经济损失 100 万元（已包含合理维权费用）；（4）驳回斯恩蒂斯公司的其他诉讼请求。

二审判决如下：（1）维持中华人民共和国湖南省长沙市中级人民法院（2017）湘 01 民初 428 号民事判决第 1 项、第 2 项；（2）撤销中华人民共和国湖南省长沙市中级人民法院（2017）湘 01 民初 428 号民事判决第 3 项、第 4 项；（3）大博公司于本判决生效之日起 10 日内赔偿斯恩蒂斯公司（SynthesGmbH）损失 2000 万元，为制止侵权行为所支付的合理开支 10 万元，共计 2010 万元；（4）驳回大博公司的上诉请求；（5）驳回斯恩蒂斯公司的其他诉讼请求。

（四）案例评析

这起专利纠纷案于 2017 年提起上诉，经历了两次庭审，判决金额从一审的 100 万元提升到了二审的 2000 万元，该案判决彰显了人民法院对关系民生的重点领域加大知识产权保护力度的坚强决心，也体现出中国法院平等保护国内外权利人的司法态度。

本案争议焦点主要有以下三点：一是被诉侵权技术方案是否落入涉案专利权的保护范围；二是大博公司是否实施了被诉侵权行为；三是如果构成侵

权，如何确定大博公司应承担的侵权责任。

第一，被诉侵权技术方案落入了专利权保护范围。依据《专利法》及最高人民法院《关于审理侵犯专利权纠纷案件应用法律若干问题的解释》的相关规定，在侵害发明专利权纠纷中，判定被诉侵权技术方案是否落入专利权的保护范围，应当以权利要求为根据，审查权利人主张的权利要求所记载的全部技术特征。依据上述规定确定专利权的保护范围时，独立权利要求的前序部分、特征部分以及从属权利要求的引用部分、限定部分记载的技术特征均有限定作用。双方争议的"一种用于治疗股骨骨折的装置"是涉案专利权利要求前序部分中的主题名称，其中"用于治疗股骨骨折"是限定用途的表述，要求该装置可以用于治疗股骨骨折，而并非要求其实际已经用于该用途。被诉侵权技术方案包括主钉及螺旋刀片，两者可以配合使用，而一旦结合使用可以用于治疗股骨骨折，大博公司作为被诉侵权产品的制造者，已经完整实施了涉案专利技术方案，构成侵害涉案专利权。主钉、螺旋刀片在实际使用中是相互配合还是各自与其他部件配合均不影响大博公司的侵权行为成立。

第二，大博公司实施了被诉侵权行为。在公证书及所附《产品目录（2016）》、产品实物等中，以及防旋股骨近端髓内钉130°、螺旋刀片Ⅱ型产品实物均可以证明大博公司制造、销售、许诺销售被诉侵权产品的事实。对于大博公司提出斯恩蒂斯公司没有提供所有编号的被诉侵权产品的问题，上述编号已经记载在《产品目录（2016）》中，不同编号产品的区别主要在于使用的左右位置，以及直径、长度等。尽管斯恩蒂斯公司没有提供全部编号的被诉侵权产品，但考虑到斯恩蒂斯公司的举证能力，在型号相同、编号不同的产品仅在规格上存在区别，而具有相同结构的情况下，可以合理推定大博公司就其他编号的产品也实施了制造、销售行为。

第三，关于如何确定大博公司的侵权责任。最高人民法院认为，涉案专利是医疗器械领域的发明专利，可以简化手术步骤、缩短手术时间，显著减轻股骨骨折患者手术难度，是专利产品市场吸引力的重要基础。被诉侵权产品属于植入人体的三类医疗器械，为保证患者身体健康和生命安全，我国要求三类医疗器械的生产、销售可以追溯。大博公司作为制造三类医疗器械的上市公司理应掌握不同型号、规格侵权产品的生产、销售情况，完全可以通过自我举证精确计算其侵权获利。在专利权人已经尽力举证，且所举证据和主张的计算方法可以证明其主张的金额具有较大可能性能够成立的情况下，侵权人尽管不同意权利人主张的金额，但仅对专利权人的计算方法提出异议，却拒不提供自己掌握的证据，人民法院可以推定专利权人主张的金额成立，该案件可根据权利人主张的计算方法和提供的证据认定侵权人的侵权获利。

以斯恩蒂斯公司取证的"德荣医械商城"网站销售侵权产品数量和大博公司销售上述侵权产品的销售价格为计算基础，考虑二德荣公司在大博公司营业收入中的占比、大博公司的营业利润率，大博公司因上述侵权产品的侵权获利已经超过了 2000 万元。对于大博公司通过二德荣公司其他销售渠道和其他编号侵权产品产生的获利，因大博公司拒不提交其掌握的相应账簿及财务资料，构成举证妨碍，应承担举证妨碍的相应后果。

斯恩蒂斯公司主张以侵权获利计算损害赔偿数额且对侵权规模事实已经完成初步举证，大博公司无正当理由拒不提供有关侵权规模基础事实的相应证据材料，导致用于计算侵权获利的基础事实无法精准确定，对大博公司提出的应考虑涉案专利对其侵权获利的贡献度等抗辩理由可以不予考虑。大博公司对斯恩蒂斯公司主张的金额提出异议，但拒不提供自己掌握的证据，可以推定斯恩蒂斯公司主张的金额成立，最高人民法院对斯恩蒂斯公司主张的2000 万元损失赔偿予以全额支持。

（五）法律风险识别与防控

大博医疗董事长林志雄在接受采访时表示，创伤类产品的特点就在于类别众多，产品的设计不止于一个钉或板，每一个产品都有它配套的工具，工具的使用是和手术术式挂钩的，工具的设计需要熟悉手术步骤。有些国内产品虽然可以简单地模仿进口产品，但是对于很多产品的理解是不到位的。在此类案件中，我们需要辨析用途特征对专利权保护范围的影响，及如何撰写权利要求更易维权。

该案中，根据全面覆盖原则，写入权利要求的应用领域、用途、使用环境等特征均对权利要求的保护范围具有限定作用。最高人民法院《关于审理侵犯专利权纠纷案件应用法律若干问题的解释（二）》第 9 条规定，被诉侵权技术方案不能适用于权利要求中使用环境特征所限定的使用环境的，人民法院应当认定被诉侵权技术方案未落入专利权的保护范围。因此，其限定作用主要是直接或间接限定产品的结构和/或组成，要求其能够用于相应的应用领域、用途、使用环境。

以该案为例，涉案专利的主题为"一种用于治疗股骨骨折的装置"，其中"用于治疗股骨骨折"是对涉案专利能够达到的效果、功能的描述，其实际限定作用是通过特征部分记载的主钉及螺旋刀片实现。大博公司制造的髓内钉和骨固定元件一旦结合可以用于治疗股骨骨折，大博公司作为被诉侵权产品的制造者，已经完整实施了涉案专利技术方案，构成侵害涉案专利权。因此，所有型号的被诉侵权产品均具有与案涉专利权所要求的保护技术方案相同的结构，均应落入保护范围，而非部分被诉侵权产品落入涉案专利权的保护范围，这是该案经历了一审、二审程序后判决金额差异有 20 倍的主要原因。

综上所述，在撰写权利要求时，需要将重点放到技术手段上，将实现技术效果的技术手段限定在权利要求中，使发明与现有技术相区分的是实现该技术效果的技术手段，依据用途特征并不能起到区别现有技术的作用。只有当用途特征隐含了产品具有特定的结构和/或组成或者用途特征指向的是特定用途发明时，才有使用用途特征的必要。而在评估创造性时，如果发现审查员确定的技术问题偏离实际，则完全可以依据说明书记载的内容进行有理有据的争辩，无须进一步在权利要求方面对其进行明确限定。从维权的角度看，上述规定也是合理的，否则这样的用途特征容易遭到规避，诉讼过程也较为漫长艰难。

第二节　第三方医疗平台业务拓展及风险防范*

近年来，我国医药卫生体制改革不断深化，医疗卫生服务体系发展迅速，

---

* 本节文字论述部分原刊发在《民主与法制时报》2021 年 1 月 28 日，第 6 版。收录本书时文字略有改动。本节案例部分系收录本书时新补充。

特别是医养结合、"互联网＋医疗健康"等新的医疗服务需求不断增加。为进一步促进定点医疗机构和零售药店管理的规范化、法治化，2020 年 12 月 30 日，国家医疗保障局印发《医疗机构医疗保障定点管理暂行办法》《零售药店医疗保障定点管理暂行办法》（以下统称"两定办法"），均自 2021 年 2 月 1 日起施行。"两定办法"明确了医保行政部门、医保经办机构和医疗机构三者的职责和关系，加强和规范了医疗机构、零售药店医疗保障定点管理等。

一、"两定办法"对医疗业的影响

"两定办法"旨在通过简化申请条件、优化评估流程、完善协商谈判机制等措施，解决医保法治化过程中的问题，扩大医保定点覆盖面，方便群众就医购药，推动扩大医疗资源供给，为公众提供适宜且优质的医疗和药品服务。"两定办法"充分体现了"放管服"精神。

第一，"两定办法"利好互联网医院。新冠疫情发生后，为方便慢病患者复诊取药，一些地方医保部门探索由互联网医院开具处方，处方流转到慢病、特殊病定点零售药店，患者在零售药店取药的模式。根据"两定办法"，互联网医院可依托其实体医疗机构申请签订补充协议，其提供的医疗服务所产生的符合医保支付范围的相关费用，由统筹地区经办机构与其所依托的实体医疗机构按规定进行结算。从实际操作来看，第三方医疗平台依托实体医院建立的互联网医院，可依托其与实体医疗机构的合作关系，向医保经办机构申请签订补充协议。在支付时，实体医院通过医保报销后再与第三方医疗平台分账。

第二，根据《医疗机构医疗保障定点管理暂行办法》的规定，互联网医院之外的其他新兴的医疗机构——第三方检验机构，包括临床检验中心、医学检验实验室、病理诊断中心、医学影像诊断中心等，不能申请定点医保。该办法第 12 条第 2 项还规定，基本医疗服务未执行医疗保障行政部门制定的医药价格政策的，不予受理定点申请。这意味着民营医疗机构进入定点医疗机构有所限制。2014 年 3 月，国家发展和改革委员会、国家卫生和计划生育委员会、人力资源和社会保障部印发的《关于非公立医疗机构医疗服务实行市场调节价有关问题的通知》明确，凡符合医保定点相关规定的非公立医疗机构，应按程序将其纳入各种社会保险的定点服务范围，并执行与公立医院相同的支付政策。但《医疗机构医疗保障定点管理暂行办法》将"执行基本医疗服务政府指导价"作为医保定点资格准入条件；该办法第 18 条还规定，定点医疗机构应当严格执行医保部门制定的价格政策。

第三，"两定办法"有利于"龙头"药店发展。《零售药店医疗保障定点管理暂行办法》在定点药店申请条件和流程方面作出了明确规定：零售药店必须至少经营 3 个月，拥有至少 1 名专业药师和至少 2 名医保费用管理人员，同时应连接医保信息系统，建立医保药品等基础数据库，实现医保统一结算；进一步明确处方流转要求，"定点零售药店应当凭处方销售医保目录内处方药，药师应当对处方进行审核、签字后调剂配发药品。外配处方必须由定点医疗机构医师开具，有医师签章。定点零售药店可凭定点医疗机构开具的电子外配处方销售药品"。这对于存在短板的中小药店而言，未来申请医保资质难度会更大，但却利于大型连锁药店发展。

第四，网售处方药政策有待确认。《零售药店医疗保障定点管理暂行办法》明确，符合规定的处方可以流转到实体药店取药或由实体药店配送，而网售处方药有关政策则需相关主管部门研究明确。因此，从行业发展视角看，属地监管仍是医药新零售在现阶段的落地模式，打通全国范围内的线上医保支付暂不现实——网售处方药业务对接医保的模式仍需要斟酌。

第五，慢性病和特殊治疗定点零售药店迎来发展机遇。《零售药店医疗保障定点管理暂行办法》规定，"符合规定条件的定点零售药店可以申请纳入门诊慢性病、特殊病购药定点机构，相关规定由统筹地区医疗保障部门另行制定"，该办法征求意见稿中的"要求制定辖区内零售药店的总额预算"条款被删除。这有利于缓解药房医保消费限制压力，而有能力和资质对接门诊统筹的龙头药店也会最先受益。

第六，从事医保信息化技术的服务企业业务量可能增加。《零售药店医疗保障定点管理暂行办法》规定，申报医保定点的医疗机构、零售药店，必须具备符合医保协议管理要求的信息系统技术和接口标准，实现与医保信息系统的有效对接，为参保人员提供直接联网结算，建立医保药品等基础数据库，按规定使用国家统一医保编码等。随着《零售药店医疗保障定点管理暂行办法》于 2021 年 2 月 1 日落地执行，申报纳入医保定点的医疗机构和零售药店数量可能激增，在明确评估时限的要求下，经办机构的评估速度也进一步加快。这对于从事医保信息化技术服务的企业来说，可能迎来短期的业务量骤增。

二、第三方医疗平台业务拓展风险防范

根据现行"两定办法"，第三方医疗平台要开展互联网医药与医保对接工作，可以从以下两个方面着手：一是成立一家互联网医院，依托进入定点医保的实体医疗机构提供互联网医疗服务；二是第三方医疗平台作为电子商务平台经营者，可以加大与已进入定点医保的零售药店的合作力度，凭定点医疗机构开具的电子外配处方销售药品。在风险防范方面，要关注两大问题：

首先，互联网医院与医保对接的风险防范。第三方医疗平台设立互联网医院，要根据 2018 年发布的《互联网诊疗管理办法（试行）》《互联网医院管理办法（试行）》《远程医疗服务管理规范（试行）》依法设立；根据《医疗机构医疗保障定点管理暂行办法》第 5 条第 2 款的规定，第三方医疗平台设立的互联网医院提供的医疗服务所产生的符合医保支付范围的相关费用，可以"由统筹地区经办机构与其所依托的实体医疗机构按规定进行结算"。实体医疗机构报销结算完之后，互联网医院再通过相应的协议与实体医疗机构分账。这里需要注意的风险是，为减少实操中的不确定性风险，建议第三方医疗平台设立的互联网医院应该符合《医疗机构医疗保障定点管理暂行办法》第 6 条规定的基本条件，互联网医院提供的基本医疗服务一定要执行医疗保障行政部门制定的医药价格政策。互联网医院与医保经办机构签订的补充协议也应该向与医保经办机构同级的医疗保障行政部门备案。定点医疗机构的诊疗科目、机构规模、机构性质、等级和类别等重大信息变更时，应当依据《医疗机构医疗保障定点管理暂行办法》第 40 条的规定，及时向"统筹地区经办机构"提出变更申请。在互联网医院与医保的业务对接中，涉及多个合同，包括互联网医院与所依托的实体医疗机构之间的协议、互联网医

院与医保经办机构签订的补充协议等，并涉及不同主体间的权责利，建议聘请专业的法律人士对合同进行全面审核，以减少己方风险。同时，第三方医疗平台设立的互联网医院和所依托的实体医疗机构应当做好与医保有关的信息系统安全保障工作，遵守数据安全有关制度，保护参保人员隐私。定点医疗机构重新安装信息系统时，应当与医保信息系统有效对接，并按规定及时全面准确地向医保信息系统传送医保结算和审核所需的有关数据，防止因信息系统问题影响医保报销的顺利实现。

其次，零售药店与医保对接的风险防范。"两定办法"实施后，第三方医疗平台对入驻平台的药店进行遴选，对于自愿与统筹地区经办机构签订医保协议，并为参保人员提供药品服务的实体零售药店，符合《零售药店医疗保障定点管理暂行办法》有关规定的，可以鼓励其积极申请定点医疗机构。根据《电子商务法》第 27 条第 1 款的规定，电子商务平台经营者应当要求申请进入平台销售商品或者提供服务的经营者提交其身份、地址、联系方式、行政许可等真实信息，进行核验、登记，建立登记档案，并定期核验更新。因此，对获得医保定点资质的实体零售药店，可以依据《零售药店医疗保障定点管理暂行办法》第 16 条"定点零售药店可凭定点医疗机构开具的电子外配处方销售药品"与《医疗机构医疗保障定点管理暂行办法》第 5 条第 2 款"互联网医院可依托其实体医疗机构申请签订补充协议，其提供的医疗服务所产生的符合医保支付范围的相关费用，由统筹地区经办机构与其所依托的实体医疗机构按规定进行结算"的规定，通过第三方医疗平台线上销售药品，患者购买此类处方药产生的费用，可以通过医保报销。第三方医疗平台应该协助这类零售药店做好定点医保线上标识，方便患者凭电子外配处方购药。该模式需要防范的风险是：按照《零售药店医疗保障定点管理暂行办法》的规定，属地监管仍是医药新零售在现阶段的落地模式，打通全国范围内的线上医保支付暂不现实。因此，第三方医疗平台目前需要选择各省医保部门，逐一谈判合作，并遵守属地监管规则。《零售药店医疗保障定点管理暂行办法》第 16 条规定，凭借电子外配处方线上销售药品时，需要确保此处方单是定点医疗机构开具的、有医师签章、在医保目录内的处方药；根据该办法第 21 条的规定，凭外配处方购药的，应核验处方使用人与参保人员身份是否一致。尽管定点零售药店负有核验处方使用人与参保人员身份是否一致的义务，但线上销售药品的第三方医疗平台也应承担一定的义务。因为根据《电子商务法》第 29 条的规定，电子商务平台经营者发现入驻其平台的零售药店销售的药品程序存在问题，不能符合保障人身安全的要求的，应当采取必要的处置措施，并向医保、药监等部门报告。否则，造成消费者损害的，需要依法承担相应的责任。从事前预防视角看，第三方医疗平台应该通过技术处理，升级、改造其销售药品的信息系统，确保《零售药店医疗保障定点管理暂行办法》第 16 条、第 21 条的规定落到实处，以规避己方法律风险。

三、案例分析：李某、冉某玲与阿里健康（香港）科技有限公司、浙江淘宝网络有限公司产品责任纠纷案

（一）案号

（2019）渝 01 民初 1204 号、（2021）渝民终 66 号

（二）案情简介

二原告李某与冉某玲系夫妻关系。2019 年 9 月 26 日，原告李某在被告阿里健康（香港）科技有限公司（本案中简称阿里健康公司）（会员名：阿里健康海外旗舰店）经营的淘宝店铺购买涉案德国双心银杏叶精华胶囊 1 件，并支付价款 381 元。2019 年 10 月 1 日，原告李某又登录其妻子原告冉某玲的淘宝账户在被告阿里健康公司经营的前述相同店铺购买相同食品 5 件，每件381 元，领券购买优惠 30 元，通过支付宝支付货款 1875 元。前述两次购物共计支付货款 2256 元。李某、冉某玲分别收到前述德国双心银杏叶精华胶囊后，发现所购产品外包装上无中文标签。

原告通过进一步核查收到的食品，认为案涉商品具有四处违规：（1）阿里健康公司经营的淘宝店铺宣传栏内明确表示涉案产品系由双心（香港）贸易有限公司授权被告销售的德国进口食品，但是原告经过反复核实收到的食物后未发现中文标签和说明书，不符合《食品安全法》第 97 条的规定。（2）涉案产品包装无进口保健食品或者进口药品的批号，也未在国家食品药品监督管理总局官网上查询到涉案产品的进口保健食品的信息，并通过被告

阿里健康公司在淘宝店铺内宣传栏内成分及含量表可知，涉案食物内含有银杏叶提取物；通过查询《中华人民共和国药典》（2015 年版），发现银杏叶提取物属于药物，而银杏叶提取物又不在"既是食品又是药品的物品名单"中，故涉案产品内含有药物成分银杏叶提取物，不符合《食品安全法》第34 条、第 38 条的规定。（3）被告阿里健康公司无食品生产许可或者食品经营许可证，食品包装内无合格证明。（4）被告阿里健康公司在淘宝店铺内食品名称、食用方法、产品信息、成分表中多处宣传食物属于保健食品，具有帮助疏通血管、辅助调整记忆保健的效果。但是反复核查食品包装后无保健食品或者药品批号，也未在国家食品药品监督管理总局官网上查询到涉案产品的进口保健食品的信息，故被告阿里健康公司存在虚假宣传、欺诈消费者的违法行为。

综上所述，原告认为被告阿里健康公司销售的涉案产品不符合《食品安全法》的规定，严重侵犯原告的合法权益，应承担相应的法律责任；被告浙江淘宝网络有限公司（本案中简称淘宝网络公司）在审核阿里健康公司开设海外旗舰店存在重大过错，应该与被告阿里健康公司承担连带责任。

（三）裁判结果

一审法院判决：驳回原告李某、冉某玲的全部诉讼请求。

二审法院判决：驳回上诉，维持原判。

（四）案例评析

本案争议焦点有二：一是阿里健康公司应否承担退货及惩罚性赔偿责任；二是淘宝网络公司应否作为网络服务提供者在本案中承担连带赔偿责任。此处对争议焦点一进行详细评述。

阿里健康公司应否承担退货及惩罚性赔偿责任，关键在于其所售涉案商品是否符合法律法规的要求，即是否需要具备中文标签和说明书、进口保健食品或者进口药品批号；案涉产品是否需要符合当地食品安全标准；案涉产品是否涉嫌虚假宣传与欺诈消费。

根据商务部、国家发展和改革委员会、财政部、海关总署、国家税务总局、国家市场监督管理总局 2018 年 11 月 28 日联合颁布的《关于完善跨境电子商务零售进口监管有关工作的通知》（本案中简称《六部委通知》）第1条的规定，跨境电子商务零售进口是指中国境内消费者通过跨境电子商务第三方平台经营者自境外购买商品，并通过"网购保税进口"或"直购进口"运输进境的消费行为。《六部委通知》第3条规定，对跨境电子商务零售进口商品按个人自用进境物品监管，不执行有关商品首次进口许可批件、注册或备案要求。该案件应适用《六部委通知》。

第一，关于案涉商品是否需要具有中文标签和说明书、进口保健食品或者进口药品批号。该案件中，李某、冉某玲先后通过天猫国际这一网络购物平台在销售者阿里健康公司处购买了涉案产品，故李某、冉某玲与阿里健康公司形成买卖合同法律关系。但是，案涉阿里健康公司属于我国香港特别行政区注册公司，且现有证据可以证明涉案产品系从保税区发货，并由案外人宁波保税区宁兴优贝国际贸易有限公司为涉案两次交易办理了清关事宜。

因此，综合前述事实，该案件中两次交易行为符合《六部委通知》规定的跨境电子商务零售进口特征，应认定李某、冉某玲是通过天猫国际这一网络购物平台从境外销售者处直接购买了涉案产品，与消费者通过网络购物平台从境内公司处购买其进口商品的交易模式不同。并且，阿里健康公司在其经营的网络店铺内公示了涉案产品的中文信息，并且特别告知消费者所购产品本身可能无中文标签以及告知消费者购买的境外商品适用的品质、健康、标识等项目的使用标准符合原产国使用标准，可能与我国标准有所不同。

另外，天猫国际购物平台也在提交订单时提醒消费者阅读并同意签署消费者特别告知书等法律文件，亦再次告知了前述事项，故李某、冉某玲购买涉案产品时应明知涉案产品可能无中文标签以及涉案产品适用标准与我国食品安全标准可能存在不同。现李某、冉某玲以涉案产品无中文标签，要求销售者阿里健康公司承担退货及惩罚性赔偿责任的诉讼请求与现行法律、法规的相关规定不符，应当不予支持。

第二，关于案涉产品是否符合当地食品安全标准。对此，李某、冉某玲亦未举示证据证明涉案产品含有的银杏叶提取物不符合当地食品安全标准，故李某、冉某玲以涉案产品不当添加银杏叶提取物为由，要求阿里健康公司承担相应责任的诉讼请求，亦难以得到支持。

第三，关于案涉商品是否涉嫌虚假宣传与欺诈消费。就所提供的证据而言，李某、冉某玲所举示的证据不足以证明阿里健康公司存在虚假宣传、欺诈消费的情形，且李某、冉某玲系通过跨境电子商务零售进口，直接从境外销售者阿里健康公司处购买涉案产品，加之涉案两次交易所涉产品均按规定合法办理了清关手续，故在跨境电子商务零售进口的交易模式下，该公司无我国境内食品经营许可证并未违反我国法律规定，李某、冉某玲提出阿里健康公司销售涉案产品的行为违反我国法律的主张应当不能成立。

综上所述，李某、冉某玲要求阿里健康公司承担退货及惩罚性赔偿责任的诉讼请求所提出的相应事实与理由均不能成立。

（五）法律风险识别与防控

本案中，虽然一审、二审法院均驳回二原告诉讼请求，阿里健康公司与淘宝网络公司取得了胜诉，但该案件带来了诸多关于规范开展第三方医疗平台跨境电子商务网售进口保健品业务的启示。

需要注意的是，该案件的一审、二审审理过程均发生于 2022 年之前。随着《进出口食品安全管理办法》经海关总署署务会议审议通过，自 2022 年 1 月 1 日起实施，其要求进口保健食品、特殊膳食用食品的中文标签必须印制在最小销售包装上，不允许加贴中文标签。上海海关与深圳海关均就此发布了关于提醒关注进口保健食品、特殊膳食用食品不得加贴标签新要求的通知。此处需要辨析的是，上述通知是否对跨境电商零售进口保健食品产生约束力。《进出口食品安全管理办法》第 75 条明确规定，邮寄、快件、跨境电子商务零售和旅客携带方式进出口食品安全监督管理，按照海关总署有关规定办理。目前，海关总署有关规定未有相应明确变化，且上海海关口径披露亦未有变化，即根据现行跨境电子商务零售进口监管规定，通过跨境电子商务渠道入境的商品直接购自境外，没有中文标签属于正常情况。因此，上述通知不适用于跨境电商零售进口场景。

最值得讨论的一点是，第三方医疗平台销售跨境电商进口保健食品是否需要以粘贴或打印方式使其具有中文标识。现下，境外保健食品进口主要有普通食品形式进口、保健食品形式进口、跨境电商贸易形式进口三种方式，其中前两种进口方式都要求具备中外文标签。此处我们对跨境电商进口保健品是否需要中文标识进行探讨：就六部门联合发布的《六部委通知》而言，其未对相关商品提出粘贴实体中文标识的要求，但《产品质量法》又明确规定产品或者包装上必须附加中文标识，《食品安全法》亦明确规定进口的预包装食品、食品添加剂应当有中文标签。从严理解，《六部委通知》的规定似乎对《产品质量法》及《食品安全法》的相关规定有所突破。《六部委通知》由六部委发布，效力位阶上属于规范性文件，而《产品质量法》和《食品安全法》皆为法律，《产品质量法》和《食品安全法》的效力等级高于《六部委通知》，显然应当优先适用《产品质量法》和《食品安全法》。

实践中，不同的法院给出了不同的裁判路径：一是中文电子标签与外包装中文标签具有同等法律效力；二是适用《电子商务法》；三是实质性标准判断是否适用《食品安全法》十倍惩罚性赔偿。在这三种路径下，均不要求第三方医疗平台销售跨境电商进口保健食品以粘贴或打印方式使其具有中文标识，但需根据《六部委通知》的规定附加中文电子标识。此外，就行政监管层面，深圳市中级人民法院（2019）粤03行终1704号二审行政判决书载明，案涉食品未粘贴中文标签，原深圳出入境检验检疫局（现已划入海关）认定被举报商品进口环节不存在违法行为即认定被举报商品不存在违反食品安全相关法律法规规定的情形。2021年4月16日，拱北海关在其官方网站回复"跨境电商海外店铺产品需要中文标签吗"的咨询问题时，答复"跨境电商化妆品可能无中文标签，如有需要，消费者可通过网站查看商品中文电子标签"。

因此，就第三方医疗平台销售跨境电商进口保健食品的规范管理与风险防控而言，都建议严格按照《六部委通知》第4条第1款第3项的规定，履行对消费者的提醒告知义务，在商品订购网页或其他醒目位置向消费者告知"相关商品直接购自境外，可能无中文标签，消费者可通过网站查看商品中文电子标签"，同时，在网站中提供商品中文电子标签。

第三节　基因测序公司风险识别*

随着技术与市场的不断发展，我国基因检测行业发展迅速。2018 年，我国基因检测行业规模达到 603.29 亿元。从全球范围看，中国和印度的市场增长率均超过了 20%，是全球增长最快的国家。有关数据显示，2018 年全球基因测序市场规模达到 102 亿美元，中国基因测序产业规模达到 92.0 亿美元。

基因测序对于资本具有极大吸引力。统计资料显示，除去未披露融资信息的企业，基因测序行业融资总规模在 2019 年达到 1.09 亿元。自 2018 年以来，已有近 30 家基因测序公司获得新一轮融资，其中完成 A 轮融资的公司占比达到 34.1%。截至目前，A 股、B 股市场上涉及基因测序概念的股票近40 家，包括综合性基因测序服务商华大基因、贝瑞基因、中源协和、安科生物、新开源、东富龙，还有测序试剂类的达安基因、美康生物、艾德生物、基蛋生物、透景生命等。科学技术含量高的基因测序行业的发展不仅依托于资本市场对其行业前景的信赖，还依托于其本身所具备的基因测序技术。

高额的融资与活跃的资本市场，为基因测序上市公司提供了充足的资金，这些公司可以将这些资金用于提高自身技术水平与研发水准，最终扩张公司规模。加之我国对于高新技术企业的鼓励政策高频出台，越来越多的基因测序公司将目光转向上市。但由于大多是中小企业，主营范围为基因测序相关技术、项目和产品，属于高风险型，通过创业板的上市审查有一定难度。新修订的《证券法》通过后，对创业板市场的信息披露、审查与监管制度也有了更为严格的规定。

对于企业而言，风险在于其在不确定因素的影响下产生的使其经营收益下降或产生经营损失的可能性，体现为外部风险和内部风险两种形式。笔者

---

* 本节原刊发在《医药经济报》2020 年 1 月 15 日，第 3 版；《医药经济报》2020 年 1 月 26 日，第 3 版；《医药经济报》2020 年 6 月 1 日，第 3 版。收录本书时文字略有改动。

梳理了基因测序企业 IPO 上市的风险，以期对该类企业成功上市提供参考。

一、财务风险

（一）资产评估有不确定性

与其他产业不同，除了研发技术和产品所需的固定资产如实验室场地和研究所需设备外，无形资产如知识产权、专利也是公司核心价值的体现。

公司在长期运营过程中也会根据市场发展状况与技术研发情况从研究中心或者其他基因测序公司购买专利权与专利申请权，而一旦相关领域的基因组学检测技术发生重大变革或发展，将会引起市场变化，由此直接造成公司现有的专利和知识产权的估值下降，降低公司的营利能力。

（二）谨防坏账

上市前，许多基因测序公司的债权结构相对简单。公司也会为了改善公司的财务状况采取各种措施，如催收应收账款等。但随着基因测序公司市场的进一步发展，应收账款的数量会越来越多，虽然大部分基因测序公司的客户财务状况良好，信用记录优良，一般的公司都会从谨慎的角度足额提取坏账准备，但仍然不乏由于市场行情或者其他因素导致出现坏账的可能性。

（三）净资产收益率下降风险

一般的基因测序研究项目需要一定的研究周期，项目建成投入运营后才可能产生相关收益，成本的增加和收益的延迟获得，将会使公司的每股收益与净资产收益率在发行后被摊薄，因此，基因测序公司存在发行完成后净资产收益率下降的风险。

（四）收入季节性波动

基因测序公司的营业收入大多来自销售收入，其中除了基因测序产品带来的收益外，还有一部分是公司的其他产品销售所得，这些产品大多涉及医药健康领域，市场销售状况容易因为季节特点而波动。

（五）其他

还有汇率波动、股权结构分散、超募资金滥用等风险属于财务风险范畴，在此不再展开讨论。

二、技术风险

（一）产品质量

由于基因测序产业的产品与人们的生活和健康息息相关，经销商与消费者对于基因测序产品的质量有着较高的要求。

基因测序公司为了保障其产品的质量，会在公司内部设立质量检验部门对公司产品生产的过程与质量进行把控，防范潜在质量事故问题的发生，但这些并不能保证产品质量没有瑕疵。

在采购、生产、运输、存储等众多环节中，公司仍面临一定的质量控制风险。一旦公司产品出现质量问题，极有可能引发对消费者以及使用终端的大规模侵权，最终对公司产生不利影响。

（二）研发失败风险

基因测序产品作为医疗器械大类中的一种，依照我国相关法律法规规定，在上市前需要经过行政许可审批程序。法律规定的审批期限最长可达 90 天，且审批机构可以在此要求公司补正材料，由此一来，基因测序产品取得产品认证或者注册证书的周期相对较长，再加上其在研发、产品标准制定、内部审核、临床试验等过程上投入的时间，在实践中通常需要 1～2 年。在研发注册周期内，随着新技术的研发和引入，行业水平与认证标准也将不断提高。如果基因测序公司不具备较强的持续研发能力与一定的市场预测能力，极有可能在未来发展中面临新产品的研发、注册、认证风险，从而导致产品无法盈利、研发成本浪费、公司竞争优势降低等风险。

基因检测技术与产品的研发是否能成功通过检测具有不可预知性，需要在研发计划启动之前，充分注意此类风险，并及时对研发失败风险进行规避。

（三）规避知识产权纠纷

作为高新技术企业的代表，基因测序公司拥有的知识产权一般包括与公司或产品有关的商标、专利、著作权等，且公司的盈利在很大程度上依赖于这些知识产权。如果出现其他企业擅自使用基因测序公司的专利信息、侵犯其商标权的现象，将会对公司的形象与经营状况造成消极影响。如果发生被侵犯知识产权的状况，基因测序公司若通过法律途径解决，需要承担较高的法律和经济成本，诉讼结果也难以覆盖公司的损失。

此外，由于开发范围具有局限性，一般需要以一定的基础技术作为依托，因此，基因测序公司常常成为诉讼中侵犯其他公司知识产权的主体。随着基因测序公司业务领域的扩大与市场份额的扩张，由知识产权引发的风险只会越来越大。

（四）筹资项目

基因测序技术和有关产品的研发项目一般是企业吸引资金和资源配置的集中领域。投资项目的顺利实施与临床运用可以有效扩大公司生产规模，提升公司的市场竞争力。与此同时，大幅增加的产能也要求公司具有更高的开拓市场的能力。进行股票公开发行后的基因测序公司的业务规模和领域的扩张，会对公司的内部管理与经营能力有新的要求。如果公司的管理及技术人员跟不上发行后的资产规模或者出现其他引起项目运行失败的因素，如合作方不配合等，则会降低公司运行效率，导致公司不能取得预期收益。

北京某生化股份有限公司曾以"扩大体外诊断试剂生产项目"为募投项目，于 2011 年成功上市，项目产品之一是化学发光免疫诊断试剂，但不久后该系列产品被发现至 2012 年都未获得全部注册证书，由此使投资者对该企业的信心大降，对公司股价产生了负面影响。

三、内部经管风险

（一）境外经营风险

受经济全球化的影响，近年来我国各行业出口产值均有上升。

以往由于基因测序有着较高的技术要求与准入门槛，国外基因测序企业如 Illumina、赛默飞、LifeTech 和罗氏等占据了全球大部分市场。随着国产二代、三代测序仪的诞生，打破了这种垄断局面。一些企业积极开拓海外市场，为企业发展抢占先机。

基因测序企业在国际市场上的发展可能会引起国际行业巨头的关注，国外同类医疗器械企业可能通过短期大幅降价、提高产品标准、收购等非常规竞争手段，给公司出口业务的拓展带来一定影响。

除此之外，对于一些在欧美地区设有全资或控股子公司的基因测序企业来说，由于在境外开展业务和设立机构均需遵循所在国家和地区的法律法规或产业政策，一旦有关规定变化，将可能给企业的境外业务带来消极影响。

同时，由于基因测序产业往往涉及所在地区的基因保密，在境外开展业务的过程中若管理不严格，可能涉及泄密，因此，企业在境外经营或与境外机构合作时应当预先履行相关数据的传播审批程序。

（二）业绩下滑风险

基因组学应用行业技术不断成熟，市场需求不断增长，但基因测序企业的经营业绩表现却并不稳定。业绩除了依靠市场需求拉动外，与国家宏观经济环境、产业政策、客户需求、技术发展、行业竞争格局等外部因素及企业发展战略、技术研发、市场开拓、质量控制、生产服务能力、人力资源等内部因素密切相关。如果基因测序企业不能有效提升经营效率，或者上述因素发生重大不利变化，则可能出现经营业绩下滑甚至亏损。

以北京荣之联科技股份有限公司为例，该公司在 2017 年、2018 年连续两年净利润为负值，自 2019 年 4 月被实施退市风险警示，股票简称由"荣之联"变为"ST 荣联"，目前为 * ST 荣联。由此可见，对于基因测序企业而言，上市以后的净利润将在极大程度上影响其在股票市场的融资规模，企业应当顺应基因测序技术的发展，不断完善自身产品链，以保持较为稳定的净利润。

（三）诉讼赔偿风险

大多数基因测序企业研发、生产出新的技术或产品后，会将技术或产品销售给下游企业或者使用终端。一项技术或产品在最终实现利润前，需要经过研发、测试、销售、运输、客户使用等环节，任何一个环节都有可能出现法律风险，从而引发诉讼赔偿。诉讼赔偿带来的长期债务，会增加基因测序企业的负债，从而造成经营风险。

（四）内部管理风险

一旦进行 IPO 上市，随着募集资金到位、投资项目的陆续开展，企业规模将会迅速扩大，在资源整合、技术开发、资本运作、生产经营管理、市场开拓等方面对企业提出了更高的要求。如果内部管理水平不能适应规模迅速扩张以及业务发展的需要，将影响企业的应变能力和发展活力，进而面临一定的管理风险。

（五）经销商管理风险

基因测序企业的优势资源大多集中在相关产品研发和生产环节，除了少数企业直接向终端使用者供货以外，大多采用经销模式。大多数企业经销商销售占比在企业总销量中份额较大，对经销商的依赖较大。在我国《公司法》规定法人人格独立的前提下，经销商的人、财、物皆独立于公司，其经营计划与风险偏好也由经销商自行确定，由此可能会与基因测序企业的方针偏离，甚至出现违反供销协议中对销售地域的约定、超越基因测序企业授予的权限经销、泄露商业或者技术机密等行为。同时，经销商本身的经营行为也可能触犯法律，从而影响基因测序企业的销售利润与品牌形象，因此，企业在 IPO 前必须进行严格的经销商管理。

（六）核心技术人员流失风险

基因测序企业的竞争优势大多集中在医学临床应用相关技术及服务、基础科研服务相关技术和产品中拥有的多项核心技术。实践中，虽然基因测序企业通过完善人才激励机制、管理制度等方式试图为技术人员提供优良的环境，但仍存在技术人员跳槽的情况。技术人员的流失往往会带来相关核心技术的泄密，最终对企业的市场竞争力产生不利影响，因此，企业应注意人事管理结构与制度的及时调整，用较完善的员工激励机制防止人才外流。

（七）实际控制人控制的风险

基因测序企业涉及 IPO 上市的，一般规模较大，股权结构较为复杂。在上市过程中或者上市后，一些大股东或者资金实力较雄厚的投资人通过直接购买或间接购买（通过子公司购买）等方式，提高自身股权比例，最终成为企业的实际控制人。虽然一般的基因测序企业都设立了完整的股东大会、监事会、高级管理人员议事规则、关联交易管理制度、独立董事制度等，但如果实际控制人通过其所控制的股份滥用表决权，对企业经营决策实施控制，可能会损害企业中小股东的利益。

四、外部风险

外部风险是指由于外部环境不确定因素的变化对公司经营收益的影响以及产生损失的可能性。

（一）宏观环境风险

一是上市审查规则变化。目前，国内通过《公司法》《深圳证券交易所创业板股票上市规则》等法律法规对基因测序企业在创业板上市进行规制，未来将会被不断完善。在此期间，基因测序企业在创业板上市的法律环境存在变化的风险。

二是税收政策变化。根据《企业所得税法》的规定，国家对重点扶持的高新技术企业减征15%的企业所得税。虽然基因测序企业大多以基因测序有关科研项目、技术平台等高新技术为主营业务，属于可以减征所得税的税收主体，但政策对于高新技术企业的认定存在三年有效期的限制。有效期过后，企业只有在继续被认定为高新技术企业的条件下才能继续享受税收政策。基因测序企业虽然在上市时以研发基因测序技术相关项目与产品为主，但在其发展过程中难以保证其经营方针与范围不变化导致税后利润变化。比如，在互联网时代的影响下，许多基因测序企业开始把经营方向调整到与高新技术研发无关的产业（检测情商、检测职业方向等互联网娱乐项目）。税务部门对税收优惠政策作出调整，也会影响企业的经营业绩与税后利润。

三是政府补助政策变化。为进一步促进供给侧结构性改革，我国对高新技术产业一直有着较为友好的补助政策。对于基因测序企业而言，由于早期开发技术或者产品需要较大的资金支持，当企业融资无法满足技术开发的资金需求时，国家补助便成为主要资金来源。

（二）行业环境风险

一是市场竞争加剧的风险。基因测序行业属于我国发展最快的高科技行业之一。随着技术的更新换代，市场上涌现出许多以技术研究为基础的基因测序服务提供商和面向终端用户的临床类、医疗类基因检测服务提供商，基因测序行业的产品和服务竞争日益激烈。国外企业所带来的竞争也同样存在，虽然目前大多数基因测序企业在市场上仍有着较好的品牌形象，但与国外知名企业相比，在资金规模、产能建设等方面存在一定不足。若无法在规模效应、产业链延伸、新产品研发和技术创新等方面取得突破，继续强化和提升竞争优势，企业则可能在未来竞争中处于不利地位，最终导致利润减少。以乐普基因为例，该公司在 2018 年年底以挂牌公司股票流动性低、投资者投资意愿弱为理由终止挂牌。在行业中涌现出越来越多竞争者的当下，基因测序企业需要随时留意同行竞争风险，控制经营成本，整合有关资源，提高竞争力与盈利能力。

二是环保风险。由于该类企业往往涉及医用、药用原材料以及产品，在研发、制造过程中难免会排放污染物。相信绝大多数基因测序企业会严格按照有关环保法规以及行业标准对污染性物质的排放进行有效控制与治理，但未来极有可能颁布更严格的法律法规，提高环保标准，企业相应地需要承担更高额的污染物处理成本，提高自身的环保能力。当基因测序企业实施有关募集资金的投资项目时，所需产能增加，环保支出也会增加。

（三）经营环境风险

一是原材料价格上升。基因测序企业的产品、技术具有特殊性，对于原材料的需求也相对较高。公司为了获得优质原材料，会与国内外供应商建立良好的互信合作关系，并同时拓宽原材料的供应渠道，从全球和我国不同地区寻找合格的原材料供应商，避免过于单一的依赖。但在国际贸易局势、原材料行业内部竞争、政府监管政策、汇率波动等因素的影响下，如果原材料价格上升，极有可能带来生产成本的增高。

二是监管政策变化。欧美地区是基因测序企业重要的海外市场，这些地区的 POCT 即时检验市场监管体系较为完善。近年来，欧盟陆续颁布《体外诊断试剂指南》《医疗器械指南》《体外诊断试剂协同系列标准》，美国有《体外诊断试剂产品标准》《医疗器械质量体系要求》，加拿大颁布了《医疗器械规范》等一系列法律法规，我国也提高了对行业监管的标准。同时，在新医改继续推进的大背景下，有关部门持续完善政策，加强对医疗器械产品的质量安全、供货资质、采购招标等方面的监管。如果有关主体不能持续达到有关规定的要求，企业在面临被处罚的风险的同时，其产品或技术在相应市场上的销售与运用也会受到限制。

三是对下游行业的依赖度。除了部分直接适用于终端的产品制造研发企业，大部分基因测序企业的客户群集中于制药行业和医疗机构，因此，行业的发展状况与前景受到制药行业与医疗机构市场状况的影响。虽然制药行业近年来在市场需求的增长下呈现出积极的发展态势，但如果未来制药行业增长趋缓或发生重大不利变化，则会直接影响基因测序企业的经营业绩并带来收益下滑的风险。此外，医疗机构在采购、使用相关基因测序产品时，会受到严格的监管与审查，一旦出现部分医疗机构遭受处罚的情况，出售基因测序产品或技术的企业的市场信誉将一落千丈。因此，基因测序企业在选择客户与经销商时，应当提前进行风险管理，研究产品或技术使用领域的相关规定，以维持信誉。

第四节　职业陪诊风险及防范对策[*]

伴随人口老龄化和独居青年数量的不断上升，职业陪诊行业正悄然兴起。职业陪诊行业在患者、家庭、医院、社会层面发挥积极作用，但是仍然存在从业人员准入门槛低、主体权责边界不明、市场不规范和信息不对称等诸多问题。对此，应当加强职业陪诊行业规范，畅通消费者投诉举报渠道，推动形成行业自治，多举措缓解就医难问题，实现职业对陪诊行业的综合治理。未来，随着"互联网＋医疗健康"的不断发展，智慧医疗、网络就诊、居家就诊等医疗形式的成熟将大大降低公民就诊的难度，以简单"跑腿"作为主要业务的职业陪诊服务也将顺应时代面临转型。

---

[*] 本节原刊发在《光明日报》2022 年 7 月 9 日，第 7 版。收录本书时文字略有改动。

一、职业陪诊解决就医需求

职业陪诊就是陪同患者前往医院就诊，提供诊疗向导、代替排队、领取药品、陪伴交流以及交通就餐等相关服务的职业。主要客户是独立就医困难的患者，包括老年人、孕妇、残障人士以及独居人士等，其中老年人占60%以上。数据显示，过去一年有2.6万人在淘宝搜索"陪诊"相关关键词，淘宝、京东等电商平台上提供陪诊服务的店铺超过500家，部分店铺月销量多达上千单，市场上还出现了专门提供陪诊服务的网络平台。悄然兴起的职业陪诊行业在患者、家庭、医院、社会各个方面发挥作用。

在患者方面，职业陪诊能满足其提高问诊效率、简化手续、缓解孤独等需求。目前我国有大量的独居人士。根据民政部数据，截至2018年，我国单身成年人口达2.4亿人，其中超过7700万成年人处于独居状态，预计该数据仍会持续上升。独居人士在生病就医时因缺乏陪护而面临各种难题，此时职业陪诊为其提供了极大便利。一名陪诊人员表示，在其经手的针对年轻人的陪诊业务中，最多的是做胃镜和人工流产。这些年轻人只身在外，一方面不愿意麻烦朋友陪护，另一方面也不希望家人知晓担心，因此在需要打麻醉或者必须有人陪同的情况下，花钱请陪诊是最佳选择。此外，人们在患病时最容易产生孤独感，职业陪诊可以通过陪护和交流填补这种孤独感。在异地就诊的情况下，职业陪诊的优势更为突出。患者为追求更佳的治疗手段涌向一线城市的大医院，对于新的就诊环境完全陌生，而异地陪诊服务可以帮助患者高效完成挂号、缴费、取药、手术等流程，避免耽误最佳诊疗时机，减少治疗费用、住宿成本等各方面的经济负担。

在家庭方面，职业陪诊可以充分协调家庭成员的时间。随着我国老龄人口的逐年增多和医疗系统智能化技术的广泛使用，老年人就诊困难逐渐加剧。第七次人口普查结果显示，我国60岁及以上人口为2.64亿，占总人口的18.70%，与第六次人口普查结果相比上升5.44%。同时，医院科室分类不断细致化，挂号缴费等程序逐步网络化，老年人在就医时通常需要他人全程解释和协助。在老人的子女或其他家人工作繁忙或难以脱身时，职业陪诊可解燃眉之急。此外，孕妇等行动不便又时常就医的成员，对于职业陪诊服务也有较大需求。

在医院方面，职业陪诊可以在一定程度上提高诊治效率和服务质量。部分陪诊人员曾任医院护士、保险公司理赔员等，对于医疗领域比较熟悉，因此他们可以成为医院和患者之间沟通的桥梁。比如，他们在排队等待时可详细询问患者的情况，在问诊时帮助其准确描述，还能帮助医生提醒患者用药时间和注意事项，及时提醒患者复诊，让患者省力省心，也让医生高效问诊。职业陪诊还可以引导患者到正规医疗机构就诊，降低患者被欺骗的风险，并能识别不当医疗，通过举报监督等方式提高医疗服务质量、推动医疗行业发展。

在社会方面，职业陪诊有利于缓和医患关系，营造和谐社会氛围。等待时间长、与医生交流障碍、误解医生态度等是产生医患矛盾最常见的原因，而职业就诊可以替代患者排队，处理费时费力的烦琐之事，同时帮助患者理解医生，调解医患冲突，客观上起到了降低医患矛盾发生概率、维护社会稳定的作用。

二、职业陪诊乱象的治理对策

职业陪诊行业关系到患者的生命权、健康权、隐私权等关键权益，亟须规范治理以保障公民的合法权益。

（一）加强职业陪诊行业规范

构建职业陪诊企业认证与资质管理机制，明确行政监管主体，着重从职业技能培训、服务收费标准、服务质量标准等方面进行规范。比如，设立专业培训机构，规定相关职业考试，要求从业人员具有医药、急救等方面的专业技能，强化从业人员的道德观念。设立一定的准入门槛，对从业者的教育水平、职业经历作出规定。对此可以借鉴韩国经验，其首都首尔"一人户"的比例高达34.9%，首尔便推出"安心就医"服务，市民就医前可以通过电话申请，在办理挂号、缴费、住院和出院等手续时享受专业陪同服务。提供服务的人员需要经过专门机构的筛选和审核，较高的人员专业性保障了陪诊行业的有序发展。

（二）畅通消费者投诉举报渠道

2019 年 8 月 31 日，市场监管部门已经将原来各领域的消费者维权平台整合为全国"12315"平台，通过 PC 端、移动端、微信小程序、支付宝小程序等入口提供 7×24 小时服务，消费者可以通过该平台随时随地提出投诉举报。提供职业陪诊服务属于经营行为，应当完善陪诊行业的投诉流程，引导和鼓励患者在其合法权益受到侵害后，通过消费者维权平台进行投诉举报，维护自身合法权益，净化行业生态环境，倒逼职业陪诊平台狠抓服务质量。

（三）推动形成行业自治

加强行业自治不仅能减少政府行政监管的压力，也能减少职业陪诊与医疗机构之间的摩擦，通过市场发展、政策引导"两只手"推动职业陪诊行业良性发展。应当充分发挥行业协会的积极作用，通过出台人员任职标准、陪诊标准等相关规范，维护市场竞争秩序。鼓励职业陪诊平台加强规范、不断创新，对此可以借鉴日本养老介护服务的经验。目前，日本三大养老公司贝内斯控股、日医学馆、损保控股争相在服务标准、员工水平以及硬件设备上不断升级，同时通过合理的价格吸引顾客。三家公司的良性竞争逐渐形成了日本高水准的介护行业，提供优质的陪诊服务以及其他周到的养护服务。同时，鼓励职业陪诊员主动提高自身职业、道德水平，加强对于患者隐私的保密意识，积极学习相关的医疗知识，深入了解医院的科室结构和就诊流程，真正成为患者和医生之间的沟通桥梁。

（四）多举措缓解就医难问题

职业陪诊乱象高发于医疗资源紧张的地区，患者在无法通过正常渠道获得医疗救助时病急乱投医，让缺乏专业能力甚至意图非法牟利的职业陪诊人有空可钻。因此，如果能进一步改善就医难现状，职业陪诊乱象即可得到一定程度的缓解。"十四五"规划提出优质医疗资源扩容，解决优质医疗资源分布不均、异地就医难题，同时强化基层公共卫生体系。在地方的"十四五"规划中，北京、福建、贵州等地提出了远程医疗、"互联网＋医疗健康"等措施，以解决就医"最后一公里"的问题。政府应当加快构建完善公共服务体系，尤其是完善老年医疗护理服务体系，加强对不法诊疗行为和不规范医疗平台的监管和整治。同时，鼓励医院通过提供上门就诊、实现患者分流、增加执业人员数量、提高行政管理效率、提供网络就诊等新型诊疗方式等，主动提高医疗服务能力。

第五节 "寄血验子"非法产业的整顿与反思

2022 年 4 月 20 日，我国香港地区海关在文锦渡管制站检获约 1500 支疑似走私的血液样本，藏在两个发泡箱内，并未申报。"寄血验子"，是中国放开二孩政策后，黑中介利用专门的器具将孕妇抽出的静脉血转运至我国香港地区检验，从而辨别胎儿性别的非法服务项目。国内最大的一起"寄血验子"案件，是 2016 年 10 月浙江省永嘉县警方破获的。这起案件历经为期9 个月的侦查，最终将以林某为代表的 300 多名涉案人员绳之以法。当我们重新梳理这起大案的脉络时发现，犯罪分子系利用我国香港地区法律与内地法律规定的不一致（在我国香港地区不对该行为加以禁止）来逃避法律的制裁。

随着二胎政策的放开，市场需求与供给的扩张促进该产业链迅速发展，非法提供胎儿性别鉴定服务的主体不局限于没有取得相关资质的检测机构，即使在某些正规的公立医院也存在该类违法行为。因该行为具有较强的隐蔽性，诸多"监管死角"产生，诸多医疗市场乱象滋生，亟须相应规范予以规制。

一、验子行为何以难绝

目前，对"验子方"行为作出规制的文件，包括《人口与计划生育法》《母婴保健法》《禁止非医学需要的胎儿性别鉴定和选择性别人工终止妊娠的规定》《母婴保健法实施办法》。其中，明确规定"进行非医学需要的胎儿性别鉴定或者选择性别的人工终止妊娠"属于可罚行为，可能面临没收设备、3 万元顶格罚款、吊销执业证书、降级、撤职、开除等处罚，甚至可能追究刑事责任。

然而，这类违法成本依然处在一个低廉的状态，使违法分子日益猖獗。此外，"构成犯罪的，依法追究刑事责任"的法律规定较为模糊，这也使在实践当中，是否构成犯罪、适用何种罪名都存在一定的争议。

中国早在 2005 年制定《刑法修正案（六）（草案）》时，就曾试图设立一个新罪："对违反国家规定，对他人进行非医学需要的胎儿性别鉴定，导致选择性别人工终止妊娠后果，情节严重的，处以……"但最终该新罪条款因歧见太大，被剔除出正式的修正案中。

浙江省高级人民法院《关于部分罪名定罪量刑情节及数额标准的意见》中，有关非医学需要鉴定胎儿性别一定条件下构成非法行医罪的规定（"两非"行为），以及浙江省高级人民法院、浙江省人民检察院、浙江省公安厅联合发布的《关于非医学需要鉴定胎儿性别行为适用法律的若干意见》被全国人民代表大会督促纠正，被最高人民法院、最高人民检察院叫停的实例也表明，"两非"行为由于涉及生育权保护等公法问题，考虑到刑法的人权保障功能，实际上导致相关行为入刑存在诸多需要先行解决的伦理、法律问题。

就"寄血验子"案而言，"验子"是否构成修改后最高人民法院《关于审理非法行医刑事案件具体应用法律若干问题的解释》第 6 条、《医疗机构管理条例实施细则》第 88 条所规定的"诊疗活动"仍存在争议。"寄血验子"行为较强的隐蔽性使调查取证亦是极难。综上所述，法律规范的缺失和实际操作的困难大大增加了抑制该类违法活动的难度。

值得注意的是，"寄血验子案"的违法分子通过建立医疗网站进行宣传推广，短短两年时间在 30 多个省市建立起相应的代理机构，在代理人和公司之间通过网络通信工具单线联系，形成了庞大的非法寄血鉴定胎儿性别网络。

当犯罪的收益显著超过成本时，潜在的犯罪者就会铤而走险。这种有力规制的空缺，使许多非法医疗机构借助网络发布其广告、获取非法利益。面对当前庞杂的医疗广告市场，监管部门的监管手段却没有跟上步伐。在实践中存在行政执法不力、欠缺监管动力等问题，各部门之间存在监管职权重叠、尚未形成监管合力等问题，都需要相应解决。

二、"寄血方"是否触犯法律

孕妇是"寄血验子"交易的"消费群体"，正是她们自身的意愿为非法验子方提供了交易机会与市场。尽管相关的法规对该行为作出了禁止性的规定，但对她们的涉嫌违法行为，尚无法律的规制。

生育权是公民的基本权利，对选择性别的孕妇进行处罚必须考虑对该项基本权利的尊重，因此，实践中对此类行为的处罚必须权衡权利保护与社会考量。

针对寄血方的违法行为，部分地方政府出台的条例中进行了简要的规定。例如，在2002年《浙江省人口与计划生育条例》第26条中规定，"选择性别人工终止妊娠的，原生育安排失效，并不再安排生育第二个子女"。广东、山东等省出台的条例中也作出了类似的规定。

此类规制由于在全国人民代表大会通过的立法框架下，因此不存在太多的公法问题，而对"寄血方"入刑，出于谦抑性原则，目前学术界的普遍观点、司法机关的实际操作对相关孕妇入刑皆持反对态度。

然而，需求始终是影响一个市场形成的关键要素。目前，减少"寄血方"的努力主要还是从柔性社会治理层面开展的，各地区各行政部门一直致力于开展严厉禁止的专项社会治理行动，用行政手段来减少"两非"行为，确实也使出生人口性别比年年下降。

三、如何杜绝"寄血验子"行为

"寄血验子"非法产业危害巨大，对该行为的治理应当从立法层面出发，考虑刑法与行政法的衔接与适应关系。

从刑法的完善角度看，当侧重于对"验子方"如何处罚的讨论。笔者认为，"验子"行为作为供给行为，具有严重的"社会危害性"，如符合相关罪名构成要件的，应当将其纳入刑法的规制范畴。

一是明确"验子"行为是否属于"行医"行为。就目前的《医疗机构管理条例实施细则》的规定而言，"抽血验子"行为本身并不涉及疾病的治疗，亦不会对孕妇的生命健康、身体完整性或人身安全造成直接的伤害，因此，根据最高人民法院《关于审理非法行医刑事案件具体应用法律若干问题的解释》，"验子"行为被解释为"行医"其实较为牵强。

随着医学水平的发展，应用医疗行为的领域范围不断扩大，原有的诊疗目的不能涵盖所有的医疗行为。因此，我国台湾地区学者对医疗行为提出了一个更为广义的解释，即医疗行为包括临床性医疗行为、实验性医疗行为、诊疗目的性医疗行为以及非诊疗目的性医疗行为等四种类型。因为这一定义能够涵盖全部的医疗行为，就可以用"诊察"来囊括"验子"的行为。对此，笔者根据裁判文书，发现目前公诉机关统一以"非法行医罪"对"验子"的行为提起公诉，法院也多以该罪进行审判，后续应当制定司法解释对其予以明确，避免法律矛盾。

二是明确不同主体究竟是否适用不同的刑罚。在这起国内最大的"寄血验子"案中，涉案人员不仅包括有资质的医务人员，也有尚未取得行医资格的人员。根据刑法的相关规定，非法行医罪的犯罪主体仅限于未取得医生执业资格的人员。因此，本案中有资质医师的违法行为仍得不到刑法的规制。

鉴于医师作为专业医护人员，其深知这一行为的严重损害性，因此其主观故意性更加严重，亦应受到刑法的追究。因此，后续要明确区分不同犯罪主体的主观性质，并力图做到罪责刑相适应。

三是做好与其他罪名可能的衔接工作，如"非法进行节育手术罪的主体""故意伤害罪"等，是"两非"行为当中后续可能涉及的行为如何补充进行处罚的问题，而"非法采集血液罪""非法经营罪"则是构成要件是否满足的讨论。例如，原国家卫生和计划生育委员会等十四部门《关于加强打击防控采血鉴定胎儿性别行为的通知》中，明文禁止采血用于非医学需要的胎儿性别鉴定，这可能成为专门的"验子方"以及中介公司的行为入刑的依据，但目前司法机关仍以适用"非法经营罪"为主。如何进行罪名选择的转变同样也是一个值得考虑的问题。

另外，需要公安、卫健等部门，明确其各自的责任，形成监管合力。针对各监管部门职权重叠现象，应当在相关立法中加以明确划分，对不同的职能部门设置不同的执法权限，以避免由于职权重叠产生的监管漏洞。

在目前"双非"行为入刑存在争议的情况下，应当加强跨区域协同治理，探索完善利益导向，做好我国内地与我国香港地区的法律衔接工作，避免因法律的不一致而给不法分子规避法律的机会。

各地应建立信息共享平台预警机制，定期进行分析比对，对出生人口性别比异常情况及时通报和督办，加大对省际交接地带"两非"高发地区的打击力度。同时，应当加强出入境监管，加大血样出境检查力度，禁止私自携带、邮寄、运输血样出境。追本溯源，"寄血验子"行为反映了重男轻女的观念，可以看出是当前对于妇女权利保护的欠缺。

"任何法律和政令的贯彻，如果没有习惯的支持，就必然需要更大的国家强制力，而且即使有强大的国家强制力，也未必能够贯彻下去。"结合"寄血验子"案，应当注意的是，在制定保护女性合法权益的法律法规的同时，要多方发力，以求根治。对于妇女权利的保护，应当明确各部门的责任，落实到具体的法律救济机关，且做到"送"法下乡，使妇女提高自我保护的法律意识，地方政府也应当尽快出台相应的政策及配套措施等。

只有加强对妇女的权利保护，真正使男女享有同等的社会待遇，根除性别不公观念，"寄血验子"类违法行为才会真正消失。

四、案例分析：非法行医罪案

（一）案号

（2019）浙 03 刑终 1470 号

（二）案情介绍

一审基本案情：2013 年起，林某 1 强（另案处理）在广东省深圳市设立康健、唯康、卓健等业务部门大肆从事非医学需要鉴定胎儿性别业务，为全国有胎儿性别鉴定需求的客户提供中介服务。其中，由公司的优乐、港欣、优诚、正大等网络部门，在网上发布信息招揽全国各地合作商与客源，为业务部门提供需要胎儿性别鉴定服务的孕妇客户信息，再由业务部门联系、安排客户抽血后将血液样本寄至深圳市罗湖区的业务部门所在地或直接在深圳市抽取血样，随后送至我国香港地区的化验所进行鉴定，由业务部门将鉴定结果反馈客户，或者直接安排客户赴我国香港地区鉴定，并向每位客户收取

2000 元至 6000 元不等的费用。

林某 1 强设立康健、唯康、卓某 1 等业务部门，先后雇用被告人古某欢、周某芬、张某、蔡某滢、张某 2、庄某雯、何某、李某华、曾某珊、古某婷及许某、李某（另案处理）等人负责联系客户安排开展鉴定业务。其中，古某欢、周某芬为卓某 1 负责人，张某 2 及许某为唯康负责人。为扩大经营范围，林某 1 强设立优乐、港欣、优翔、企速优等网络部门，在网上发布推广信息，为业务部门提供目标客户信息，被告人欧某平、黄某、刘某红、刘某、林某珊、曾某、李某仙、杨某淇、左某云等人先后受雇于网络部门，其中欧某平、黄某曾分别为优翔、企速优负责人。林某 1 强还设立臻心部门，负责制作优乐、港欣、优翔等部门的宣传网站，被告人何某臻为主管，被告人路某为副主管。林某 1 强还设立康怡部门，主要负责各部门的数据统计，并负责与化验所就胎儿性别鉴定数据等事宜进行联系，被告人周某迪为康怡负责人。林某 1 强还雇用被告人冯某强为驾驶员，为卓某 1 等部门运送孕妇血样。

2015 年 12 月 22 日，公安民警对深圳市罗湖区深华商厦 13B 室进行搜查，查获预约登记表、检测协议书、检测报告、性别检测注意事项、冰袋、空试管、血液试管包装袋、空检测材料袋、已抽血样材料带、酒精棉片、医用输液贴、血样采集针、手机、名片等物；对深圳市洪湖路洪湖花园 A 座 24D 室进行搜查，查获黑色台式电脑 1 台，在电脑内发现涉案的相关资料；对贺某华进行人身检查，查获金士顿 U 盘 1 个及手机 2 部，在 U 盘中发现涉案的相关材料。

上述各被告人均未取得医生执业资格。林某 1 强设立的相应涉案部门先后为广东、福建、浙江、海南、四川、湖北、湖南、广西、山东、辽宁、山西、河南、北京、上海等省市的 1.9 万余名孕妇提供胎儿性别鉴定服务，非法获利 1500 余万元。其中，李某成（已判刑）经与业务部门联系，在浙江省永嘉县范围内为 6 名孕妇抽取血液进行胎儿性别鉴定。周某（已判刑）等人经与业务部门联系，在浙江省乐清市范围内为 16 名孕妇抽取血液进行胎儿性别鉴定，并导致 4 名孕妇引产。上述各被告人均明知卓某 1、唯康等部门从事胎儿性别鉴定业务，均在各自部门或卓某 1 等业务部门有一定比例投资以获得相应分红，非法获利均至少达 1 万元以上。

二审基本案情：原审被告人古某欢、张某、欧某平、黄某、何某臻、路某、何某不服，分别提出上诉。上诉人及其辩护人的诉辩意见包括以下几类：（1）法律、司法解释未规定非医学需要胎儿性别鉴定行为构成非法行医罪，该行为并非最高人民法院司法解释规定的医疗行为。（2）已决同案犯构成犯罪所依据的浙江省高级人民法院有关非医学需要胎儿性别鉴定构成非法行医罪的意见已停止执行，不应再以此定罪处罚，故自己的行为即便认定违法，但也不构成犯罪；根据国家卫生和计划生育委员会、国家工商行政管理总局、国家食品药品监督管理总局公布的《禁止非医学需要的胎儿性别鉴定和选择性别人工终止妊娠的规定》，介绍、组织他人和为他人实施非医学需要胎儿性别鉴定分属不同性质，即使情节严重，前者只需行政处罚，且原判依据《人口与计划生育法》以及最高人民法院司法解释所规定的有关非法行医"情节严重"的兜底条款来对本案定罪处罚缺乏法律依据；《打击非法行医专项行动方案》《人口与计划生育法》不应作为本案成立非法行医罪的法律依据；刑法并未规定非医学需要胎儿性别鉴定行为构成非法行医罪，且本案未达到非法行医罪的情节严重标准。（3）采血、检验均由有资质的机构和人员实施，相关涉案鉴定均由我国香港地区有资质的化验所作出，上诉人仅参与发布推广信息、进行网络推广工作、进行网站设计或提供中介服务，并未实施抽血、鉴定等非法行医行为，故行为不构成非法行医罪。（4）与同案犯量刑不平衡，请求依法改判无罪或发回重审。

（三）裁判结果

一审法院判决：一审法院以非法行医罪分别判处被告人古某欢有期徒刑一年四个月，并处罚金4万元；被告人张某、欧某平、黄某各有期徒刑一年二个月，并处罚金4万元；被告人何某臻、路某各有期徒刑一年，并处罚金4万元；被告人周某芬有期徒刑一年，缓刑一年六个月，并处罚金4万元；被告人曾某珊、张某2各有期徒刑十一个月，缓刑一年六个月，并处罚金3万元；被告人蔡某滢、古某婷、何某、李某华有期徒刑十个月，缓刑一年六个月，并处罚金3万元；被告人周某迪、庄某雯各有期徒刑九个月，缓刑一年，并处罚金3万元；对被告人杨某淇、刘某红、左某云、刘某、林某珊、曾某、李某仙、冯某强免予刑事处罚；分别追缴被告人古某欢、张某、欧某平、黄某、何某臻、路某、周某芬、蔡某滢、古某婷、曾某珊、何某、张某2、庄某雯、李某华、周某迪、杨某淇、刘某红、左某云、刘某、林某珊、曾某、李某仙、冯某强违法所得各1万元，并追缴由永嘉县公安局冻结的涉案赃款，均予以没收，上缴国库。

二审法院裁定驳回上诉，维持原判。

（四）案件评析

我国内地相关部门多次出台相关文件对非医学目的的胎儿性别鉴定进行禁止性规定，但胎儿性别鉴定行为在我国香港地区并没有明文规定禁止，孕妇便通过各种渠道将血液样本寄送至我国香港地区鉴定检测机构，机构将性别检测报告寄回。一些中介发现由于我国内地与我国香港地区法律规定的差异而产生的商机，利用"寄血验子"的方式非法为孕妇进行胎儿性别鉴定，钻法律的"空子"，逐渐形成灰色利益产业链条，形成横跨我国香港地区、深圳，辐射内地各省市的"寄血验子"服务网络，从中牟取暴利。

该类案件的争议焦点往往在于非医学需要胎儿性别鉴定是否属于非法行医罪中的非法行医行为。《刑法》第336条第1款规定："未取得医生执业资格的人非法行医，情节严重的，处三年以下有期徒刑、拘役或者管制，并处或者单处罚金；严重损害就诊人身体健康的，处三年以上十年以下有期徒刑，并处罚金；造成就诊人死亡的，处十年以上有期徒刑，并处罚金。"对于非法行医罪，根据最高人民法院《关于审理非法行医刑事案件具体应用法律若干问题的解释》第2条的规定，具有下列情形之一的，应认定为《刑法》第336条第1款规定的"情节严重"："（一）造成就诊人轻度残疾、器官组织损伤导致一般功能障碍的；（二）造成甲类传染病传播、流行或者有传播、流行危险的；（三）使用假药、劣药或不符合国家规定标准的卫生材料、医疗器械，足以严重危害人体健康的；（四）非法行医被卫生行政部门行政处罚两次以后，再次非法行医的；（五）其他情节严重的情形。"而在2012年11月9日，浙江省高级人民法院出台的《关于部分罪名定罪量刑情节及数额标准的意见》第92条将最高人民法院《关于审理非法行医刑事案件具体应用法律若干问题的解释》规定的"情节严重"的 5 条扩张成了 7 条，增加的 2 条是"非医学需要鉴定胎儿性别 3 人次以上，并导致引产的"和"因非医学需要鉴定胎儿性别受过行政处罚，又实施该行为的"，将上述行为认定为非法行医，须追究刑事责任。浙江地方法院在相关案件判决中引用浙江省高级人民法院相关规定的条文作为定罪依据的做法存在一定的问题，因为刑事判决据以定罪的法律依据只能是具有法律约束力的刑法规范和司法解释，而根据《立法法》，浙江省高级人民法院无权制定司法解释。若地方法院认为需要对法条进行增补或有权解释，应报请全国人民代表大会或其常委会立法或报请最高人民法院发布司法解释，其自己制定的文件不具有法律效力，不能强行要求下级法院执行。2018 年 7 月 18 日，全国人大常委会法工委备案审查室回复法学家李步云意见的复函中明确提到，将督促有关部门纠正地方法院越权制定司法解释性质文件，表示将于近期通知辖区法院停止执行浙江省高级人民法院《关于部分罪名定罪量刑情节及数额标准的意见》第 92 条有关非医学需要鉴定胎儿性别行为以非法行医罪处罚的决定。浙江省高级人民法院已认定该文件属于"应当清理的带有司法解释性质的文件"，同时停止执行浙江省高级人民法院《关于部分罪名定罪量刑情节及数额标准的意见》第 92 条有关非医学需要鉴定胎儿性别行为以非法行医罪处罚的规定。

第一，关于本案非医学需要胎儿性别鉴定不构成非法行医罪的诉辩意见。经法院审理查明，原判并非依据浙江省高级人民法院《关于部分罪名定罪量刑情节及数额标准的意见》第 92 条定罪处罚。根据该条第 1 款的规定，具有下列情形之一的，属于"情节严重"，处 3 年以下有期徒刑、拘役或者管制，并处或者单处罚金：（1）造成就诊人轻度残疾、器官组织损伤导致一般功能障碍的；（2）造成甲类传染病传播、流行或者有传播、流行危险的；（3）使用假药、劣药或者不符合国家规定标准的卫生材料、医疗器械，足以严重危害人体健康的；（4）非法行医被卫生行政部门行政处罚 2 次以后，再次非法行医的；（5）非医学需要鉴定胎儿性别 3 人次以上，并导致引产的；（6）因非医学需要鉴定胎儿性别受过行政处罚，又实施该行为的；（7）情节严重的其他情形。

　　首先，胎儿性别鉴定是对伴性遗传性疾病进行诊断的重要方法，无论是非医学需要还是基于医疗需要而开展胎儿性别鉴定活动，行为的客观方面、场所、过程、程序、地点、参与人员并无区别，都是一种医疗活动。有关国家部委对于非医学需要鉴定胎儿性别的行为明确认定为非法行医行为。例如，卫生部、科技部、公安部、监察部、国家人口和计划生育委员会、国家中医药管理局、中国人民解放军总后勤部卫生部《关于印发〈打击非法行医专项行动方案〉的通知》（卫监督发〔2005〕156 号）规定，严肃查处利用 B 超非法鉴定胎儿性别和选择性别的终止妊娠手术的行为；重点查处医疗机构和计划生育技术服务机构的工作人员非法为他人进行胎儿性别鉴定或选择性别的终止妊娠手术的行为；明确规定非医学需要的胎儿性别鉴定属于非法行医。又如，国家卫生和计划生育委员会办公厅、公安部办公厅、国家食品药品监督管理总局办公厅等《关于印发〈进一步整顿医疗秩序打击非法行医专项行动方案〉的通知》（国卫办监督发〔2013〕25 号）规定，严肃查处非医学需要的胎儿性别鉴定和选择性别的人工终止妊娠行为。国家卫生和计划生育委员会办公厅、公安部办公厅、国家食品药品监督管理总局办公厅等《关于印发〈进一步整顿医疗秩序打击非法行医专项行动方案〉的通知》中明确严肃查处非医学需要的胎儿性别鉴定和选择性别的人工终止妊娠的非法行医行为，故应认定非医学需要胎儿性别鉴定属于非法行医行为。其次，《人口与计划生育法》第 40 条规定：“违反本法规定，有下列行为之一的，由卫生健康主管部门责令改正，给予警告，没收违法所得；违法所得一万元以上的，处违法所得二倍以上六倍以下的罚款；没有违法所得或者违法所得不足一万元的，处一万元以上三万元以下的罚款；情节严重的，由原发证机关吊销执业证书；构成犯罪的，依法追究刑事责任：（一）非法为他人施行计划生育手术的；（二）利用超声技术和其他技术手段为他人进行非医学需要的胎儿性别鉴定或者选择性别的人工终止妊娠的。”据此，为他人进行非医学需要的胎儿性别鉴定构成犯罪的，依法追究刑事责任。足见相应行为具有刑事可罚性。非医学需要鉴定胎儿性别行为会严重影响出生性别比，造成出生人口比例失衡，明显具有现实的社会危害性。本案中，以林某 1 强为首，古某欢等各被告人结伙以公司组织形式，向全国各地 1.9 万余名孕妇提供非医学需要胎儿性别鉴定服务，并导致部分孕妇引产，社会影响面广、后果严重，足以认定构成非法行医罪的情节严重标准。综上，原判认定涉案被告人构成非法行医罪并无不当。

第二，在我国内地实施犯罪行为，应当适用《刑法》，虽然最终胎儿性别的鉴定系由我国香港地区有资质的机构作出，但不影响各被告人因在我国内地违法实施非医学需要胎儿性别鉴定相关行为构成非法行医罪。作为共同犯罪，涉案非医学需要胎儿性别鉴定行为是由负责业务、网站设计、网络推广的各被告人分工合作、共同完成的，故均应对犯罪后果负责。

第三，上诉人及原审被告人非法行医，情节严重，其行为均已构成非法行医罪，原判定罪准确。鉴于被告人系从犯、有自首情节、立功表现、坦白等各种量刑情节，已分别予以从轻、减轻、免除处罚，原判量刑适当、平衡，审判程序合法。上诉人古某欢、张某、欧某平、黄某、何某臻、路某、何某及相关辩护人要求二审法院改判的理由经查均不成立，因此，二审法院裁定驳回上诉，维持原判。

（五）法律风险识别与防控

在我国"养儿防老"等传统思想根深蒂固的影响下，非医学需要胎儿性别鉴定所带来的后果很可能是对胎儿进行引产，剥夺女孩的生存权利，是对生命尊严的无视与践踏，给孕妇的生命健康带来极大的损害，也是出生性别比例严重失衡最直接、最根本的原因。"寄血验子"产业将会引发婚配困难、出生率降低、人口老龄化、养老压力、就业压力等一系列的严重社会后果，影响社会的长治久安与稳定和谐发展。

本案为浙江省温州市永嘉县警方破获的一起全国最大"寄血验子"案，参与"寄血验子"的孕妇超过 5 万人次，涉案金额达 2 亿元以上，具有广泛的社会影响与严重的社会后果。非医学需要的胎儿性别鉴定是否入刑在学界中一直存有争议，事实上，早在 2005 年讨论《刑法修正案（六）》时，就已经提出要增设为他人进行非医学需要胎儿性别鉴定犯罪，即在《刑法》第 336 条后将增加 1 条，作为第 336 条之一："违反国家规定，为他人进行非医学需要的胎儿性别鉴定导致选择性别、人工终止妊娠后果，情节严重的，处三年以下有期徒刑、拘役或者管制，并处罚金。"但由于对违规鉴定胎儿性别是否应运用刑罚手段打击存在较大分歧，为慎重起见，全国人民代表大会常委会第三次审议时，删除了该规定。虽然最后立法机关又将其删除，但可以看出对此类社会现象进行规制的制度需求。浙江省高级人民法院《关于部分罪名定罪量刑情节及数额标准的意见》中，将"非医学需要鉴定胎儿性别3人次以上，并导致引产"和"因非医学需要鉴定胎儿性别受过行政处罚，又实施该行为"的情形认定构成非法行医罪、须追究刑事责任的意见，在社会上引起了广泛争议。有学者认为，因我国并没有将"非医学需要进行胎儿性别鉴定导致选择性别的人工终止妊娠的行为"作为刑事犯罪行为，一直都将其界定为行政违法行为予以行政处罚，将其作为刑事犯罪处理，混淆了行政违法和刑事违法的界限。可见，对于实践中将非医学需要进行胎儿性别鉴定的行为纳入非法行医罪范畴的做法，目前学界尚未达成一致意见。[①]

鉴于立法须具有前瞻性，是否有必要将此行为入刑，是一个需要长远考虑的问题。要根据目前生育观念的变化，考察该行为当前的危害性及未来趋势。如果目前已经很少有孕妇及其家庭成员因为重男轻女而进行胎儿性别鉴定，并随后对女性胎儿选择堕胎，那么，非医学需要的胎儿性别鉴定就不再具有严重的社会危害性，也就无须"入刑"。若仍然存在鉴别胎儿性别后通过人工手术终止妊娠等严重损害孕妇人身权益和社会利益的犯罪链条，并不意味着不能通过非法行医罪来进行法律规制。司法实践中应当同时注意在适用最高人民法院司法解释中规定的五种"情节严重"条款时，对于兜底条款"其他情节严重的情形"应当采取限制解释的态度，遵循同类解释的原则，其严重程度应当与前四种情形相当，避免出现地方法院越权解释等情形。应发挥刑法保障人权、打击犯罪的作用，守好"最后一道防线"，严厉打击非医学需要胎儿性别鉴定行为，规范医疗机构的行医行为，铲除"寄血验子"灰色产业链这一社会痼疾。[②]

---

① 参见方悦：《我国刑法语境下"医疗行为"概念的再解释》，载《医学与法学》2022年第6期。

② 参见丁磊：《"寄血验子"行为的刑法评价——以顾某非法行医案为例》，辽宁大学2022年硕士学位论文，第20页。

第六节　海外代孕风险识别 *

近些年，海外代孕在国内悄然兴起。然而，海外代孕行为本身蕴藏着巨大的法律风险，我国目前的法律和相关政策对此采取禁止态度，相关制度规范存在缺失。因此，如何平衡市场需求与法律风险，需要立法与行政机关对海外代孕行为的性质进行界定，加强对市场行为的引导和监管。

一、海外代孕法律风险

首先，我国法律和政策严厉禁止国内代孕行为。2001 年卫生部出台的《人类辅助生殖技术管理办法》以及 2003 年卫生部出台的《人类辅助生殖技术与人类精子库相关技术规范、基本标准和伦理原则》都明确禁止医疗机构和医务人员实施代孕行为。且从 2015 年国家卫生和计划生育委员会牵头开展打击代孕的专项行动看，代孕中介机构也在打击范围之中，可以说政府是采取严厉打压的态势。因此，在中国，任何代孕行为都被定义为非法行为。

其次，缺乏完善的代孕医疗纠纷责任机制。代孕本身是一项十分复杂的技术，技术再高超的医疗机构也无法保证百分百成功。如果出现医疗事故导致代孕妈妈遭受身体伤害甚至死亡，这个责任该由哪一方来承担，谁该承担相应的赔偿责任。当出生婴儿出现畸形或者其他不健康状况时，婴儿的父母应该向谁索要损害赔偿和医疗费用，中介机构是否要承担相应的责任；甚至婴儿的父母因此遗弃孩子的，中介机构又该如何处理这个孩子。

再次，海外代孕中介机构没有明确的主体地位，海外代孕协议缺乏法律效力。目前，我国禁止国内的代孕行为，而对海外代孕中介行为则没有明确的态度。正常情况下，可以根据法无禁止即可为的原则进行推定，但是由于代孕本身争议比较大，且涉及比较复杂的伦理问题，因此在没有明确法律依

---

* 本节文字论述部分原刊发在《法制日报》2016 年 5 月 26 日，第 7 版。收录本书时文字略有改动。本节案例部分系收录本书时新补充。

据的背景下，不能草率认为其可为。目前，我国工商管理登记范围不包括海外代孕中介服务，也就是说，海外代孕机构是无法办理工商营业执照的。在没有取得相应执照的情况下开展营业活动，本身就属于非法经营活动。这就导致海外代孕机构在国内没有合法的地位，其经营活动也无法得到政府主管部门的支持，只能游走于法律的灰色地带。由于代孕行为在国内属于法律禁止行为，而海外代孕的中介行为也属于游离在法律边缘的行为，以此为主要内容的合同自然难以得到《民法典》的保护。另外，海外代孕中介机构本身也没有合法的主体地位，与这样的主体签订的协议难以得到我国法律的保护。

最后，婴儿的隐私权和身体健康难以得到保障。由于海外代孕中介机构在中国属于非法经营，其目的是非法获利。在我国人格权立法相对缺失的情况下，难以防止中介机构基于商业交易的目的，泄露相关客户信息，损害婴儿的隐私权。由于海外代孕在国内还属于新鲜事物，大部分国人对其接受度不高，一旦代孕婴儿的隐私遭到泄露，必然会对婴儿成长产生十分不利的后果，严重影响婴儿的健康成长。生育出来的孩子有两个母亲，一个是遗传学意义上的母亲，另一个是孕母。有些母婴传播的疾病如艾滋病、肝炎、性病等都可以通过母体传播给胎儿。目前，我国的海外代孕还处于法律的灰色地带，缺乏规范的法律法规管理，代孕的安全性必然会受到影响，从而可能产生损害婴儿健康的后果。

在海外代孕市场兴起的同时，我们不能采取回避态度。立法机关应该尽快制定合理的法律法规，明确海外代孕行为的性质。同时，政府及相关部门应该明确相关法律并以此为依据，引导市场主体的交易行为。有需求的客户也要充分了解海外代孕背后的各种风险，做好相应准备。中介机构则要在开始业务之前充分考虑各种法律风险，并通过对应的准备工作做好事前安排。

二、案例分析：王某琴与美孕国际医疗投资发展有限公司、王某服务合同纠纷

（一）案号

（2017）沪 0107 民初 25187 号

（二）案情介绍

原告王某琴与被告美孕国际医疗投资发展有限公司（本案中简称美孕公司）、王某服务合同纠纷一案。2016 年 11 月，原告王某琴通过微信群认识了部队转业的战友即被告王某，王某自称其原单位是部队联勤部、卫生部，现在被告美孕公司从事赴美代孕业务。后王某向原告赠送了被告美孕公司及一家名为美国美孕医疗中心的美国代孕服务公司的宣传资料，承诺了赴美代孕的合法性。根据上述材料，原告及其丈夫自费至中国人民解放军第 306 医院进行生殖功能及疾病排查体检。王某称其将原告的体检报告交予美国美孕医疗中心，该中心首席专家对原告夫妇的体检指标进行了评估，其中最为关键性的指标即原告的卵巢功能良好，一次取卵成功率高。

基于王某的反馈，2017 年 3 月 4 日，原告与被告王某及被告美孕公司的领导詹某钦，就胚胎移植、代孕事宜在两家公司位于北京市朝阳区的办事处签订了服务合同、合同书各一份，约定被告美孕公司及美国美孕医疗中心为原告提供代孕服务。原告与被告美孕公司签订服务合同一份，载明，甲方：王某琴……乙方：美孕国际医疗投资发展有限公司。乙方系"美国美孕医疗中心"在国内的指定合作单位，负责提供体外受精相关治疗的前期咨询服务。甲方有意愿了解美国试管婴儿医疗项目，并知晓相关诊疗在美国进行。甲乙双方经友好协商，就乙方为甲方赴美进行试管婴儿相关医疗项目提供咨询服务等有关事项达成相应条款。其中，合同中明确约定了："甲方承诺：其知晓本协议所称诊疗项目目前在国内未被许可，所以甲方整个医疗项目的实际发生地在美国加利福尼亚州，正式合同签署由甲方和美国美孕医疗中心签订。"原告王某琴在甲方落款处签名，被告美孕公司在乙方落款处盖章，被告王某在乙方落款处下方签名。同日，原告另签署合同书一份，内容为美国美孕医疗中心为原告提供代孕服务，合同价款为 199800 美元，并约定了每一期费用的支付时间和金额，其中，在签约日当天，原告应支付总费用的20%。即合同书约定了原告向美国美孕医疗中心支付代孕服务费 199800 美元，服务合同中约定原告应向被告美孕公司支付服务费人民币 275724 元，即全部服务费用的 20%。两份合同的磋商、邀约、签订、履行、指示付款、退款等服务人员均为王某及詹某钦，落款处由被告王某代表被告美孕公司及美国美孕医疗中心签署。当日，原告向案外人詹某转账人民币20万元，次日，又向詹某转账人民币75724元，合计人民币275724元。

2017年4月13日，原告夫妇赶往洛杉矶。在居住和取卵就诊期间，发现就诊医院等情况与被告先前的介绍有很大出入。2017年5月10日，原告取出的12颗卵子均未培养成合格的胚胎，与被告在缔约磋商时所称的"原告卵子结果很理想"的说法完全不相符，最终未成功进行代孕。原告、被告就是否应退还服务费发生争议，故原告诉至法院，请求判如所请。

（三）裁判结果

法院判决如下：（1）原告王某琴与被告美孕国际医疗投资发展有限公司于2017年3月4日签订的服务合同无效；（2）被告美孕国际医疗投资发展有限公司应于本判决生效之日起十日内返还原告王某琴人民币275724元；（3）对原告王某琴的其余诉讼请求，不予支持。

（四）案件评析

第一，《民法典》第8条规定："民事主体从事民事活动，不得违反法律，不得违背公序良俗。"第153条第2款规定："违背公序良俗的民事法律行为无效。"根据法院查明的事实，原告因赴美代孕与美国美孕医疗中心签订合同书，而代孕行为违背了基本的公序良俗和社会公共利益，为我国目前法律所禁止，故应认定原告与美国美孕医疗中心签订的代孕合同书无效。被告美孕公司在明知代孕不合法的情况下与原告签署服务合同，即便是其提供的服务仅涉及为原告与美国美孕医疗中心之间进行对接、为原告在国内做代孕前期准备工作等，仍系基于代孕而产生的服务，不属于法律所允许的合法行为，故该服务合同为无效合同。

第二，《民法典》第155条规定："无效的或者被撤销的民事法律行为自始没有法律约束力。"第157条规定："民事法律行为无效、被撤销或者确定不发生效力后，行为人因该行为取得的财产，应当予以返还；不能返还或者没有必要返还的，应当折价补偿。有过错的一方应当赔偿对方由此所受到的损失；各方都有过错的，应当各自承担相应的责任。法律另有规定的，依照其规定。"因此，本案中无效的民事合同自始无效，合同无效后的法律后果即"行为人因该行为取得的财产应当予以返还"，被告美孕公司基于服务合同而收取的服务费用应予返还，故对于原告要求被告美孕公司返还服务费275724元的诉讼请求应当予以支持。至于原告主张的服务费利息损失、原告因赴美代孕及诉讼产生的各项损失，基于服务合同中载明代孕在国内未被许可，原告对于代孕行为不合法系明知的，在合同无效、双方均有过错的情况下，各自损失应由各自承担，故对于原告要求被告美孕公司支付利息、赔偿交通费人民币15292元、住宿费人民币875元、公证费人民币6100元、律师服务费925美元（折合人民币6397元）、汇款费用人民币317元、翻译费人民币700元的诉讼请求，一审法院不予支持。关于原告另要求被告王某对被告美孕公司的返还义务承担连带清偿责任，根据合同相对性原则，合同项下的权利义务只能赋予当事人或加在当事人身上，合同只能对合同当事人产生拘束力，因王某并非合同相对方，且被告美孕公司确认被告王某属职务行为，故原告该诉讼请求无法律依据，一审法院不予支持。

（五）法律风险识别与防控

代孕涉及社会伦理、道德、婚姻家庭等一系列问题，该行为破坏了婚姻与生育的统一，与现行法律法规、社会伦理道德相违背，合同约定的代孕内容破坏了我们国家的生育秩序，侵害妇女儿童的合法权益，违反社会公序良俗和社会公德。

事实上，在2001年《人类辅助生殖技术管理办法》第3条就对禁止代孕行为作出了规定："人类辅助生殖技术的应用应当在医疗机构中进行，以医疗为目的，并符合国家计划生育政策、伦理原则和有关法律规定。禁止以任何形式买卖配子、合子、胚胎。医疗机构和医务人员不得实施任何形式的代孕技术。"2003年《人类辅助生殖技术和人类精子库伦理原则》规定医务人员不得实施代孕行为。这是我国仅有的禁止代孕的相关法律法规。由于不具有较高的效力位阶，适用范围较为狭窄，以及完善配套制度措施的缺乏，致使该管理办法的规制成效甚微，因此实践中存在因为违法引发的大量代孕纠纷。2015年《人口与计划生育法》草案计划将"代孕条款"写进法律，并在第 35 条规定，即禁止买卖精子、卵子、受精卵和胚胎，禁止以任何形式实施代孕。原国家卫生和计划生育委员会希望通过此举将代孕上升到法律层面，这被外界视为国家层面对代孕实行全面禁止的标志，但最终，全国人民代表大会在表决稿中删除了"禁止代孕"的条款。立法层面的不足使代孕灰色产业打着"法无禁止即可为"的旗号日益猖獗。司法实践中对于代孕案件的处理由于没有统一的法律标准，法律问题处理存在难度，映射出的社会现状即对于代孕的研究尚未系统化，理论体系制度构建尚未完整化，应当禁止还是适当开放尚未形成全面而深刻的认知。①

此外，根据现行相关规定，我国法律对代孕的限制主要集中于对有技术实施代孕的医疗机构的规制，而并未对孕母和代孕委托者作出禁止性规定。《民法典》第 153 条第 2 款规定："违背公序良俗的民事法律行为无效。"第 1009 条规定："从事与人体基因、人体胚胎等有关的医学和科研活动，应当遵守法律、行政法规和国家有关规定，不得危害人体健康，不得违背伦理道德，不得损害公共利益。"代孕违反了相关政策、伦理原则、公序良俗及管理办法的规定，因此孕母和代孕委托者签订的"有偿代孕合同"会被认定为违反公序良俗而在法律效力上为自始无效。一旦双方之间发生法律纠纷，孕母无法根据该协议向相对人索要报酬，委托方也无法据此得到孩子的抚养权。

与此同时，更有甚者利用我国法律规制的漏洞，衍生出一批批地下代孕公司，经营代孕灰色产业链，游走于法律的边缘线上。由于代孕在我国仍存在法律上的空白，因此极易引发一系列道德、伦理、社会和法律问题。现行政策中明确规定医生和医疗机构不允许买卖胚胎，但对个人和中介机构并未明确约束。无法可依，必然导致行业乱象丛生。这些代孕公司隐秘而无序，时常因为合同纠纷被举报后遭曝光。

现阶段，代孕规制的相关立法正徘徊于十字路口，面临诸多的不确定性和抉择。但随着人们代孕需求的日益增加，由此产生的法律关系复杂化、社会矛盾紧张化已不容忽视，代孕技术的规制方式未来该走向何方已成为法学

---

① 参见吴梓源：《代孕禁止的法理基础与制度建构》，载《东北师大学报（哲学社会科学版）》2023 年第 1 期。

学科、法学学者肩负的时代重任。代孕行为不仅是民事行为，国家应该加强行政监管立法，赋予行政人员打击代孕行为的权力，现阶段代孕行为不减反增与我国的行政监管与行政强制性的规定模糊有很大关系。[1] 针对上述法律效力层级以及规制主体等问题，有待立法部门出台相关领域的法律法规进行效力补充，建立代孕禁止的规制模式，打击代孕黑色产业链，明确和巩固代孕禁止的立法立场，建立系统、科学、合理的法律规制体系，实现技术进步、观念转型、制度完善的协同推进将是我国未来立法的应选路径。[2]

第七节 "美白"功效类化妆品现存风险问题分析及应对策略*

随着生产与消费水平的不断提升，对"美"的追求越发成为大众关注的热点，美白产品逐渐成为实现美丽的途径之一。以"白"为美的消费理念使中国居民对于美白产品的消费热情持续性增长，推动"颜值经济"日益崛起。当前，中国市场已成为世界第二大美白产品消费市场，美白产品行业保持持续性增长态势。依托于科学技术的发展，当下的美白手段呈现多种类型，新科技、新成分、新理论、新产品不断涌现，如光学美白、口服类美白产品、注射类美白产品、涂抹类美白产品等均为可供选择的美白方式。但相较于其他美白途径，"美白"功效类化妆品具有操作便捷、危险性小、性价比高等特点，成为当前市场中接受度最广的美白产品。

一、"美白"功效类化妆品的市场与监管现状

"美白"功效类化妆品，一般是指有助于减轻或减缓皮肤色素沉着，达

---

① 参见周鑫、刘翠：《代孕的伦理考量与法律规制》，载《湖北工程学院学报》2022年第5期。
② 参见吴梓源：《代孕禁止的法理基础与制度建构》，载《东北师大学报（哲学社会科学版）》2023年第1期。
* 本节文字论述部分原刊发在《中国化妆品》2022年增刊第3期。收录本书时文字略有改动。本节案例部分系收录本书时新补充。

到皮肤美白增白效果的化妆品，属护肤类产品，如美白精华、面霜、面膜、乳液等。其作用机理主要包括：抑制黑色素的生成，阻断黑色素的转运，还原黑色素，促进表皮黑色素的脱落等。根据配方中所用具体美白剂的不同，产品的美白作用通常是通过其中一种或多种机理及原料的组合来体现的。①根据《化妆品监督管理条例》的规定，美白功效类化妆品属于祛斑美白化妆品，纳入特殊用途化妆品范畴。此类产品具有一定程度的风险，由国务院药品监督管理部门进行注册管理。

美白类产品作为特殊用途化妆品，是我国药品监管部门的重点监管对象。早在2013年12月，国家食品药品监督管理总局调整化妆品注册备案管理政策之前，此时的美白类化妆品并不属于特殊用途化妆品，仅需进行备案管理，完成备案后即可进行上市销售，而祛斑类化妆品为特殊用途化妆品，须进行注册管理。为控制美白化妆品的安全风险，进一步规范美白化妆品生产，保障消费者的健康，监管部门调整注册备案管理政策，将宣称有助于皮肤美白增白的化妆品纳入祛斑类化妆品类别中实施严格管理。在现行《化妆品监督管理条例》中，祛斑美白类化妆品属于特殊用途化妆品，由国务院药品监督管理部门进行注册管理，经注册后方可进行生产、进口。目前，我国美白类化妆品的监管方式主要依托于上市前的行政许可和上市后的市场监督。

二、"美白"功效类化妆品现存风险问题

伴随着"美白"功效类化妆品日益增长的市场份额与庞大的消费需求，美白产品不断推陈出新、更新换代。"美白"一词也成为目前各类功效型护肤品的热门营销噱头。但是，根据近年来对于国家药品监督管理局以及各省市药品监督管理部门的化妆品风险监测及质量评价抽验的结果并结合市场反馈体现，我国美白类化妆品仍旧存在部分问题与安全隐患。

（一）超范围宣称产品用途问题

相关报道显示，2021年国家药品监督管理局在进行普通化妆品备案质量

---

① 参见《浅谈美白化妆品与美白剂》，载国家药品监督管理局网，https://www.nmpa.gov.cn/xxgk/kpzhsh/kpzhshhzhp/20211216170816138.html。

抽查时发现，部分备案产品配方中添加了具有美白功效的苯乙基间苯二酚原料（俗称"377"），涉嫌违反《化妆品监督管理条例》有关规定，应当依法予以查处。该事件中涉及的化妆品原料"377"是一种美白剂，于 2012 年被国家食品药品监督管理总局批准作为化妆品新原料，至今批准的唯一使用目的是"美白肌肤，通过抑制酪氨酸酶的活性抑制黑色素的形成"。[1] 这也意味着，这些以普通化妆品备案的产品在配方中添加了一种以美白作为唯一使用目的原料，而该原料的添加使相应产品应当具有美白功能，因此该应当具有美白功能的产品属于祛斑美白类化妆品的范畴，而非普通用途化妆品，应按照特殊用途化妆品管理，在进行注册后才能进行生产销售。上述添加了"377"的备案普通化妆品涉嫌违反《化妆品监督管理条例》有关规定，各省药品监管部门逐步开展排查并对违规宣传行为进行依法处置。因此，企业在使用相关化妆品原料时应该充分了解其适用范围、使用条件、法规要求等，并进行安全性评估，以确保其使用安全并符合业务规范。

（二）违规生产经营问题

2021 年年底，上海市药品监督管理局检查发现恩客斯（上海）化妆品有限公司（本案中简称恩客斯公司）受托生产并销售三批"井熙清透光采裸感面膜"（批号：BF8041001、BF8042001、BDG021）。该产品本身为国产非特殊用途化妆品，但其包装却标注了特殊用途"美白"字样，宣称可对皮肤本身产生美白增白效果，且未取得生产批准文号。近日，上海市药品监督管理局发布行政处罚决定书，针对恩客斯公司存在生产未取得批准文号的特殊用途化妆品的违法行为，决定对其处以罚款 481711.44 元，没收违法所得160570.48 元，并没收违法产品。

在该事件中，一来恩客斯公司涉嫌违规宣传行为，将备案非特殊用途化妆品宣传为具有美白增白效果的祛斑美白类特殊用途化妆品；二来该公司着手生产三批面膜时，尚未取得批准文号，违反了化妆品生产销售规定。根据《化妆品卫生监督条例》（已废止）第 25 条的规定，生产未取得批准文号的

---

[1] 参见《浅谈美白化妆品与美白剂》，载国家药品监督管理局网，https://www.nmpa.gov.cn/xxgk/kpzhsh/kpzhshhzhp/20211216170816138.html。

特殊用途的化妆品，将会面临没收产品及违法所得、处违法所得 3～5 倍的罚款，并且可以责令该企业停产或者吊销化妆品生产许可证的处罚。但在后续调查中发现，恩客斯公司生产的上述化妆品的实际投料与备案成分一致，产品风险性较小，且上述化妆品包装设计图纸由委托方提供，最终处以没收违法产品、没收违法所得、罚款的处罚。

（三）虚假广告问题

除超范围宣称与违规生产问题之外，虚假广告也是美白类化妆品常踩的"坑"。在美白化妆品中，常见的虚假广告类型包括成分添加不实与虚假功效宣称。《化妆品标签管理办法》中对化妆品全成分的标注提出了要求，如化妆品标签应当在销售包装可视面标注化妆品全部成分的名称，并以"成分"作为引导语引出，并按照配方含量的降序列出。若化妆品配方中存在含量不超过 0.1%（w/w）的成分的，所有不超过 0.1%（w/w）的成分应当以"其他微量成分"作为引导语引出并另行进行标注。

据相关报道，曾有化妆品生产企业通过在大量的化妆品原料中添加微量美白剂，且不标明具体含量，但在之后的宣传中指明化妆品添加了该种美白剂原料，并具有相关美白功能，以此吸引消费者眼球。但由于化妆品中美白剂原料添加量少，该产品并不具备美白功效。此行为便构成添加不实，是一种虚假宣传。根据《广告法》第 55 条的规定，发布虚假广告的，将由市场监督管理部门责令停止发布广告，责令广告主在相应范围内消除影响，并处广告费用 3 倍以上 5 倍以下的罚款，广告费用无法计算或者明显偏低的，处 20 万元以上 100 万元以下的罚款，累犯的将面临更严峻的处罚。为避免虚假广告误导，美白化妆品企业在宣传产品时应当注意避免绝对化词意、虚假性词意、夸大性词意、医疗术语或明示暗示医疗作用和效果的词语，消费者应当仔细甄别、理性看待化妆品广告宣传。

（四）非法添加风险

化妆品非法添加，主要是指生产商在化妆品中添加铅、汞等重金属，烯酰胺、石棉等工业残留物，部分激素类药物及部分植物提取物，以期在短时间内提高或实现产品的某种特定效果。若长期使用含有此类添加物质的化妆品，将会对消费者的身体健康产生不利影响。截至2021年，《化妆品禁用原料目录》《化妆品禁用植（动）物原料目录》中已收录化妆品禁用原料1393种。《化妆品监督管理条例》中明确规定非法添加的法律责任。但在可谓是多管齐下的整治手段下，化妆品中的非法添加现象仍屡禁不止。在国家药品监督管理局公布的第二批药品安全专项整治典型案例中，"'2·23'袁某等人生产销售非法添加禁用原料化妆品案"被列为整治典型。在"2·23"事件中，涉案"美素儿化妆品"网店销售的"老中医祛斑霜"等化妆品含有法律法规明令禁止添加的地塞米松、曲安奈德醋酸酯等激素、抗生素，且重金属汞含量严重超标。此外，广州赛因化妆品有限公司因生产不符合化妆品备案资料载明的技术要求的化妆品，被罚款4万元、公司法人被处以10年禁业。这也是全国首例化妆品行业禁业10年的处罚。

三、风险问题应对策略

（一）建立美白剂准用清单

《化妆品监督管理条例》中将用于染发、烫发、祛斑、美白、防晒等用途原料列为特殊化妆品，同时要求具有防腐、防晒、着色、染发、美白等功能的新化妆品原料要经国务院药品监督管理部门注册后方可使用。《化妆品安全技术规范（2015年版）》早已对防晒剂、染发剂、防腐剂等实行准用清单管理，但对祛斑美白剂仍未实行清单管理制度。因此，化妆品行业亟待建立美白功效成分准用清单，规范美白剂的安全使用范围，以降低美白功效原料的风险。当下，日本、[①]韩国已有较完整的美白剂准用管理措施，具有一定借鉴意义。我国台湾地区也有这类措施。

（二）药品监管部门加强抽查监管，确保化妆品质量

药品监管部门在化妆品产业中扮演着监管者的角色。针对我国化妆品尤其是美白类化妆品近年来频频发生的非法添加、虚假宣传事件，监管者应当

---

① 日本为了保护企业知识产权，没有公布祛斑美白组分清单，申报企业在获得许可后，相关活性成分资料由企业自行管理。参见葛婧、高勇、张明玥：《美白祛斑类化妆品中功效成分含量调查》，载《香料香精化妆品》2022年第1期。

着重关注超范围及虚假宣传化妆品用途、掺入禁用或限用成分、标签标识不合格及不一致等严重问题，加强对化妆品原料、加工制造过程和标签标识等的管理，加强对产品包装和标签标识的检查以及产品配方符合性的审核，进一步提高监管水平，阻断不合格的美白化妆品流入市场，切实做好宏观监管作用。

（三）强化企业风险意识与社会责任感

强化企业对化妆品生产的安全风险意识与责任感，要求化妆品企业管理人员牢固树立产品质量的第一责任人意识，主动做到知法、懂法、守法，依法依规进行宣传，依法从事化妆品生产经营活动，认真履行企业法定责任，杜绝非法添加现象。从严把好产品质量关，并积极推动创新、加大科研力度，推出具有实效、品质过关的美白功效类化妆品，推动我国化妆品行业蓬勃发展。

（四）宣传法律知识，推进社会共治

监管部门、行业协会等应充分发挥官方媒体作用，通过新闻报纸、官方网站、网络视频等渠道，加强对于化妆品禁用限用成分、标签标识规范使用、规范发布产品广告等基本法律常识的普及宣传。一方面，推进企业实现信息共享，鼓励业内人士相互纠错，促进企业间向优竞争。另一方面，引导消费者提高鉴别意识，规避购买不良商品风险发生。同时，应拓宽举报途径，及时披露检查与监督信息，优先处理影响大、热度高的违法违规问题，全面提升群众安全美白法律意识，积极推进社会安全美白共治新格局。

四、案例分析：关于竹谷（上海）贸易有限公司涉嫌发布违法广告案——全国首例"377"被罚案

（一）案号

沪市监松处〔2022〕272021008490号

（二）案情

当事人〔竹谷（上海）贸易有限公司〕分别于2021年5月和2021年1月在伊诗露天猫旗舰店（http://yishilu.tmall.com）发布了伊诗露樱花滢泽柔肤水和伊诗露亮泽美肌化妆水的广告页面，并宣传"提亮光泽、改善暗沉""抑黑成分377＋维C诱导体，多通路匀净肤色打造通透自然肌肤状态"

"提亮肤色，肌肤白成一道光""改善黑色素""靓白力＋52％""伊诗露靓白水""提亮肤色，肌肤白成一道光""改善黑色素""3 种王炸靓白成分组合专为靓白成分党甄选"等内容。

经查，上述产品为进口普通用途化妆品，网页所宣称内容为虚假内容，产品不具有上述功效。案发后，当事人立即主动下架了该产品。截至案发，上述广告内容均由当事人自行设计完成并发布，广告费用无法计算，当事人为本案广告主。

市场监督管理部门认为，当事人在天猫旗舰店发布虚假广告的行为，违反了《广告法》第 4 条第 1 款"广告不得含有虚假或者引人误解的内容，不得欺骗、误导消费者"和第 28 条第 2 款"广告有下列情形之一的，为虚假广告：……（二）商品的性能、功能、产地、用途、质量、规格、成分、价格、生产者、有效期限、销售状况、曾获荣誉等信息，或者服务的内容、提供者、形式、质量、价格、销售状况、曾获荣誉等信息，以及与商品或者服务有关的允诺等信息与实际情况不符，对购买行为有实质性影响的"的规定。

鉴于在本案调查过程中当事人能够积极配合执法人员调查，主动说明情况，提供相关材料，且在案发后及时改正，主动消除危害后果，依据《行政处罚法》第 32 条第 1 款"当事人有下列情形之一，应当从轻或者减轻行政处罚：（一）主动消除或者减轻违法行为危害后果的……"的规定，对当事人的上述违法行为，应当依法减轻行政处罚。

（三）处罚结果

罚款 3 万元整。

（四）案例分析

2021 年 11 月 30 日，国家药品监督管理局综合司发布《关于进一步加强普通化妆品备案管理工作的通知》，专门对普通化妆品中添加了仅具有美白功效的苯乙基间苯二酚原料（行业俗称"377"）进行了禁止性规定。其后，广西壮族自治区药品监督管理局、广东省市场监督管理局相继发文重申这一禁令，要求企业应停止生产这类产品、主动撤销产品备案并召回产品。我国化妆品分为特殊化妆品和普通化妆品，进行分类管理。2013 年，国家食品药品监督管理总局发布《关于调整化妆品注册备案管理有关事宜的通告》，将之前归于普通类的美白化妆品纳入祛斑类化妆品管理，归类为特殊化妆品。而"377"于2012年被批准为化妆品新原料，批准目的为"美白肌肤，通过抑制酪氨酸酶的活性抑制黑色素的形成"。

本案中，竹谷销售的化妆品为普通化妆品，但在其宣发中暗含具有"377"。市场监督管理部门认为其违法原因为广告含有虚假内容，说明其并未在化妆品中添加"377"，然而无论在该化妆品中是否添加，均存在违法问题。2021年12月16日，国家药品监督管理局发布科普文章《浅谈美白化妆品与美白剂》，对美白化妆品市场及其监管进行了介绍，并特别强调了对于"377"的管理方向。这表明国家对于企业借用"377"等化妆品原料的名称进行虚假宣传、违规添加等问题进行严格整治。

（五）"美白"功效类化妆品监管现状及问题

1. "美白"功效类化妆品原料管理不善

在原料管理上，我国并未针对祛斑美白化妆品建立功效组分清单，导致企业在选择原料时缺乏明确标准，监管部门也缺乏有效依据。没有明确的清单给了企业更大的操作空间。在进行生产时，出现违规添加，在普通化妆品中添加美白功效的化妆品原料。例如，本案中的"377"，常常被企业用于普通化妆品的生产。在销售过程中，企业利用某些产品在公众中的原有印象（"377"常与美白绑定）进行虚假宣传，存在实际未添加而宣传其具有该功效、少量添加而未进行含量标注等问题。此外，在美白化妆品原料的功效评价上也缺乏相应标准。2021年4月27日，国家药品监督管理局发布《已使用化妆品原料目录（2021年版）》，对在我国境内生产、销售的化妆品所已使用的原料进行收录，但是在对原料的功效和安全性的评价上缺乏相关标准。该缺失导致化妆品安全问题频发，且企业在生产过程中缺乏安全标准指导，这也是虚假宣传、夸大宣传的缘由之一，并且在进行备案时将宣称具有美白功效的化妆品按照普通化妆品进行备案，产品名称与备案名称也存在不一致现象。同时，我国现有评价体系成本过高，导致某些企业"铤而走险"进行违规经营。

2. 监管力度过小，监管行动不及时

在监管行动方面，市场监督部门与药品监督部门的行动过于迟缓。对于"377"等化妆品原料的监管类别归属和添加用料途径早已有相关法规进行了规定，然而到 2021 年年末才进行监管行动，开始对相关问题进行明确规定与指导。在地方层面，目前也仅有广东、广西等省区紧跟中央步伐进行整治，整体上监管行动还处于初期"警示"阶段，并未对企业进行实际处罚。本案考虑其他情节仅对竹谷处以 3 万元的处罚，力度过小。企业也会因此更加"肆意妄为"，仍继续上架进行销售或者"清库存"。此外，监管行动的缺失也使企业缺乏敬畏之心和风险意识。在进行生产销售时只注重其单一功效，而忽略对公众健康的保护。

（六）"美白"功效类化妆品监管措施优化

1. 建立祛斑美白剂准用组分清单

清单的建立可以更加细化我国化妆品监管体系，对"特殊""普通"二分管理体系进行补充。在祛斑美白化妆品中，可以对允许添加原料进行明示，并对其使用范围和用量进行规定，为监管部门进行监管提供参考。此外，还可对某些化妆品的商品或药品属性进行准确区分，对常见化妆品的用料、用法、用量进行科学规定。

2. 加大监管力度，推进监管行动

本案暴露出在美白化妆品的监管中存在力度不足、行动迟缓等问题，导致美白功效化妆品产业乱象频发。在推进监管行动方面：首先，需要完善执法队伍，在执法团队中添加掌握药学、卫生法学等多学科知识的复合型人才，既可以对相关监管法规进行学习、理解和梳理，发现执法中的偏颇，又可以提高监管效率，对相关企业的产品进行准确认定。其次，集中开展违规美白化妆品集中整治行动，在"警示期"经过之后，由市场监督管理部门联合相关部门对市面上在售的虚假宣传、违规添加、未进行正确备案的化妆品进行集中清理，以维护正常的管理秩序和民众的生活需求。最后，完善监管法规作为监管行动的指导。中央层面应及时对"377"等原料进行监管指导，地方层面应积极响应，及时制定相关指导方针实施。

3. 完善美白化妆品功效监管标准

2021 年，我国对化妆品功效评价实行了分类管理，但仍存在诸多不足。首先，扩大功效评价产品种类。在评价产品的覆盖方面，《美白化妆品管理要求》等规定对能够通过视觉、嗅觉等感官直接识别或通过简单物理遮盖等方式产生效果的化妆品未进行规定，国家应对该类产品主要功效及其他效果或风险进行明晰，或要求企业根据产品特点进行自评。其次，优化功效评价方法。目前针对美白化妆品功效的评价方法大致有五种：生物化学法、细胞生物学法、物理化学法、动物试验法、人体试验法。其中有些方法过于主观，容易被人操控，如人体试验法，在使用该方法进行功效评价的化妆品的监管上，需要制定特殊标准以应对其主观性介入过多的风险。最后，建立专业评价机构，降低评价成本。中小化妆品企业技术能力较弱，难以支撑科学完整的评价过程，且功效评价往往成本过高，更易造成企业违规生产、虚假宣传等问题，在功效评价方面应建立具有专业人员和先进技术的评价机构，为中小型企业提供经济扶持和技术服务，同时由化妆品行业协会等半官方组织协助监督管理。

（七）法律风险防控

国家对美白功效类化妆品的管控逐渐加强，对其的处罚力度也会只增不减。监管部门应积极进行相关法规建设，完善行业监管内容，并逐步补充美白剂准用清单、功效评价标准等各项基础规定，以提升监管效率与水平。各企业应做好相关风险防控，不要存有侥幸心理，增强风险意识与责任意识，尽快下架相关违规产品，规范经营方能行稳致远。

第八节　智慧医检业务规范发展与风险防控指引[*]

随着物联网、云计算、人工智能的发展，我国医学诊疗服务模式正发生

---

[*] 本节原刊发在《第一财经日报》2023 年 7 月 27 日，第 A11 版。收录本书时文字略有改动。

转变。生物医学与新一代信息技术的融合创新加速了第三方医学检验企业数字化、智能化转型。

在大数据产业发展的背景下，第三方医学检验龙头企业率先提出智慧医检的概念，智慧医检旨在大幅提升诊断的及时性、覆盖范围、效率与精准度，实现医学检验与病理诊断全流程智能化。健康医疗数据作为智慧医检业务的重要基础性战略资源，数据质量及安全与企业的可持续高质量发展息息相关。企业在数字化转型过程中，在挖掘数据现实价值的同时，应有效进行风险防控，保证医疗数据应用安全，以实现对数据的规范利用、合法开发。

一、智慧医检的概念

智慧医检以大样本、大数据为基础，以疾病诊断和健康服务为中心，以数据和技术为驱动，将生物医学与新一代信息技术融合创新，打造全面智能化医检服务，促进医检经济价值最优化，让医疗与健康服务更精准、便捷、普惠、可及。智慧医检业务目前主要体现在以下三点：

一是构建远程病理协作网络，提升病理诊断效率和水平。通过信息技术将行业内顶级专家整合，提高病理判读的专业性及能力。

二是开展远程诊断平台系统迭代升级，实现远程病理协作网络的敏捷响应和病理诊断资源最大化共享利用。通过信息技术整合专家资源，进一步实现远程诊断、治疗的能力和准确度。

三是推动医疗检测与 AI 技术相结合，探索智慧医检新模式。引入 AI 技术辅助医疗检验和病理判读。

二、市场发展趋势与政策支持

为打造智慧医检生态，第三方医学实验室正在加快数字化转型的步伐，利用数字技术助力医疗健康事业的高质量发展。数字化是智慧医检发展的关键一步，其目的是在检验的全过程中实现提质增效、降本增益、创新服务，具有信息资源共享、全程无纸化、采集自动化、分析智能化的特点。

未来医学检验业务将呈现规模化、专科化、平台化、信息化的发展趋势。以龙头企业为例，艾迪康通过连锁规模化的方式进行渠道拓展以实现规模化发展；华大基因等公司专注于专科领域内的某一具体核心技术进行专科化发展；金域医学在规模化的基础上建立平台化优势，加强与腾讯、科研机构等外部主体的合作；达安临检对社区的慢病管理等业务进行信息化发展。

除了企业自身的战略部署和创新发展，国家政策对第三方医学检验行业的支持也为智慧医检的发展带来了机遇。2016 年，国务院办公厅《关于促进和规范健康医疗大数据应用发展的指导意见》提出，要全面深化健康医疗大数据应用。2018 年，国家卫生健康委员会《关于印发〈国家健康医疗大数据标准、安全和服务管理办法（试行）〉的通知》提出，要加强健康医疗大数据服务管理，促进"互联网＋医疗健康"发展，充分发挥健康医疗大数据作为国家重要基础性战略资源的作用。2021 年，国务院发布《关于印发〈"十四五"数字经济发展规划〉的通知》，提出加快发展数字健康服务；加快完善电子健康档案、电子处方等数据库，推进医疗数据共建共享；推进医疗机构数字化、智能化转型，加快建设智慧医院，推广远程医疗。

医疗健康迎来数字化时代，我国医学检验企业顺应时代潮流，纷纷走上智慧化道路。以金域医学为例，金域医学在行业内率先提出"医检4.0"，并搭建省级临床检验和病理诊断的开放创新平台，通过打造这一开放创新平台，将优质的开放创新资源辐射全产业链，从而更好地构建生物技术与医检技术相结合的医检人工智能生态。2023 年 2 月 23 日，为推动智慧医检产业建设，助力医疗行业实现高质量发展，金域医学与腾讯正式签署战略合作协议。双方将在医学检验及病理诊断数字化升级、医检服务智能化、医检 AI 临床应用探索等方面展开深入合作，将更优质的技术资源辐射至医检产业链。

三、智慧医检业务面临的规范问题

人工智能等科技的兴起，让智慧医检迎来蓬勃发展，但与此同时，医疗数据保护规范问题成了企业面临的主要困境。由于医疗数据天然的敏感性，使企业在数据安全管理方面必须达到更高的要求，采取有效措施防范潜在风险。目前，智慧医检业务面临的主要规范问题有以下几个：

第一，非法进行数据采集。

数据采集是数据生命周期的第一个阶段，企业在收集医疗数据时容易忽略数据主体的知情同意权。近年来，医疗机构非法收集利用患者隐私信息的侵权行为层出不穷，表现为在收集数据或生物样本时未以书面形式告知数据主体获取的方式、内容和用途，以及获取数据后，在后续数据应用的环节没有获得数据主体的动态知情同意。

第二，个人信息、隐私数据泄露。

智慧医检业务通过大量样本和数据采集形成了生物医疗大数据，其中包括大量患者个人身份信息和生物识别、医疗健康等个人敏感信息。在储存医疗数据阶段，部分企业数据安全意识薄弱，企业内部没有建立有效的数据分类分级管理制度及数据安全保护制度，导致医疗数据泄露、毁损、丢失或被篡改，甚至非法向他人提供，使数据主体人格尊严受到侵害或人身、财产安全受到危害。

第三，对医疗数据过度利用。

第三方医检企业收集数据后，会对这些数据进行再次加工或共享，导致健康医疗数据持有人和使用人的扩张，以及健康医疗数据传输、使用的范围不断扩大。数据共享过程中极易发生个人信息收集、传输失控，数据遭到不当使用的情况。我国《民法典》第1038条及《个人信息保护法》第23条规定，个人数据收集、使用应征得数据主体同意。这意味着在数据共享阶段，应单独获得数据主体个人的同意与授权。但实践中，数据共享通常缺乏公开性，数据主体无法知晓数据管理者是否按照最初授权的方式和目的处理数据，即使其超出授权同意范围处理数据，数据主体也并不知晓。在缺乏有效监督与控制机制的情况下，第三方医检企业对健康医疗数据进行二次使用或流转时，数据主体无法对被共享的健康医疗数据进行有效追踪和控制，致使数据被共享后，数据主体彻底丧失对其个人信息的控制。

第四，未对医疗数据进行严格脱敏处理。

虽然我国《数据安全法》《个人信息保护法》等法律规定数据共享时应做到脱敏化、去标识化和匿名化处理，使数据无法识别特定个人，从而防止侵害公民隐私权，但是目前我国法律未详细规定数据脱敏标准、范围、流程。在缺乏法律规制的情况下，第三方医检企业进行医疗数据脱敏操作时主要依靠企业主观判断标准，容易出现未严格进行数据脱敏处理的问题。

第五，医疗数据的垄断问题。

由于大数据商业的数据驱动网络效应，通过使用大数据会产生两个循环：其一，拥有众多用户的企业使用其收集的大量数据实现品质的改善，从而获得新的用户（用户—反馈—用户）；其二，拥有众多用户的企业基于其收集的大量数据进行广告市场的改善管理，并投入获得的资金来改善品质，据此获得新的用户（管理—反馈—循环）。基于这一效应，医疗大数据产业的先发企业相较于后发企业，在后期势必会拥有边际成本趋近于零的优势，这便有可能导致因控制大数据而滥用其垄断优势的情况。智慧医检业务将新一代信息技术融入医疗检验，其发展、盈利将很大程度依赖于资源整合，未来的头部企业可能面临数据垄断问题。

四、智慧医检业务风险防范指引

从医疗大数据生命周期的视角出发，智慧医检业务中应注意以下风险防范。

（一）医疗数据收集阶段

智慧医检业务中对个人健康医疗数据的采集应当遵循以下原则：

其一，合法性原则。收集者不得以欺诈、诱骗或任何误导的方式来收集数据；收集者不得通过非法渠道获取任何个人健康医疗数据。

其二，最小必要性原则。收集者只能收集与实现产品或服务功能有直接联系的个人健康医疗数据，对于并非实现业务功能不可或缺的数据，收集者不进行任何形式的收集。

其三，获得数据主体明示授权同意原则。对构成个人信息的医疗数据采集，根据《信息安全技术—个人信息安全规范》（GB/T 35273—2020）的要求，直接收集时应获取被收集者的同意（构成个人敏感信息的，还应当获得明示同意）；间接收集时，应要求个人信息提供方说明个人信息来源，并对其合法性进行确认，同时应了解已获取的个人信息处理的授权同意范围。如需收集年满14周岁未成年人的个人信息，须征得未成年人或其监护人的明示同意；不满14周岁的，应征得其监护人的明示同意。

其四，公开透明原则。收集者应以明确易懂的方式公开个人信息处理规则，明示收集个人健康医疗数据的目的、方式、范围以及数据存储时间等规则，以便数据主体在做出具体的授权同意前，能充分衡量提供数据对其自身权益的影响。此外，当开展智慧医检涉及多项业务同时进行的情况下，收集者不能采取"一揽子"获取客户同意的方式，而是应就每个业务逐项征求客户明示同意。

其五，安全原则。收集者应具备收集数据后能够预测可能出现的风险以及应对风险的能力，以确保收集到的数据的保密性、完整性以及安全性。

（二）医疗数据存储阶段

医疗数据采集后企业将对数据进行储存。面对海量的数据存储和管理，企业必须保障数据存储环境的安全性。从隐私保护的角度，应对数据主体的关键身份信息等进行脱敏、去标识化处理，对隐私数据设置隐私标记。从数据管理的角度，第三方医检企业应建立专门的数据管理系统来对获取的生物数据进行管理，并为数据管理系统所处网络划分不同的网络区域，按照方便管理和控制的原则为各网络区域分配地址，对存储数据的数据库网络设置防火墙等隔离手段，保证网络隔离；同时，定期进行数据备份（本地、及异地）。

（三）医疗数据访问阶段

《国家健康医疗大数据标准、安全和服务管理办法（试行）》规定，针对健康医疗大数据的存储，医疗机构及相关企事业单位应采取数据分类、重要数据备份、加密认证等措施，并同时实行电子实名认证和数据访问控制措施，严格规范不同等级用户的数据接入和使用权限，并确保相关数据在授权范围内使用。

为了保障患者隐私、降低信息泄露风险，第三方医检企业开展智慧医检业务应建立数据分类分级管理制度及痕迹管理制度。企业通过对数据进行分类分级，可以有效厘清企业所持有的各类数据资源，按照数据类别及级别采取相应保护措施及设置确权授权机制。例如，对于涉及公共安全、个人信息、商业秘密等的敏感性数据应进行重点加强保护。痕迹管理制度则要求对建立、修改和访问医疗数据的主体均应进行严格的实名身份鉴别、安全审查、授权控制，做到行为可管理、可控制、可追溯。

（四）医疗数据应用阶段

医疗数据应用阶段是健康医疗大数据发挥价值的重要阶段。在数据应用过程中，企业在取得数据主体明示同意的情况下方可对数据进行处理，且对数据的应用不能超过数据主体授权范围，如需超出授权范围使用数据，应重新征得数据主体的明示同意。此外在数据应用阶段，企业应制定有效的健康医疗数据脱敏及匿名化的标准，防止医疗数据被重新识别的风险。

（五）数据共享阶段

保障数据安全是数据共享的前提，在数据传输中应当对医疗数据进行匿名化、去标识化处理，确保共享的数据无法识别特定个体。对于医疗数据的跨境传输，健康医疗大数据原则上应当存储于境内服务器，关键信息基础设施运营者对于其境内运营中所收集产生的个人信息和重要数据具有本地存储义务。因业务需要确需向境外提供的，应按照相关法律法规及有关要求进行安全评估审核。

（六）数据销毁阶段

医疗数据具有时效性。当患者恢复健康、第三方医检企业研究结束或存储的数据达到保存期限后，数据便应当销毁。企业应当重视数据销毁阶段的监督管理，防止数据销毁人员擅自保留、复制待销毁数据。

第六章　大健康产业主体 IPO
风险识别与防控篇

不可否认的是，上市是一个企业的重要商业目标，几乎等同于评判一个企业成功与否的标志。上市可为企业带来诸多利好：第一，打开融资通道，降低融资成本。对于民营医院来说，融资本来就是难题，如果能够成功上市，打开资本市场的直接融资渠道，无疑会很好地解决继续扩张发展的资金问题，而且，通过资本市场直接融资，成本也比较低。另外，在上市后，因为声誉品牌效应等的增加，在银行及金融机构的融资成本亦会降低。第二，有利于完善治理结构。上市有着一系列严格的要求，对信息披露制度等方面都有明确的规定。为了达到这些要求，想要上市的主体必须提高运作的透明程度，使自身变为规范的现代企业。第三，提升品牌价值和市场影响力，对人才和员工更有吸引力。由于上市公司的运作透明、受到监管，商业伙伴和银行、社会组织等会对上市公司更有信心。另外，一家上市公司具有很强的品牌传播效应，会提升行业知名度。在上市之后，品牌效应和福利待遇的提高，能够吸引到更多专业的医疗人才加入，有利于形成良性循环。

但是上市的筹备阶段、上市过程、上市后都伴随各种风险，目光长远的企业和医疗机构应当事先识别风险，并及时采取应对策略，避免经济损失，提高经济和社会双重效益。

第一节　生物医药企业 *

一、科创板上市生物医药企业发展现状

随着科创板各项利好政策的出台，作为科创板重点支持的产业之一的生物医药行业备受青睐。截至 2020 年 2 月 5 日，已在科创板发行的 88 家企业中有 21 家生物医药相关企业，占总数的 24%。本书对 21 家已经成功在科创板发行的生物医药企业，从生物医药企业科创板上市政策背景、产业发展现状、企业上市经验和展望进行总结和分析。

（一）业务类型

根据《上海证券交易所科创板企业发行上市申报及推荐暂行规定》（以下简称《上市申报推荐规定》）第 5 条的规定，生物医药领域主要可以细分为四大板块：生物制品、高端化学药、高端医疗设备与器械及相关服务。医疗设备与器械相关企业有 13 家，占比 62%，其中体外诊断和植介入耗材领域分别有 3 家和 5 家企业，是科创板生物医药细分领域的大户。化学药企业有 5 家，生物制品领域 2 家，医疗服务 1 家（详见图 6 - 1）。

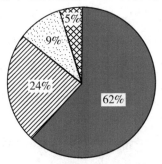

■ 医疗设备与器械　▨ 化学药　▢ 生物制品　▨ 医疗服务

图 6 - 1　科创板已发行生物医药企业的业务分布统计

＊ 本节原刊发在《医药经济报》2020 年 3 月 5 日，第 3 版；《医药经济报》2020 年 3 月 18 日，第 3 版；《第一财经日报》2024 年 1 月 4 日，第 11 版。收录本书时文字略有改动。

在主板上市的生物医药企业中，医疗器械企业仅占比 8.51%。为何在科创板中呈现爆发式的增长，这与国家政策的鼓励密不可分。《上市申报推荐规定》中，生物医药是重点推荐的七大领域之一，其中就提到高端医疗设备与器械及相关技术服务领域。此外，在科创板上市的医疗设备与器械企业一般具有关键核心技术，科技创新能力突出，符合科创板面向世界科技前沿的定位。

相比于创新药动辄十几年的研发周期且研发失败风险较大的情况来看，医疗器械的研发周期一般相对较短，从研发到批准上市需要 5～10 年的时间，且风险相对较小，回报快。这也是医疗器械企业在科创板生物医药企业中占比较高的原因。

（二）选择适用的上市标准

目前已在科创板发行的 21 家生物医药企业中，共有 17 家选用上海证券交易所（以下简称上交所）规定的第一套上市标准，各有 1 家选择第二套和第四套上市标准，有 2 家选用第五套上市标准，尚无企业选择第三套标准上市。

看似第五套标准更加适合生物医药企业投入高、周期长、短期内不会盈利的特点，但是企业的市场前景和核心技术能否支撑 40 亿元的预计市值对于大多数生物医药企业来说是一道门槛，多数已具备盈利能力的企业还是稳妥地选择了第一套标准。值得注意的是，截至目前，选用第五套上市标准成功在科创板发行的 2 家企业均为生物医药企业，可见该标准与生物医药企业相契合程度之高，为生物医药企业的发展带来良好的机遇。

（三）注册地分布

21 家企业中，按照注册地进行划分，江苏共有 5 家，占比 24%；上海、广东分别有 4 家，各占比 19%；北京 3 家，占比 14%；浙江 2 家，占比 9%；福建、山东、天津各有 1 家，各占比 5%（详见图 6-2）。

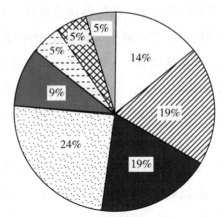

图6-2 科创板已发行生物医药企业的地区分布统计

科创板企业的地域分布不均是明显特征，绝大多数都集中在经济发达地区。经济发达地区往往能够吸引更多的人才，形成产业集群。当然这种不均衡现象也与各地政府出台的支持科技创新企业相关政策有一定联系。

（四）审核状态

目前已申报科创板的生物医药企业有46家，其中21家通过证监会注册，占比46%；7家终止了上市审核，占比15%（详见图6-3）。

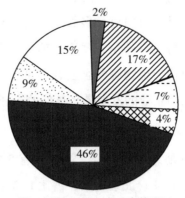

图6-3 已申报科创板生物医药企业的审核状态统计

二、生物医药企业科创板上市的必要条件

通过分析前一部分中 21 家企业的招股说明书和上海证券交易所上市审核委员会（以下简称上市委）的问询情况，进一步总结了拟在科创板上市的生物医药企业需要关注的核心条件。

（一）拥有核心技术

企业是否拥有具有自主知识产权的核心技术，从而能够为企业提供持续增长的动力，是能否入围科创板的基本条件。授权难度大、含金量高的发明专利，通常是企业研发技术的核心，企业尤其需要取得对这类专利的控制力。

根据统计，目前成功发行的 21 家企业在专利数量上均有所储备，均通过自主研发、权利转让或者许可使用的方式获得了核心技术所依赖的发明专利。对于可能存在权属争议的知识产权（如知识产权诉讼，合作研发、委托研发的知识产权权利归属问题等）也进行了详细披露。对于没有专利的技术，企业也采取了相关的技术保护措施，反映出各企业对知识产权管理的重视。

科创板上市的企业不仅需要有核心技术，还需围绕核心技术生产商品，所售产品的收入直接或间接来源于核心技术，建议在市场竞争中构建壁垒，具备国内外市场竞争地位。

（二）有高效的研发体系

研发体系包括人员设备和管理制度。从研发投入看，大批企业报告期内的平均研发投入都在千万级以上，赛诺医疗甚至超过了亿元，也是目前唯一一家选用第二套标准（研发投入比例不低于 15%）上市的企业。泽璟制药和百奥泰两家未盈利上市的企业研发投入是 21 家企业中最多的，分别为 1.25 亿元和 3.6 亿元。与此相对应，两家企业的在研药物数量也较多。企业的招股说明书除了要对总研发投入披露以外，还需对研发投入的具体项目进行细致深入的分析。

从研发人员看，21 家企业的研发人员平均占比 27.5%，其中美迪西研发人员占比最高，为 82.26%，百奥泰和泽璟制药分别排名第二、第三，为 50.46% 和 56.93%。企业不仅需要关注研发人员的数量，也要把控研发人员

的质量——研发人员的教育背景、年龄构成、相应技术背景和行业经验等，薪资水平、研发人员激励机制完善等相关信息也需要详细披露。

多家公司还在招股说明书中提到企业拥有的内部研发机构或者与国内外高校、科研机构的合作情况，公司制定的人才引进体系，科研人员培养进修的策略等。这些对提高公司前沿技术开发能力和核心技术转化能力，为公司增强持续创新能力，提升核心竞争力提供了保障。

（三）已有市场认可的研发成果

市场认可的研发成果，包括但不限于与主营业务相关的发明专利、软件著作权及新药批件情况，独立或牵头承担重大科研项目的情况，主持或参与制定国家标准、行业标准的情况，获得国家科学技术奖项及行业权威奖项的情况。由此可以看出，上市委在对企业是否有市场认可的研发成果的评价标准上，主要是以企业以往获得的荣誉、专利的数量、参与制定的标准等客观指标为主。

分析 21 家已上市生物医药企业已经获得的主要荣誉，往往多数企业获得过国家级的奖项（如国家科技进步奖、中国专利金奖、入选 863/973 计划等）。当然，生物医药方面的研究成果往往是由多家单位合作完成，对于相关奖项的具体授予对象、获奖内容，公司在研究中承担的具体角色、参与人员和主要工作内容，相关奖励是否归公司所有等信息，企业也需要详细披露。

（四）处于优势地位

生物医药领域有众多不同的细分行业，不同行业的企业如何论证其所具有的行业竞争力，通过分析上市委对 21 家企业的问询函和企业的答复，总结出上市委的关注重点。

1. 医疗设备和器械

国外进口医疗器械设备长期占据我国医疗设备领域的大部分市场，在科创板上市的医疗器械企业需要具备进口替代前景。企业可以从产品的类型、主要检测技术、检测疾病种类、所获得的注册证书数量、生产工艺、应用场景、检测部位、操作友好度、终端客户数量和类型分布、产品的市场占有率等指标与国内外同行业竞争对手进行比较。对于企业核心仪器设备而言，技术参数是证明其技术先进性的直接证据，可通过与行业内可比企业进行性能参数、价格的差异比较，从而体现出其行业竞争力。

2. 化学药

企业需有临床预期及以上的在研药物，企业产品来自核心技术并属于自主研发。化学药研发企业的产品一般研发周期长，技术壁垒高，上市委尤其关注专利的形成过程及具体来源，公司可以对存在的技术来源纠纷或潜在纠纷、除中国之外的权益所有人及授权使用人的具体情况、核心技术是否权属清晰、是否存在知识产权相关风险等方面进行详细论述。对药物的疗效需要有客观数据予以支持，包括临床实践中的适用情形和使用情况。除此之外，企业也应当通过与同行业竞争对手的比较，体现其产品的市场体量大、市场前景好、产品不易被同类药物替代等优势。

博瑞生物是唯一一家成功上市的仿制药企业。我国是仿制药大国，但总体水平较低，在技术先进性上难与创新药相比。博瑞生物以高端仿制药临床（需求大、价格高的专利到期药品）为核心产品，并有先进的技术平台和已经开发成功的高难度仿制药以及一定的专利数量，体现了其具有符合科创板定位的行业竞争优势。仿制药企业可以对自身技术进行概括，分析主要产品是否符合高端仿制药的定位，并申请一定的专利以证明与科创板定位的契合。

3. 医疗服务

通过对美迪西的分析，合同研究组织（Contract Research Organization，以下简称 CRO 公司）公司应当重点体现其临床药物的开发能力。例如，美迪西公司有 50 多个 I 期临床药物。此外，从发行人所获荣誉表中可以看出，美迪西虽然没有获得过国家级的荣誉，但是行业内知名客户对其颁发的奖项足以说明其实力已获得认可。

4. 生物制品

生物制品企业可以从技术平台的先进性、具体性能参数、业绩情况等方面阐述竞争优势。国家级奖项也是其具有竞争力的有力证明。

（五）与相关行业政策的契合度

对于公司是否符合国家战略的导向问题，可以援引国务院或国家部委颁发的官方文件的具体内容说明其战略匹配度。生物医药行业对政策的依赖程度较高，对行业影响较大的主要是"两票制"、带量采购制度等。生物医药企业需要加大研发投入，提升产品竞争力；加强营销网络建设，提高服务能力；并加强与配送商的合作，提高终端销售覆盖能力。

带量采购对药企质量和成本管控提出了更高要求，研发技术实力和效率、原料药质量和成本在整个制药产业链中的重要性进一步凸显，如公司在上述方面不能持续保持核心竞争力，未能持续丰富研发管线或推出新产品，在新一轮医药改革中将可能失去竞争优势。

（六）与时俱进

近年来，我国经济发展迅速，居民生活水平不断提高，基本医疗保障水平也相应提高，生物医药的行业需求不断增大，更多的生物医药企业有望登陆科创板。

在一致性评价、带量采购等国家政策的陆续出台下，生物医药企业在提升创新能力的同时，需进一步降低成本。

这里不得不提到 CRO。CRO 能为药企节省 30% ~ 50% 的研发经费，节省 30% 的注册申报时间，并完成很多药企自身难以完成的项目。在上述情形下，科创板的推出为 CRO 企业借助资本发展创造了良好的条件。此外，自《创新医疗器械特别审批程序》（已废止）施行以来，创新医疗器械的审批时间大幅缩短，获批进度呈加速趋势。在 21 家已经在科创板发行的生物医药企业中，医疗器械企业占一半以上。加上医疗器械细分领域多，市场需求巨大，市场潜力无限，医疗器械企业将乘势迎来快速发展。相关企业在抓住时机的同时，也需不断提高自身实力，提升核心竞争力，使自己能岿然屹立于科创板风口。

三、生物医药企业科创板上市的注意点

（一）实际控制人认定

对于实际控制人认定的依据，大体上仍是结合《上市公司收购管理办法》第 84 条关于上市公司控制权的规定，并且结合经营决策、董事或高级管

理人员提名、委派的董事或高级管理人员能够决定发行人的主要经营决策、对重大事项的一票否决权等方面综合考虑。此外，通过一致行动协议主张共同控制的，无合理理由的（如第一大股东为纯财务投资人），一般不能排除第一大股东为共同控制人。根据这项规定，想要认定非第一大股东为实际控制人，还需要从反面排除主要股东是实际控制人的可能性，排除的方式可以是论证其他的主要股东是纯财务投资人，对生产经营活动没有决策权，或由其出具关于不谋求公司控制权的承诺函。

（二）销售模式风险

某些生物医药企业的销售模式是直销，即企业直接将产品或服务销售给终端客户。在这种模式下，企业可以直接对接市场，减少中间流通环节，提高产品或服务的价格优势，但该模式存在人力成本及销售成本高、回款周期长、应收账款风险大等问题。例如，主营医疗器械产品的深圳市贝斯达医疗股份有限公司在招股说明书中披露的主要销售模式为直销模式，其在科创板经三轮问询后主动终止上市审核，其直销模式下存在的应收款项坏账计提问题被反复问询，或是其无缘科创板的原因之一。

（三）商业贿赂风险

在生物医药领域，商业贿赂是企业违法行为的重灾区，部分企业在市场推广中采用向处方医生提供现金、统方费、回扣的方式扩大产品的销量，存在推广费用畸高又无法说明原因的问题；部分企业以经销商名义进行相关操作，妄图让经销商成为法律风险的隔离墙，通过经销商模式从账面上抹除这方面费用，将商业贿赂的风险转移至企业外部。在中国裁判文书网上，可以搜索到大量与生物医药企业行贿相关的司法判决文书。对于证券交易所来说，"商业贿赂"是生物医药企业上市过程需要重点关注的问题；对于想上市的企业来说，其本身、员工或者其经销商等存在的商业贿赂历史或风险，无疑都会成为其上市路上的"绊脚石"。

从上交所的问询函中可以看到，如果企业的财务会计报告中出现了"学术推广费""会务费"等大额销售费用，那么上交所都会让企业说明具体的原因。企业应该合理、适度地展开该类推广，注重销售推广费用的透明化，并与行业平均水平相适应，避免导致监管机构的怀疑。对于已经开展的会议和活动产生的费用，应保存支出的票据，以证明支出的真实合法用途。此外，应规范和健全企业的财务制度，严格执行财务会计制度，对于所有的资金往来准确及时地记录，并避免使用私人账户进行资金往来。

第二节　生物疫苗企业

生物疫苗行业具有研发投入大、集中度高的特点。根据《证券日报》中的数据，10 家生物疫苗企业的研发投入总金额达到 94.61 亿元。由于疫苗行业研发投入高、研发周期长等特点，基本由国外巨头所垄断。疫苗行业的并购大多数是基于技术发展的并购，研发能力是重点考量的维度。与之相匹配的，是全球疫苗高度集中的现状，CR4 垄断 90% 的市场份额；中国仍处于"小散乱"状态，企业数量多达 40 多家，产品类别趋同。2017 年，GSK、默沙东、辉瑞、赛诺菲分别占据全球市场 24%、23.6%、21.7%、20.1% 的份额，合计垄断约 90% 的市场。时间虽然过去几年，但整体上格局基本没有发生任何改变。中国国内一类苗生产商以国企为主，中生集团下六大所和昆明所占据国内超过 70% 的份额。二类苗市场中，民营企业是主力军，占据约 65% 的市场份额。

一、生物疫苗企业 IPO 常见风险类型

（一）技术风险

一是技术优先性方面的风险。首先，生物医药领域相关技术发展迅速，存在长期技术迭代风险。由于项目研发和工艺开发不断创新，疫苗核心技术体系可能面临被新技术替代、已有技术优势及核心竞争力被削弱甚至丧失的风险。其次，存在核心技术被泄露或侵害的风险。如果企业的技术保密等内控体系运行出现瑕疵，企业相关技术机密泄露或专利遭恶意侵犯，竞争对手由此获知并模仿企业的核心技术，则企业的竞争优势可能会遭受损害。最后，

存在技术人员流失的风险。随着生物医药产业的不断发展，企业对人才的争夺不断加剧，如果未来企业不能为员工持续提供良好的发展前景和工作环境，则可能造成某些在研项目进度不及预期甚至停滞，或新项目无法启动等。而如果企业 BLA 申请未能获批，在研项目无法顺利完成产业化，则可能对企业的业务发展、财务状况及经营业绩产生不利影响。

二是产品开发流程的风险。疫苗产品具有知识密集、技术含量高、研发风险大、工艺复杂等特点。疫苗产品研发过程复杂且可能受到不可预测因素的影响，因此从研发到成功获批上市的过程中存在诸多风险。首先，存在在研项目研发进度不及预期的风险。产品研发进度受多重因素影响，包括药物发现阶段无法获得理想的疫苗候选物、临床前研究阶段发现疫苗候选物安全性或免疫原性存在不足、临床研究中受试者入组速度不及预期、无法通过伦理审查、监管部门审批速度不及预期甚至不予批准，或研发过程中出现其他不可抗力事件等情形。其次，存在在研项目临床试验失败的风险。疫苗产品的临床试验费用较高、时间较长、参与方较多，临床试验结果受多种外界因素影响，包括临床试验设计、受试者规模及特点、受试者对试验方案的依从性和试验地点的选择等，存在项目临床试验失败的可能性。

三是商业合作及运用方面的风险。首先，聘请第三方研究及临床试验机构存在一定风险。企业可能委托第三方学术机构、CRO 或疾控中心等为企业在研项目进行药物发现、临床前研究、临床研究或样品检测等工作。如果第三方开展的工作不及预期，或未能遵守协议或监管规定，或未能及时向企业传达监管反馈，或履行协议义务方式不当，则可能影响疫苗的研发进度。其次，存在在研疫苗、商业化销售疫苗可能引发不良事件的风险。企业在研疫苗可能在临床试验过程中引发不良事件。不良事件可能会导致企业或监管机构中断、延迟或终止相关临床试验，并有可能会导致与企业相关的申请、批准被延迟或拒绝，乃至引起被暂停销售相关疫苗、被撤销批准或撤销与该疫苗相关的许可资质、受到监管部门的处罚、损害企业声誉等不良影响。

（二）内控风险

一是政策监管的相关风险。疫苗是接种于健康人群并关系人民群众生命健康和安全的特殊药品。疫苗产品受到国家及各级地方药品监督部门和国家卫生健康委员会等监管部门的严格监管，政策监管可能涉及疫苗的研发、生产、流通和使用等各个环节，且变化较快。在企业未能建立预测机制的情况下，突然的政策变化将可能对企业的经营预期造成一定的影响，如未来国家将企业部分在研项目所涉疫苗产品定位为免疫规划疫苗，可能使企业相关疫苗产品的售价变为政府指导价格，导致产品销售价格下降，出现经营业绩不及预期的风险。

二是商业风险内控的相关风险。除前述直接由政策造成的风险外，还存在其他商业风险内控的相关风险。首先，部分原材料及设备依赖有限的特定供应商存在一定风险。企业部分重要原材料及设备可能依赖从国外生产商的进口，若国际贸易环境或关税政策发生变化，由于供应商不具有可替代性，企业采购可能面临供应短缺或成本上升的风险。其次，存在疫苗批签发审批导致疫苗流通延迟的风险。《生物制品批签发管理办法》规定对于获得上市许可的疫苗类制品，在每批产品上市销售前，国家药品监督管理局委托中国食品药品检定研究院进行数据审核、现场核实、样品检验，通过生物制品批签发后方可销售，而大型突发事件必然会延长该流程，导致疫苗流通延迟、停滞。

三是环境保护与安全生产的相关风险。首先，产品质量控制问题需要关注。企业应根据《疫苗管理法》的要求建立完善的质量控制流程，对各关键业务环节和生产环境进行严格的管理控制，但如果企业不能保持质量管理体系的持续提升因而出现质量的波动，导致产品出现质量事故，则可能引致产品质量纠纷，影响企业声誉。其次，若企业在生产运营中出现环境污染或其他违反环保法规的情形，可能因此受到相关环境保护主管部门的处罚，进而对企业的正常生产经营活动造成不利影响。

（三）经营风险

一是经营规模扩大带来的管理风险。如果企业管理层的业务素质及管理水平不能适应企业规模迅速扩大的需要，组织模式和管理制度未能随着企业规模的扩大而及时调整和完善，将给企业带来较大的管理风险。如果企业的内部控制水平不能随着规模扩张而持续完善，则会因内部控制风险给企业经营带来不利影响。

二是实际控制人控制失当的风险。企业实际控制人能够通过其控制的表决权直接或间接影响企业的重大决策。企业实际控制人存在通过行使股东大会表决权，对企业发展战略、经营决策、人事安排、利润分配和对外投资等重大事项施加不当影响的可能性，可能造成负面舆论事件及监管关注。

三是员工、合作伙伴及供应商不当行为风险。企业业务开展的过程涉及员工、学术机构、CRO 及医疗机构等第三方机构，未来产品上市销售亦可能需与第三方专业推广服务商合作，企业员工及前述第三方在业务运营中可能会尝试通过商业贿赂及其他不正当手段来提高企业产品的销量。如果企业员工、合作伙伴或供应商出现商业贿赂等不当行为，导致违反规制商业贿赂行为的相关法律法规，企业的声誉可能受损。此外，企业可能需要为企业员工、合作伙伴或供应商的不正当行为承担责任，进而可能会使企业利益受到损害，从而对企业业务、财务状况产生不利影响。

（四）财务风险

一是研发及营运资金不足的风险。企业在研疫苗产品在产生销售收入前，需要在临床前研究、临床研究、市场推广等诸多方面投入大量资金。产品成功上市前，企业营运资金依赖于外部融资，如经营发展所需开支超过可获得的外部融资，将会对企业的资金状况造成压力。如企业无法在未来一定期间内取得盈利或筹措到足够的资金以维持营运支出，企业将被迫推迟、削减或取消企业的研发项目，影响在研项目的商业化进度，从而对企业业务前景、财务状况及经营业绩构成不利影响。

二是对异常反应进行补偿的风险。由于临床试验受试者及疫苗接种者个人体质存在差异，在注射安全且质量合格的疫苗后仍可能会表现出不同级别的异常反应。根据法规要求及企业内部异常反应补偿制度，企业可能需要对异常反应进行补偿，如个别临床试验受试者或疫苗接种者出现严重的偶合反应，则企业需要高额赔偿，从而对企业的经营业绩产生不利影响。

（五）知识产权保护风险

一方面，企业可能无法获得或维持足够的知识产权保护。企业拥有的专利、商标等知识产权是企业核心竞争力的重要组成部分。企业部分技术和工艺以商业机密和专有技术的形式存在，无法寻求专利保护。即使企业决定寻求专利保护，企业无法保证正在申请的专利能够获得授权，也无法保证已获得授权的专利以后不会被视为无效或不可执行。此等保护企业知识产权的困难将影响企业的竞争优势。

另一方面，企业疫苗研发和未来产品商业化可能侵犯第三方专利或其他知识产权。企业需在不侵犯第三方知识产权的情况下开发、生产及商业化在研疫苗，其中第三方知识产权包括现有知识产权及未来申请的知识产权。企业可能无法充分识别第三方所持有的涉及企业在研疫苗相关专利或专利申请，从而无法完全避免潜在的侵犯第三方知识产权的行为。此外，如企业需应对知识产权诉讼，可能需要花费大量的资金及时间。

二、生物疫苗企业 IPO 风险防控策略

（一）准确评估行业趋势与自身优势及定位

对生物疫苗企业的自身定位可从以下几个方面入手：一是研发实力。生物疫苗企业是否具备较强的研发实力，能否以技术创新为核心竞争力，能否持续加大对研发的投入，能否提升企业自主创新能力、技术创新能力和市场竞争能力，同时做到现有产品的快速迭代。同时，生物疫苗企业是否拥有一批具有自主知识产权的核心技术及多个自主开发的核心产品，是否拥有丰富的专利储备以应对可能出现的技术专利纠纷或其他法律风险。二是商业模式。生物疫苗企业是否具备完善的销售网络及完善的营销体系，是否具备较强的市场推广能力；生物疫苗企业是否已经建立成熟的客户关系管理体系，能否有效把握市场动态、准确识别客户需求并及时响应客户需求、解决客户问题。三是盈利能力。生物疫苗企业是否具备较强的盈利能力，能否为投资者提供稳定的收益回报。同时，生物疫苗企业是否具备良好的资金实力，能够支持研发项目的顺利进行。四是股权结构。生物疫苗企业是否已经建立健全股权激励机制，以充分调动企业管理层及员工的积极性，促进企业长远发展。此外，生物疫苗企业应注重提高行业地位或品牌知名度，为投资者带来良好的

投资回报。同时，生物疫苗企业应建立健全投资者保护机制，有效降低投资者对企业经营业绩和经营风险的担忧，维护投资者合法权益。生物疫苗企业还应严格按照法律法规的要求使用募集资金。

（二）保证产品安全性、确保供应链效率，提升市场竞争力

一是生物疫苗企业应定期进行产品安全检查，并及时开展调查处理工作；在批量生产前，对疫苗原材料的来源、采购、验收等环节进行严格的审核；在研发过程中，加强对产品使用的监督和管理；在产品召回或销毁前，对出现异常情况的疫苗进行隔离处理，以最大限度确保疫苗的安全性。二是加强供应商管理。生物疫苗企业应建立健全供应商准入制度，对供应商的生产经营状况、资信情况、履约能力等进行严格评估，以减少采购过程中可能存在的风险。三是加强质量管理体系建设。生物疫苗企业应根据疫苗管理相关法律法规，结合本企业实际情况，建立健全质量管理体系，完善内部控制制度，保证疫苗生产全过程的规范操作；建立健全产品放行程序和追溯制度，确保产品从原料到成品的可追溯性。

（三）规范经营、加强内部经营管理

生物疫苗企业的经营活动涉及药品生产、经营、使用等各个环节，因此，生物疫苗企业应加强内部管理，建立和完善内控体系，尤其是要注重疫苗的生产、销售、使用等各环节的规范经营。只有在规范、有序的内部管理体系下，才能确保产品质量的稳定可控、安全有效，才能确保产品对疾病的预防和控制能力从而保障盈利。一方面，应完善组织架构和管理体系。生物疫苗企业应根据自身业务的发展情况，制定和完善符合企业发展战略要求和业务经营特点的组织架构和管理体系，并保持企业组织架构的稳定性以及人员之间的有机联系。另一方面，确保科学、合理的业务流程。生物疫苗企业应根据所经营的疫苗品种的特点，明确各环节的责任人及其职责，设计科学、合理的业务流程，并严格执行。同时，要建立和完善内部控制制度，对采购、生产、销售等各环节进行全面控制，保证产品质量和服务质量。

（四）重视舆情监测与政策风险控制

财务负面是 IPO 企业最高发的负面舆情之一，尤其是对于关系到人民群

众健康的生物疫苗企业来说尤为如此。这一关键时期披露的财务风险信息、动向最易成为媒体挖掘的要点，从而掀起负面舆情，动摇市场信心。生物疫苗企业也应时刻关注政策调整相关机制的完善，并重视业绩亏损、业绩增速下滑、增收不增利、毛利率下滑、财务造假质疑、信息披露质疑、关联交易质疑，以及产品质量负面事件、员工管理负面事件、营销翻车、安全隐患问题、企业机密泄露等经营负面和监管负面事件的舆论控制。

第三节　中成药企业[*]

近年来，随着国家政策的大力支持和药品监督管理的不断规范，中成药受到越来越多人的认可和接受，我国中成药产业取得了长足的发展。智研咨询发布的《2017—2022 年中国中成药行业市场运营态势及发展前景预测研究告》相关数据显示，中成药工业总产值由 2011 年的 3522 亿元增至 2016 年的 7866 亿元，年复合增长率达 15.5%，高于整个医药工业，且毛利率均高于医药制造业的平均水平。

综观中成药产业的市场运行情况，其供需稳中有增，规模效应开始显现。目前，我国有 58 家中成药公司上市。但医药企业上市困难重重，2014 年 10 家企业 IPO 被否，其中 2 家是医药生物企业：北京泰德制药和武汉中博生物股份有限公司，占所有被否企业的 20%；2015 年 15 家企业 IPO 被否，其中 2 家是医药生物企业：广州复大医院和江西 3L 医用制品集团，占所有被否企业的 13.33%；2016 年 18 家企业 IPO 被否，其中 2 家是医药生物企业：吉林西点药业和广州丸美生物，占所有被否企业的为 11.11%。截至 2017 年 5 月 31 日，共否决了 27 家 IPO 企业，其中医药医疗类企业 6 家，分别为圣华曦药业、长春普华制药、南京圣和药业、广东百合医疗科技、特健康科技和港通医疗，占所有被否企业的 21.43%；截至 2017 年，医药企业新上市 39 家、12 家被否、14 家终止。到 2018 年，IPO 上会获得通过企业 112 家，

---

* 本节原刊发在《医药经济报》2019 年 10 月 21 日，第 8 版。收录本书时文字略有改动。

上会未获通过企业 57 家，未过会率达到 33.72% 。在未过会的这 57 家企业中，来自医药行业的有 7 家，占比为 12.28% 。

随着 2017 年以来暴涨的被否率，医药企业上市 IPO 风险加大。以下梳理了中成药企业上市 IPO 的风险，以期对中成药企业成功上市提供帮助。

一、经营风险

（一）原材料价格波动的风险

中草药多为自然环境生长，采收具有一定的季节性，产地分布的地域性特征明显，某种药材某一时期可能因为某地的自然灾害造成周期性减产而导致其供应紧张。若发生自然灾害等因素导致市场供求关系发生较大变化，可能会由于原材料短缺引起价格上涨，另外市场炒作、气候条件、种植面积等原因也可能对企业生产经营产生不利影响。

（二）产品销售价格下降的风险

中成药的价格有政府定价和企业自主定价两种定价方式。近年来，为治理药价虚高、降低群众医疗成本，政府加强了对药价的管理工作。2006 年以来，国家多次调低相关药品的最高零售价，对药品生产企业的收入和利润有不同程度的影响。企业往往为了维护品牌形象，保持对零售商较强的议价能力，在报告期并未相应调低产品出厂价格。另外，药品被列入医保目录，由国家发展和改革委员会与当地物价部门确定最高市场零售价。随着药品价格改革、医疗保险制度改革的深入以及其他政策、法规的调整或出台，产品的价格可能会降低，未来企业存在产品价格下降的风险。

（三）主要客户集中、变动的风险

企业在多年的发展过程中，往往会开发一批规模较大的优质客户，并与它们保持着长期合作的关系。若上述重要客户因经营状况、采购策略、监管政策、行业格局等发生变化或因公司原因而减少对公司产品的采购，将可能对公司收入和营业利润造成重大不利影响。另外，企业在发展过程中，会积极开发新产品和新客户，这些新产品和新客户一定程度上使公司的产品和客户结构更加多元化，提高了公司抵御市场波动风险的能力。然而，由于和这些新客户合作时间短，存在一定不确定性，未来若发生变动，或使中药饮片销售额持续下降，这将会对公司收入和营业利润造成较大不利影响。

（四）供应商风险

供应商风险包括供应商稳定性风险和供应商集中的风险。公司供应商包括个人供应商、农民专业合作社和企业供应商，其中个人供应商、农民专业合作社往往占采购的主要部分。企业与这些供应商建立了良好、稳定的合作关系，从源头上保证了原材料的供应稳定和优良品质。公司通过向个人供应商和农民专业合作社采购，既节约了时间和成本，也利于品质控制和责任追溯。然而，个人供应商、农民专业合作社一般经营管理相对粗放，抗风险能力较弱，且中药材种植本身波动较大，若未来这些与公司长期合作的供应商发生变故，将使公司面临中药材货源不稳定的风险。供应商集中的风险是指公司的主要供应商大多数与公司合作时间较长，已建立起良好的互信互利关系，且公司采购的原材料一般为货源充足、流通量较大的药材，受个别供应商制约的可能性较小。尽管如此，若因各种原因这些供应商无法及时供货，且公司不能及时从其他渠道采购，将使公司面临较大的采购风险。

二、财务风险

（一）净资产收益率下降的风险

企业股票发行完成后，净资产往往大幅增加，但是募集资金项目建设存在一定的周期，项目的收益也往往需要在完工后逐步体现。发行当年的净利润增长速度将低于净资产的增幅，短期内存在净资产增长过快而导致公司净资产收益率较大幅度下降的风险。

（二）应收账款回收风险

企业按照行业内通行规则在销售业务中会向客户提供一定时间的信用周期。报告期内，收入规模不断增长，某些业务因处于市场开发初期，适当给予客户较长的回款周期，加上某些中药饮片业务存在一定季节性，年末销售较多，这些因素导致每年年末应收账款金额较大。某些企业的客户又多为规模较大、知名度较高的制药企业和医药流通企业，其经营状况良好，现金流稳定，有较好的偿债能力，通常情况下能够按期回款。因此，随着企业将来业务进一步扩大，如出现应收账款不能按期回收或无法回收而发生坏账的情况，将会降低公司资金周转速度和运营效率，给公司带来较大的资金压力，并对公司收入和营业利润造成不利影响。

（三）预付款项金额较大的风险

中成药企业为了保证原材料供应，加强与供应商的合作，存在向部分供应商预付货款的行为。公司对预付款项执行严格的控制措施，包括严格筛选供应商、事前签订合同、控制预付款金额、按照合同进度分批预付，并根据中药材市场行情与采购情况及时与供应商沟通调节预付事项等。公司选择以预付形式进行采购的供应商一般合作时间较长、合作关系良好且供货量较大。尽管如此，如果收取预付款的供应商因任何原因不能及时提供相应货物，将会对公司预付款项的安全性造成严重威胁，公司将面临重大损失的风险。

（四）汇率变化的风险

在报告期内，有些企业产品出口收入占销售收入的比例较高，出口收入成为公司收入的重要来源。这些企业在面向境外代理商销售产品、签署销售合同时，以外币计价并结算，在人民币对美元连续升值的大背景下，汇率的变化将对公司利润产生不利影响，公司存在汇率变化的风险。

三、管理风险

（一）大股东控制风险

某些企业发行前公司控股股东持有发行人比例很高的股权，发行完成后仍居控股地位。虽然发行人已建立了三会议事规则、独立董事制度、关联交易内部控制规范等一系列旨在保护中小投资者权益的制度，但控股股东若利用其控股地位，通过行使表决权对公司经营决策、利润分配、对外投资等重大事项进行干预，将可能损害公司其他股东的利益。

（二）依赖核心技术人员的风险

企业拥有的核心技术主要是各剂型中成药生产加工工艺及其专有技术，核心技术不具有专利权，技术人员为公司技术中心的研究开发人员及生产系统的核心技术人员，随着行业内人才竞争的日趋激烈，若核心技术人员流失、核心技术失密，将给公司生产经营和新产品研发带来较大的不利影响。建议公司与核心技术人员签订《保密及竞业禁止协议》，明确约定核心技术人员在保密、竞业禁止方面的义务，以尽可能地减轻相关风险的影响。

（三）产能扩大可能引起产品销售不足的风险

产能扩大，企业必须加大营销力度和市场开拓力度，以适应扩大的产能。若公司市场开拓不足，则存在产能无法充分利用、产品销售不足的风险。

（四）固定资产折旧增加导致利润下滑的风险

企业在募集资金项目完工后，固定资产往往增加幅度较大，每年将新增固定资产折旧费用，如果募集资金项目未能达到预计的收入水平，因计提折旧因素，会对利润构成一定程度的影响。虽然预计公司募集资金投资项目拟生产的产品具备良好的市场前景，但募集资金产生效益需要一段时间，且如果募集资金投资项目未能产生预期收益，则本次发行后公司的净资产收益率等利润指标可能存在下降风险。

四、行业风险

（一）《药品生产质量管理规范》认证风险

《药品生产质量管理规范》（2010 年修订版）（以下简称新版药品 GMP）自 2011 年 3 月 1 日起正式实施。新版药品 GMP 重点加强了药品生产质量管理体系建设，引进了质量保证、质量控制、质量风险管理等措施；大幅提高了对企业质量管理软件方面的要求，强化了药品生产关键环节的控制和管理；全面强化从业人员的素质要求，进一步明确了职责；细化了操作规程、生产记录等文件管理规定；提高了无菌制剂生产标准等。

《2016 年药品 GMP 跟踪检查任务公告》则对 217 家企业 GMP 跟踪检查。企业若因为自身及新建项目不能顺利通过新版药品 GMP 认证，则有可能导致业务暂时受限、更新改造投入加大、募集资金投资项目不能按期投产等情况。另外，若公司在采购、入库、生产、出库等业务环节控制不严，或在现有质量控制体系（包括检测技术人员及设备等）下仍有不合格产品进入流通，将可能影响公司声誉，进而对公司收入和营业利润造成不利影响。

（二）医药行业政策变化的风险

医药行业是我国重点发展和管理的行业之一，国家对医药行业产业政策的变化将对医药企业产生较大影响。从整体上来看，近年出台的产业政策是支持医药行业发展的，尤其是长期重点鼓励发展中医药产业。例如，从 2009 年开始，我国加大对中医药产业的政策支持力度，出台了国务院《关于扶持和促进中医药事业发展的若干意见》等一系列政策支持中医药发展，为我国中医药产业的发展奠定了基础，随后亦颁布了国务院办公厅《关于印发中医药健康服务发展规划（2015—2020 年）的通知》、国务院《关于印发中医药发展战略规划纲要（2016—2030 年）的通知》、国家中医药管理局《关于推进中医药健康服务与互联网融合发展的指导意见》以及《中医药法》。这些医药行业政策法规的逐步实施，将对我国医药行业的发展产生深远的影响，也会对医药行业的生产经营产生直接的影响，医药行业存在受到医药产业政策变化影响的风险。

（三）行业竞争加剧的风险

"十一五"期间，中医药行业的规模年均增长达 20% 以上，远高于国民经济增长速度，医药行业是高投入、高回报的行业，投资回报率远远超过社会平均资本回报率，因而吸引了各类资金投资于医药产业。近年来，随着人们崇尚天然绿色药物理念的兴起，中药等传统药物成为新的投资热点，各类资金均对中药产业表现出浓厚的兴趣，纷纷通过各种途径介入中药产业，某些大型西药企业也欲投资中药产业。我国加入 WTO 以来，药品进口关税明显降低，带来了更多的国外药品参与中国市场的竞争，这将会对中成药生产企业造成一定影响。随着中药行业内新进入投资者的增多，行业竞争将日趋激烈，行业平均利润率可能下降，对中成药企业未来的经营将带来一定风险。

五、政策风险

（一）环保风险

中成药制造行业被国家环保部门划定为重污染行业，产品生产过程中会产生一定的废水、废气、粉尘、废渣等污染性排放物和噪声，处理不当会污染环境。本着生产与环境和谐共发展的原则，按照国家环保标准和要求，势必要对生产系统进行改造，增加环保处理设备，使"三废"排放达标，企业将会投入一定量的资金。2014 年 4 月 24 日，"史上最严"《环境保护法》颁布，原料药企业压力空前，随着环保意识的进一步加强，未来环保标准可能提高，中成药企业对环保的投入将会增加。随着募集资金投资项目的实施，中成药企业"三废"污染物的排放量将会加大，从而增加环保支出，影响企业的经营业绩。

（二）税收优惠政策变化的风险

税收优惠有出口退税政策和高新技术企业税收优惠等。某些公司中药饮片的出口业务享受增值税出口退税政策，若未来出口退税税率下调甚至取消，将会对公司的营业利润造成较大不利影响。另外，某些公司获得高新技术企业的税收优惠，优惠政策到期后，公司不能持续取得高新技术企业认证，或国家调整高新技术企业的税收优惠政策、降低税收优惠的幅度，公司所得税费用将增加，税后净利润将受到一定的影响。

中成药企业在上市期间不仅需要防范以上风险，也要时刻牢记：打铁必须自身硬。要积极学习先进经验，减少盲目扩张，提升行业获利能力，加大研发投入，才是企业应该走的长久之路。

第四节　CRO 企业

近年来，由于我国经济发展和国民收入水平的提高，我国医药行业发展迅速。国家医药政策的逐渐明确、医疗改革的提速和医保市场的扩容，为药品和医疗器械行业提供了广阔的发展空间。国内外制药企业为了迅速抢占市场份额，在研发上投入大量资金，以分享产业高速发展的成果。CRO 行业作为制药企业研发产业链上的重要一环，获得了重要的发展机遇，行业规模得以迅速增长。目前，国内 CRO 行业主要上市公司有药明康德、康龙化成、泰格医药、昭衍新药、药石科技等。在研发投入不断加大及政策支持医药创新发展等因素的驱动下，我国 CRO 行业迎来发展。

据统计，2015 年至 2022 年国内 CRO 领域共产生 405 起融资，融资总额约 58.78 亿美元（约 424 亿元人民币），2015 年至 2019 年国内 CRO 领域融资一直处于不温不火的状态，而 2020 年融资热度却空前高涨，金额环比上升 263%，几乎是 2019 年的 2 倍。2021 年国内 CRO 领域融资总额达到 28.43 亿美元，环比上涨 142%，同时有 8 家企业完成 IPO。然而，随着 CRO 行业市场规模的扩大，该行业的竞争也越来越激烈，国家也在逐步加强对该行业的管控。新语境下，CRO 公司能否成功上市与国家政策的变动、技术服务质量、优质人才培养等息息相关，本书通过梳理 CRO 公司 IPO 上市的风险，提出相关解决措施。

一、CRO 公司 IPO 主要风险识别

（一）政策变动风险

首先，监管机构持续完善监管规定。由于监管机构不断完善监管规定，导致 CRO 上市公司现有的规范管理程序未必完全符合新的监管要求，存在的风险包括：增加额外的规范管理成本、面临相关政府部门发出负面调查结果等，这将有可能严重损害其声誉、业务、财务状况和经营业绩等，使其遭受重大不利影响。

其次，政府激励或优惠税收待遇中止的风险。CRO 公司享有的税收优惠是由中央政府或相关地方政府机关酌情提供的，政府机关可能随时决定取消或减少该等激励，一般会产生预期影响。政府激励会受到定期时间滞后和不断变化的政府惯例的影响，进而导致某一特定期间的净收益可能会相对高或低于其他期间。

最后，国际贸易或投资政策变化导致的经济紧张局势影响。国际市场情况和国际监管环境历来受到国家之间的竞争和地缘政治摩擦的影响。贸易政策、条约及关税变动，均可能会对 CRO 上市公司经营所在司法权区的财务及经济状况，以及对其海外扩张形势、财务状况及经营业绩造成不利影响。

（二）市场风险

首先，全球 CRO 市场竞争激烈。众多大型、著名的跨国 CRO 能够提供一系列服务以同时满足大量复杂而具挑战性的项目的需求，范围涵盖药品全生命周期。全球 CRO 市场竞争激烈，上市公司面临多方面的竞争，包括价格、服务质量、服务的广度及灵活性、能力、提供服务的及时性、监管标准的规范程度及客户关系等。竞争者的规模扩张、业务扩展可能导致公司客户或人才的流失，影响公司的市场份额及利润率。

其次，提供医药研发服务面临产品责任风险。CRO 公司主要于药品及医疗器械研发过程的多个阶段中提供服务，该等药品或医疗器械最终拟用于临床试验中或者作为上市产品用于人类。如果任何该等药品或医疗器械由于 CRO 公司的疏忽、蓄意不当行为、非法活动或严重违约而伤害他人，公司可能被起诉并根据判决支付赔偿金。产品责任诉讼中的赔偿金通常数额巨大，并会对公司的声誉、业务、财务状况、经营业绩及前景产生重大不利影响。

再次，存在实际控制人违反避免同业竞争承诺的风险。CRO 公司的实际控制人往往是具有丰富行业经验的从业者，且往往由其共同控制、分别控制同类公司，如果实际控制人违反避免同业竞争的承诺或其控制的非同类公司通过新建业务团队或收购股权的方式进入公司从事的业务范围，则可能发生与公司竞争的情况。若无法及时要求实际控制人及相关企业出具避免同业竞争协议，则可能影响公司的优势地位，阻碍业务进一步发展。

最后，存在资本市场的扰乱及不利的总体经济条件的风险。不利的经济条件，包括资本市场的任何向上波动及全球经济的预期缩减等，这些都可能损害公司业务的发展。信贷及资本市场的扰乱可能对公司业务产生难以预计或预期的负面影响，包括影响 CRO 公司的客户、供应商、承包商及融资资源履行其合同责任的能力。受监管政策的鼓励、肿瘤等疑难疾病及罕见病治疗技术的突破、MAH 持有人制度的实施等有利条件的产生，资本市场支持了无数创新药 MAH 的诞生，间接刺激了 CRO 行业的增值。同时，创新药研发结果具有不确定性，这也显著影响了资本的支持力度及 CRO 市场的稳定。

（三）经营管理风险

第一，无法保证与主要客户维持长期关系。公司与客户的服务协议一般为期 1～5 年。客户通常有权提前 30～60 日发出书面通知终止服务协议、基于项目的服务合同或服务协议项下的工作订单，而无须任何理由。客户也可能因超出公司控制能力的多种理由延迟、终止服务合同或缩小其范围，导致公司难以与客户维持良好稳定的长期关系，进而影响公司的经营业绩。

第二，客户可能会受到正在进行的医疗改革的影响。许多政府机构已经采取各种医疗改革措施，并可能或正在开展工作，努力通过立法、监管及与医疗健康提供商及制药公司订立自愿协议，控制不断增长的医疗健康成本。在中国，虽然政府对制药行业的政策预计将保持稳定，且政府有望继续致力于按照国务院制定的"健康中国 2030"目标提倡创新及增加整体医疗支出，但同时政府亦致力于通过各种方式降低药品的销售价格。此外，公司可能受到美国、日本等其他海外市场正在进行或未来的政策改革的影响。

第三，面临知识产权侵权申索的风险。公司向客户所交付的任何成果，如果因严重疏忽或有意不当行为侵犯了第三方的知识产权（尤其是当所交付成果最终成为成功的商业化产品时），可能导致公司面临重大责任。任何针对公司提出的重大知识产权侵权申索均可能会对其声誉、业务、财务状况及经营业绩造成重大不利影响。

第四，未必能吸引或挽留实现业务目标所需的管理人员。公司出于扩大经营、开发新服务及新产品的需求，需要吸引及留住经验丰富的管理层人员。然而，争夺熟练资深管理人员的情况激烈，合适及符合资格的应聘者数量短绌，公司未必能吸引或挽留实现其业务目标所需的管理人员。

第五，业务营运可能受到自然灾害、传染病及其他不可预见的灾难的影响。受个别地区新冠疫情的影响，中国及海外的若干新药研发项目在多方面（包括临床试验运营、临床试验现场管理、受试者招募及实验室服务等）受到不利影响。未来发生的任何不可抗力事件（包括自然灾害、禽流感等其他流行病及传染病暴发），亦可能对公司的业务、财务状况及经营业绩造成重大不利影响。

第六，医药研发行业涉及多种化学品的研发及生产、固体废物及生物废弃物的合理处置，通常属于"重污染"企业，其业务活动要达到"三废"排放与综合治理符合规范的要求。公司的日常经营仍存在发生安全事故的潜在风险，一旦发生安全事故，公司将可能被安监、环保等部门施以处罚，并被要求整改，进而对公司的正常生产经营活动产生潜在不利影响。同时，监管加强将导致公司的日常运营成本上升，影响公司的收益预期。

（四）财务风险

首先，履行服务合同中产生的费用可能不足以支付相关开支。如果合同定价过低或成本超支，公司将因入不敷出而产生亏损，而公司的业务、财务状况、经营业绩、现金流量及前景将受到不利影响。

其次，按公允价值计入损益的金融资产受会计估计不确定性的影响。按公允价值计入损益的金融资产公允价值，包括上市股本证券、非上市股权投资、非上市基金投资、结构性存款及衍生金融工具，超出公司控制范围的变动而定。公司无法保证按公允价值计入损益的金融资产公允价值变动将继续为正值，且按公允价值计入损益的金融资产公允价值变动波动或对公司的财务业绩构成重大影响。

最后，客户拖欠付款可能对现金流量及盈利能力造成损害。医药研发具有长周期、高风险、高投入等显著特点，一般合同履行的周期较长。如果CRO公司任何客户的现金流量、营运资金、财务状况或经营业绩恶化，其可能无法或可能不愿实时支付结欠应收款项甚或无法支付结欠，公司将因合同资产不能实现而承受风险。如果客户提早终止服务合同或业务订单，则向客户开立账单也会存在困难。

（五）技术风险

首先，公司未必能够成功开发、改良、适应或收购新技术。在一个持续发展的市场中经营，公司必须跟进新科技及方法的发展以维持竞争地位，继续投资大量人力和资本资源以开发或收购新科技，从而提升公司服务的范围及质量。但随着市场竞争越来越激烈，公司未必能够及时开发、提升或适应新科技及方法，或可能根本无法开发、提升或适应新科技及方法，而这可能导致客户对公司服务的需求大幅减少，并损害公司的业务和前景。

其次，依赖面临安全性风险（包括网络安全风险）的信息技术及其他基础设施。公司依赖多种信息技术及自动化操作系统以管理或支持 CRO 的营运，包括保护客户的知识产权。该等系统的正常运行对业务的日常营运及管理至关重要。公司及第三方供应商的系统可能因为遇到无法控制的情况（灾难性事件、停电、自然灾害、计算机系统或网络故障、病毒或恶意软件、物理或电子入侵、未经授权的访问、网络攻击及盗窃等）而造成损坏或中断。

最后，可能无法吸引、培训或挽留技能娴熟的人员。娴熟及出色的人员协助公司在研发技术方面与时并进，公司业务经营亦依赖具备高技术能力的人员，以满足技术创新、管理、质量、安全及健康、信息科技及营销的需求。然而，由于具备必备经验及专业知识的符合资格的人员供应有限，而有关人才受大制药公司、医疗器械公司及研究机构青睐，CRO 公司未必能够聘请及挽留足够数量的符合资格的人员，以匹配预期的发展。

二、CRO 公司 IPO 风险防控策略

（一）以前瞻性视角应对政策变化

首先，为保证公司的规范管理程序符合新的法律及监管要求，CRO 公司必须对监管机关的监督管理规定时刻关注，争取在公司上市时确保现有的规章程序符合监管规定。其次，为避免对财务状况、现金流等造成重大影响，CRO 公司上市时应减少对政府激励或税收优惠待遇的依赖，减少政府机关变更激励政策时对公司的经营状况造成重大损害。最后，CRO 上市公司为维护自己的正常经营，需对国际贸易及政策局势予以充分的关注，根据国际形势的变化对公司的经营提前做好调整，从而可以在国际形势的变化下避免一些损失。

（二）保证产品质量，提升市场竞争力

首先，为提高公司的市场竞争力，公司应当重视服务的质量，将产品研

发放在首位，严格执行国家的监管规定，避免因产品违规而受到处罚，影响公司声誉，在充分保证质量的基础上再考虑服务的广度及灵活性等。其次，为降低公司因产品责任造成的不良影响，公司可以投保专业人士责任险及公共责任险。此外，公司也不应对任何一个研发阶段掉以轻心，且应当严格遵守合同约定，减少因自身原因造成的不利影响。资本市场的扰乱对公司的影响是不可避免的，公司应提前做好预防措施，对外部的经济条件做好预判，将公司的损失降到最低限度。

（三）规范经营、加强内部经营管理

第一，由于医药研发具有高风险、周期长、投入大的特点，公司可以和客户签订较长时间的服务协议，其中明确客户一方终止协议的违约责任，使客户的赔偿额度能达到公司原本的经营预算，且公司应不断提升服务及产品的质量，取得主要客户的信任。

第二，由于不确定正在进行的改革及任何后续的医疗健康政策对医药行业的全部影响，公司应关注其他各个国家的改革趋势，进而预测国内医疗政策形势，提前准备应对措施，减少损失的扩大。

第三，为避免陷入知识产权纠纷，公司应建立相关知识产权团队，对研发的各个环节进行检查监督，防止因疏忽或故意不当而造成重大知识产权侵权。

第四，为防止人才流失，公司应注重对员工能力的培训以及制定合适的员工奖惩机制，将优秀资深的管理人员置于关键的管理岗位，如董事等高级管理岗位。公司应注重对其他员工能力的培训及建立和完善员工向管理层级晋升的通道。

第五，自然灾害、不可抗力事件对公司经营的影响不可避免，公司可以制定紧急情况处理方案，考虑突发事件对公司的影响，尽可能减少损失。

（四）准确评估、合理制定价格及预算

针对财务风险，应做好以下几点：首先，为服务合同定价时，公司应充分考虑服务的市场定位、竞争对手提供类似服务的价格、已签署合同项目成功的可能性、市场趋势、所要求服务的复杂度、服务成本及开支，对相关因素准确评估。其次，在应用会计政策时，公司的管理层须对若干资产及负债的账面值作出判断、估计及假设，并定期对其进行评估以及在必要时做出调整。最后，为防止客户因经营不善等原因拖欠付款，公司在与客户订立合同时应充分调研客户的经营状况，在合同的履行期限内密切关注客户的营业情况，及时终止相关项目安排，且不应完全将合同资产计入预算之中，以减少财务风险对现金流量的影响。

（五）吸收挽留相关技术人才，维护信息技术设施

针对技术风险：首先，成功开发新科技及方法要求公司准确评估及满足客户的需要，作出重大资本开支，聘请、培训及挽留符合资格的人员，取得监管所需许可或批准，增加顾客对公司服务的认知及接受程度，及时提供高质量服务。其次，为防止信息技术系统对公司经营造成重大损害，公司应经常对信息技术系统进行维修检查。此外，公司也应提前制定紧急情况处理方案，保护自身及客户的数据信息。最后，公司须提供具有竞争力的薪酬及福利计划以吸引及挽留人才。为了发展及挽留人才，公司可以通过举办座谈会、论坛及讲座向雇员提供持续培训计划，亦可以向主要雇员提供股份激励计划，为其提供机会分享业务增长的硕果。

第五节　互联网医疗企业[*]

随着技术的进步和市场的成熟，近年来我国互联网医疗企业快速发展，市场规模预计于 2026 年增长至 1980 亿元，年复合增长率高达 33.6%。

纵观互联网医疗在我国发展的十几年，目前已经告别了初步探索和野蛮生长，资本对互联网医疗的投资热度逐步趋于理性，政策的支持也使互联网医疗行业持续规范性发展。

本次新冠疫情中，互联网医疗基于其线上问诊、送药上门等服务减少了患者外出感染的风险，打破了医疗资源的地域限制，缓解了线下医院的就诊

---

[*] 本节原刊发在《医药经济报》2020 年 8 月 3 日，封 3 版。收录本书时文字略有改动。

压力，短期内流量迅速增长。国家相关部委也多次发文鼓励互联网医疗发展。在政策加持下，我国互联网医疗企业仅在 2020 年前三个月新增企业就超过 1.1 万家。近年来，互联网医疗行业的整体估值有所提高，不少头部企业已获得数亿元的融资，加之 2019 年科创板的开板，为以信息技术为核心的互联网医疗企业 IPO 提供了新出口，进一步加速了相关企业上市步伐。

以下梳理了互联网医疗企业 IPO 的相关风险要点及措施，以期提供参考。

一、用户信任度问题

互联网医疗企业通过搭建综合平台，将用户与医疗健康提供商联系起来，提供具有效益的定制化医疗健康解决方案，并以此建立品牌和声誉。客户对平台的信任度是企业成功立足的关键。在互联网企业搭建的生态系统中，对于医生团队、医院网络、医疗业务提供商、平台提供的服务以及产品做出的任何负面评价，均有可能对企业品牌和声誉造成负面影响，从而产生现有及潜在的客户或业务合作伙伴流失的风险，必然会对企业的经营、财务造成不利影响。

因此，互联网医疗企业需要维持出众的客户体验以及提供优质服务和产品的能力，包括提高平台的安全性、可靠性，扩大服务及产品的广度以满足不同客户需要，及时更新信息技术基础设施以适应不断变化的用户需求，完善客户保障措施等。

二、如何建立竞争优势问题

近年来，我国互联网医疗企业数量激增，市场竞争日趋激烈。平安好医生上市后，微医、丁香园、春雨医生等头部企业也纷纷传出上市消息，但迟迟不见动静，盈利困难一直是互联网医疗企业的痛点。

以平安好医生为例，2019 年净亏损为 7.47 亿元，近五年的财报中尚未实现过盈利。究其原因，一方面，是因为用户没有形成线上就医的消费习惯，用户黏性不强，导致互联网医疗企业花费大量营销成本。此次疫情为互联网医疗带来的庞大流量或能让企业减少营销支出。另一方面，则是商业模式的问题，互联网医疗不仅是简单地将线下就诊模式搬到线上，更多地要看能否获得患者和医生的信任和认可，能否通过监管，能否接入医疗服务体系。

三、数据安全保护问题

《民法典》第 1032 条明确规定了隐私权的内容，任何未经权利人允许侵害他人隐私权的行为都属于违法行为。第 1034 条进一步加强了个人信息的保护，为个人信息保护立法提供了依据。《互联网医院管理办法（试行）》也规定，互联网医院的信息安全保护等级为第三级，互联网医院应妥善保管患者信息，不得非法买卖和泄露患者信息。

一方面，任何导致用户数据未经审计而泄露的系统故障或者安全违规，都会损害企业声誉并因此对业务产生不利影响，甚至面临潜在的法律责任。另一方面，企业私自收集个人信息、强制用户使用定向推送功能、未向用户明示申请的全部隐私权限等行为，也可能面临违法风险。

因此，要做好以下两点：首先，企业应当知悉我国关于管理收集、使用、披露及保护个人信息的法律法规，做到知法守法。其次，企业要做好信息化建设，不断创新技术，维护数据安全。

四、技术迭代风险

互联网医疗企业对信息技术的依赖性极大，几乎完全通过互联网提供网上服务。而信息技术的特点是更新换代快，互联网医疗企业需要紧跟技术发展步伐，持续创新，不断升级信息基础设施，改善并增设系统内置功能，这需要投入大量的时间及资源，包括增加全新硬件、更新软件以及招募和培训新的工程人员。若相关企业未能及时改善信息基础设施，则可能对业务和经营等产生不利影响。

五、医生管理难题

《医师法》《医师执业注册管理办法》规定，在医疗机构执业的医生必须持有医师证业证书，且仅可在许可证列明的指定医疗机构于指定范围内执业。若平台医生于指定范围外执业，医生可能受到相应处罚，最坏的情况是可能吊销许可证。若医生被相关部门发现在指定范围外执业而受到处分或被吊销执业许可证，企业可能面临无法继续聘用该医生提供服务的处境，进而对业务造成不利影响。

根据《互联网诊疗管理办法（试行）》第 14 条的规定，开展互联网诊疗活动的医师、护士应当能够在国家医师、护士电子注册系统中查询到，医疗机构应当对开展互联网诊疗活动的医务人员进行电子实名认证。《医疗机构管理条例》第 47 条、第 48 条规定，对医疗机构诊疗活动超出等级范围或者使用非卫生技术人员从事医疗卫生技术工作情节严重的，卫生行政部门可吊销医疗机构的医疗机构执业许可证。若企业不能妥善管理医生的登记事项，可能会受到行政处罚，包括罚款或在最坏情况下吊销企业的医疗机构执业许可证。任何一项踩线，均可能会对企业业务造成重大不利影响。

对于互联网医疗管理的其他政策风险也必须提前研判，做好风险管理，并保证企业自身业务的规范性。

六、医疗责任索赔风险

互联网医疗企业对自有医疗团队以及外部医生的医疗责任承担索赔风险。

不仅传统的医患纠纷在互联网诊断中依然有存在的可能，而且在医学检验报告互认互通方面，权威实体医院之间也还未实现。医生根据患者远程上传的检验报告进行诊疗，一旦出错或者发生医疗事故，会给互联网医疗企业带来巨大风险和损失。

此外，医疗纠纷如何解决亦存在很多不确定性。例如，对因在线诊疗发生的医疗纠纷的管理和管辖权如何分配、医疗责任如何鉴定等问题，目前还没有明确的规定。若出台对企业经营不利的法律政策，即使就业务涉及的风险投保，医疗责任索赔成功也可能会因为超越保险范围产生重大额赔偿金，从而产生巨大开支，对企业的业务、财务状况、经营业绩和声誉造成重大不利影响。

互联网医疗企业优势明显，是线下医院很好的补充，但机遇与挑战并存。在政策的不断支持下，未来能否进一步发展取决于企业能否持续为用户提供满意的医疗服务。

第六节　食品企业

　　自新冠疫情暴发以来，我国经济承受了较大的压力。近两年来，疫情形势逐步好转，经济复苏、市场回暖，食品行业亦不外如是。根据中国食品工业协会发布的《2021 年中国食品工业经济运行报告》，2021 年，全国规模以上食品工业企业实现利润总额 7369.5 亿元，比 2020 年增长 5.1%，比 2019 年增长 15.3%，两年平均增长 7.4%。4 大行业中，利润总额有 2 个行业增长，2 个行业下降。其中，农副食品加工业利润比上年下降 9.2%，食品制造业下降 0.1%，酒饮料和精制茶制造业增长 24.1%，烟草制品业增长 3.3%。在 64 个小类行业中，有 37 个行业利润增长，27 个行业下降。从这些数据看来，我国食品行业生产总体稳定，消费恢复趋势持续。食品行业企业仍面临各类短期挑战和中长期问题，如原材料、运输、营销等成本上升、产业抗风险能力亟待提升、产业升级后劲不足等。

　　2022 年以来，资本市场食品板块持续扩容。"粽子第一股"百年老字号五芳斋、代糖龙头三元生物、收购空刻意面母公司的宝立食品、佐餐卤味第四股紫燕食品等陆续敲钟成功。纵览整个食品行业，资本市场可谓百花齐放，各显神通：新式茶饮加速发展，促使一大批原材料供应商企业加速冲刺 IPO；佐餐调味企业掀起"川味"热潮，已知的 10 家冲刺 IPO 的佐餐调味企业中，就有 4 家川调企业，加上业已上市的千禾味业、天味食品等企业，川调企业已稳稳跻身为调味品市场仅次于粤调企业的第二生力军；区域乳业依然持续发力，力图通过上市突破区域市场限制。但在食品企业 IPO 形势整体向好的过程中，也有百味佳、骑士乳业中止 IPO，红星美羚 IPO 被否决，冰峰饮料上会前临时撤销申请，阿宽食品收到证监会 46 个反馈问题等上市失利的现象，揭示出食品行业内部仍存在诸多问题。本书旨在通过梳理食品企业 IPO 上市的风险与挑战，提出相关防控与解决措施。

一、食品上市企业 IPO 风险识别

（一）行业风险

1. 行业政策变化风险

随着我国监管部门对食品安全的日益重视以及消费者食品安全意识的不断提高，世界各国食品安全监管部门可能不断更新涉及食品安全的法律、法规与规章，进一步提高对食品市场准入、食品安全管理体系认证、食品添加剂标准、食品标识与标签标准的要求。无论是社会群体长期对食品品质的提升呼吁，还是突发的大规模食品安全事件，都有促成国家颁布新的法律法规或产品标准、要求扩大或新增产品安全认证范围、限制使用某种食品原料及添加物或其最大使用量的可能。若公司无法在短时间内有效应对相关食品安全标准的变化，及时根据行业最新要求调整产品配方、生产工艺流程和食品标签，完成符合行业规范的最新认证，则会对生产经营产生不利影响。

2. 行业商誉风险

处于同一行业中的各食品企业联系紧密，可能共享若干原材料产地或供应商。行业内个别食品的质量问题往往会被放大为行业整体问题，招致消费者对某一大类食品的抵触心理。尤其是对于那些发展时间不长的行业，在其方兴未艾之际，如果业内个别企业采取不规范的竞争手段抢占市场，出现严重的产品卫生、质量问题，所产生的负面影响将会波及整个行业，对已经建立起完备的质量监管链条的龙头企业乃至全行业的形象及发展前景都会造成重大打击。

3. 市场竞争风险

与业内其他企业相比，寻求上市的企业在营销、品牌、产品、研发等方面往往具有较强的竞争优势。但在当下活跃的市场环境中，市场需求瞬息万变，尤其是在市场份额尚未达到饱和的行业内，不断有新的资本涌入。寻求上市的企业如果丧失对消费者偏好及市场需求变化的敏感度，就很容易丧失既有的优势地位。2022 年刚刚上市的上海紫燕食品股份有限公司是一家主营卤制食品的著名食品企业，其 IPO 招股说明书就明确指出，随着消费者消费

理念的变化以及对卤制食品消费需求的提升，卤制食品行业景气度持续提升，正吸引规模以上企业以及其他新企业的加入。同时，部分专注于休闲卤制食品的企业也加大研发力度，尝试进军该公司主要产品所属的佐餐卤制食品领域。

（二）经营风险

1. 食品安全风险

（1）原材料采购质量安全控制风险。原材料采购涉及多个供应商，同时供应商亦有可能向其上游采购原材料，采购链条较长，涉及面广。特别是以鲜货产品为主营产品的企业，该类产品由于保质期较短，因此对产品质量控制要求相较于包装产品更为严格，对原材料供应、加工生产、运输及存储条件、终端销售等环节均提出了更高的要求。如果未来公司运营过程中任一环节出现疏忽而引致食品质量或食品安全问题，将会对公司的品牌形象和经营业绩产生不利影响。

（2）销售渠道管理风险。以经销为主的连锁经营模式中，公司对品牌门店规范操作、产品品质、卫生环境等方面的检查主要通过公司不定期抽检以及经销商按协议约定对门店进行的定期巡检管理。随着公司品牌门店数量的进一步增加，公司在日常管理中对门店的抽检频次难以达到较高水平。若个别经销商未按照合作协议的约定进行门店管理，或其经营活动有悖于公司品牌的管理要求，将对发行人经营效益、品牌形象造成不利影响。特别是在报告期内，公司门店数量快速扩张，对公司在终端销售环节食品质量管控方面提出更高更新的要求。

2. 原材料价格波动风险

原材料购入往往在食品类企业业务成本中占据较大比例，在奶、蛋、肉制品等行业，该部分占比甚至能达到80%以上。因此，不稳定的原材料供应源会使公司承受较大的价格风险。比如，以散户为主要奶源的部分牛奶企业，在小规模养殖户占饲养群体的主要部分、规模化养殖程度尚需提升的市场结构背景下，就容易遭受供给水平的大幅波动。若未来原材料价格大幅波动，可能会增加发行人生产成本，对发行人经营造成不利影响。

3. 环境监管风险

食品类公司生产中产生的可能造成环境破坏风险的污染物质包括废水、废气及少量固体废弃物。如果国家或地方政府的环保政策发生调整，环保要求进一步提高，就会使公司的环保设施建设、支付排污费用等生产成本增加。特别地，对于以禽畜肉制品为主要产品或加工原料的食品企业，《畜禽规模养殖污染防治条例》明确划定了禁止养殖区域，在禁养区内的养殖场均限期自行搬迁或关闭。如果未来当地政府对土地规划进行进一步调整并重新划定禁养区，则养殖户的养殖场将面临限期搬迁或关闭的风险，可能对公司生产经营造成不利影响。

4. 商标侵权风险

享有良好社会声誉的商标是一个企业最宝贵的无形资产。在激烈的同类商品竞争中，具有"老字号""驰名商标"等标签的产品往往是消费者的倾向之选。正因如此，具有较强行业影响力的企业往往会面临被仿冒商标、品牌的不正当竞争。这类仿冒产品不但会侵占原属正版商品的市场，其本身堪忧的质量监管体系还意味着较高的食品安全风险，从而可能危及公司的品牌形象，打击消费者的消费意愿。

（三）技术风险

1. 产品改进及新产品开发风险

守正创新是一家企业屹立不倒的首要要求之一。在已有产品基础上加以改进，乃至于研发一款全新的产品，都对公司的技术储备和研发能力提出了较高的要求，要求公司积累丰富的产品开发经验。现有产品配方改进和新产品开发取得消费者认可需要一定的时间，这意味着公司的市场营销能力将发挥极其重要的作用，是否能达到预期效果具有一定的不确定性。对于以复合调味品为代表的高速更新换代的行业而言，其具有产品系列多、消费者口味及受市场追捧的热点日新月异的特点。终端消费者对食品、调味品的口味、营养、质量的要求不断提高，餐饮连锁企业和食品工业企业对供应商的要求也相应提高，因此，公司未来将会面临更加激烈的市场竞争，开发的新产品也面临市场认可和营销推广等方面的挑战。若公司创新方向出现偏差，未能准确判断受市场追捧的热点趋势，未来推出的产品不能赢得消费者的青睐，产品推广与销售没有达到预期，将对公司经营业绩产生不利影响。

2. 技术人才缺失风险

随着市场竞争的不断加剧，行业内其他公司对优秀技术人才的需求也日益强烈。若同行业企业采取更有竞争力的人才招聘策略，公司不能采取有效措施留住人才，将对公司的研发和销售能力产生不利影响，进而影响在行业中的领先地位。同时，上市后公司资产和经营规模将迅速扩张，必然对各类核心人才有更大的需求，公司也将面临核心人才不足的风险。

（四）管理风险

1. 实际控制人管理不当风险

对于绝大多数谋求上市的食品企业而言，其内部的股权结构往往表现为少数创始人占有绝大部分股份。即便在上市之初，大股东的股权比例得到一定的稀释，但也不会改变绝对控股的局面。因此，实际控制人有可能通过所控制的股份行使表决权进而对公司的发展战略、生产经营、人事任免及利润分配等决策产生重大影响，使公司的法人治理结构不能有效发挥作用，从而可能损害公司利益及中小股东权益。

2. 规模扩大带来的管理风险

公开发行股票后，公司总资产与净资产将大幅增加，公司原料采购、产销规模等将相应扩大，生产和管理人员亦将相应增加，公司整体的经营活动、组织架构和管理体系将趋于复杂，公司在战略规划、新产品研发、生产能力调配、营销网络建设、销售渠道开拓、内外部资源整合等诸多方面均将面临更高的要求。公司在保持扩张的同时需要对各环节进行有效控制，保持公司持续健康运转。

（五）财务风险

1. 净资产收益率和每股收益等指标下降的风险

发行上市后，公司股本规模扩大，净资产规模大幅增加，但募集资金投资项目投入运营并产生经济效益仍需要一段时间。在项目尚未产生效益或因市场发生不利变化导致募集资金投资项目未按期完成时，公司短期内可能面临净资产收益率、每股收益等指标下降的风险。

2. 短期债务偿还风险

报告期内，为进一步整合提升产能，公司需要投入较多自有货币资金建设新厂房、购置机器设备，导致公司流动比率、速动比率低于同行业上市公司。未来若公司经营业绩出现波动，引致经营性活动现金流量出现不利变动，将使公司面临一定的短期偿债风险。

（六）税务风险

税务问题的审查是证券监管部门关注的重点。一方面，向企业投资人提供真实的财务信息，能够改变投资人与管理者之间的信息不对称现状；另一方面，可以有效地降低企业的税务风险，防止其 IPO 成功以后遭遇税务稽查的审核而为股东带来更大的投资风险及投资损失。在企业由小做大直至 IPO 的过程中，创业之初的税务违法问题最为突出。若企业在 IPO 之前被发现有重大税收违法问题，根据相关法律规定，其将在三年内不得在主板市场上市。

（七）募集资金投资项目风险

1. 产能消化风险

由于募集资金投资项目的实施与市场供求、行业竞争、技术进步、公司管理及人才储备等情况密切相关，因此不排除项目达产后存在由市场需求变化、竞争加剧或市场拓展不利等因素引致的产能无法消化的问题，以及公司现有业务及募集资金投资项目产生的收入及利润水平未实现既定目标等情况，进而形成对公司业绩产生不利影响的风险。

2. 募集资金投资项目市场风险

事前对募集资金投资项目进行详细的分析和科学论证并不能完全规避市场开拓效果所具有的滞后性。同时，竞争对手的发展、宏观经济形势的变动以及销售渠道、营销力量的配套措施是否有效等因素也会对项目的投资回报和公司的预期收益产生影响。募集资金投资项目的建设完成和收益实现需要一定的时间，因此，在募集资金投资项目完成后的一段时间内，新增折旧和摊销费用可能会影响公司的盈利水平。在投资项目建设完成后，若市场出现变化或募集资金投资项目涉及的产品预测价格下降，其预期收益将难以实现，公司仍存在募集资金投资项目经济效益不能达到预期以及因折旧增加导致利润下滑的风险。

二、IPO 风险防控策略

(一) 保持政策敏感度，发挥行业标杆作用

第一，根据行业政策变化及时进行调整。食品类公司需要根据新规定、新标准快速取得相关认证、修订相关产品企业质量标准，调整产品配方、工艺和生产设备，并清理已生产但未销售的存货，避免因滞后导致的企业形象受损。

第二，实现产品生产透明化管理，明确公关必要性。具有 IPO 意愿及能力的食品企业往往已经建立起完备的食品质量安全监管体系，实现生产透明化，既能提升公司产品的公众信赖度和品牌形象，还能一定程度上将本公司产品与同行业发生安全事故的特定产品区分开来。在行业食品安全事故发生后，公司应保持高度关注与警惕，必要时及时发声以正视听。

第三，保持行业优势地位，持续高水平创新投入。但若市场竞争进一步加剧，而公司不能尽快通过增加投入、改善管理、加强市场推广等方式继续保持竞争优势，公司的产品销售和盈利水平将受到不利影响。

(二) 优化财务规范举措

第一，注重提升企业持续盈利能力。无论是一些企业为了实现上市目的而采取人为盈余管理、人工调节利润等不规范行为，抑或是上市企业本身的产品或是服务的后劲不足，只有根据组织内部的情况判断是否具有可持续性才是真实的，而且企业是在创造的产品和全球供应链中运作。因此，价值链是朝着可持续的未来转变的最大杠杆。可持续价值链管理将企业社会责任、产品开发和供应链管理领域整合为一个连贯的概念，从而能够创造经济、生态和社会价值。

第二，加强税务风险防范。企业应当"善用"纳税筹划工作，在 IPO 上市前对所享受的税收优惠、财政补贴政策予以适当梳理。日常运营中关注涉税问题，在按时纳税的同时及时、足额缴纳税款。

（三）规范经营，完善经营体制运行及救济制度

第一，搭建稳定的原材料供应链，完善对销售渠道的监管。提升原材料供应体系规模化程度，对个体养殖户进行集中规范化管理，完善原料储存工艺。及时根据门店发展状况优化或改进相关管理团队、提高门店经营管理能力，对于个别经销商违背诚信原则瞒报、迟报门店突发事件和重要情况的现象应及时予以严惩，必要时可以解除其经销商资格。

第二，妥善利用产品定价权。公司可以根据原材料价格变动适时调整产品价格，及时通过建立原材料价格与产品售价的联动机制、原材料适当储备等措施将原材料成本的变动影响消化或转移至下游客户。

第三，遵守环保规定，促进生产过程绿色化。关注国家及地区相关法规、政策的变化，及时调整公司产品环保等级；及时升级、更换环保设备，避免因节省设备成本而导致后续食品健康、环境污染等问题造成的更大损失；提高下属农场、屠宰场等的卫生健康等级，完善生产过程中产生的废物、废水及动物尸骸等的处理工艺。

第四，增强反仿冒意识和能力。为防止不法企业仿制、冒用和盗用商标，公司应建立维权打假管理制度，由营销中心、法务部等多部门联合进行维权打假。在财务状况允许的前提下，聘请专业的知识产权团队进行维权方案设计及受到侵权后的权利主张无疑是更佳的选择。

（四）提升技术论证水平，健全人才培养及管理制度

第一，合理评估技术研发的投入产出比，尽可能减少相关风险。改进和研发产品是企业生生不息的源泉，也是维持市场优势地位的核心竞争力。但一项技术是否值得研发需要长期的理论分析和实验验证，再高的回报率也应当建立在企业现有资产水平的基础之上。对于企业决策层意见分歧较大的项目，应考虑引入行业高水平技术团队进行可行性论证，综合考虑内外双方多层次意见。

第二，加大人才培养力度，确保个人能力与待遇相匹配。再激烈的行业竞争，归根结底都是核心人才的竞争。一方面，企业要在自己的资深员工中选择性培养高素质人才；另一方面，比照同行业其他企业的待遇水平，IPO

企业的薪资、福利、员工关怀等应有明显突出之处。同时，企业应始终保持人才晋升渠道的畅通。

（五）加强内部经营管理，避免盲目扩张

第一，建立完备的内部监管体系并严加落实。企业应当根据《公司法》《上市公司章程指引》等法律法规，制定三会议事规则、独立董事工作制度、董事会专门委员会工作细则、关联交易管理制度等内部规范性文件，并建立专门机构确保有关制度的严格执行。此外，还应通过年报业绩说明会等形式加强实际控制人和其他股东之间的沟通交流。

第二，在企业的合理承受限度内进行扩张。业务扩张是企业的发展到一定程度的必经之路，也是谋求上市的重要动因之一。在完成注册之后，企业的净资产将大幅提升，但相较于原料采购、产销规模及人员成本的增加也会显得"力不从心"。因此，在多方面的扩张需求中应进行优先性等级划分，根据必要程度、投入规模及时间和回报率等因素有步骤地开展产业升级，实现内外部资源的全面整合。

（六）根据市场需求进行募集资金投资项目选择与论证

募集资金投资项目是公司上市后收拢的资本的主要流向。募集资金投资项目应当在公司既有业务的基础上有所突破，无论是针对不同的阶层人群，还是创新产品风味，都应当致力于提高公司的产品研发、生产和供应能力。募集资金投资项目应围绕企业主营业务、战略发展目标展开，通过充分的可行性论证分析，募集资金数额和投资项目要与公司现有生产经营规模、财务状况、技术水平和管理能力相适应，使项目的"投入—产出"平衡点尽可能提前。

第七节　连锁茶饮企业

随着中国经济发展和国民收入水平的提高，人们的消费热情也在上涨，其中新茶饮行业具有代表性。

根据中国连锁经营协会发布的《2022 新茶饮研究报告》，2017 年至 2022 年新茶饮市场收入规模从 422 亿元增长至 1033 亿元。2022 年年底在业的新茶饮门店总数约 48.6 万家，比 2020 年年底的 37.8 万家增长超 28%。

该报告提出，2022 年新茶饮行业已经达到行业发展成熟期的上半段，门店数和市场规模增速双双放缓。在充分竞争下，茶饮市场增量暂时消失，各龙头企业业绩下滑。2021 年，"新茶饮第一股"奈雪的茶由于食品安全事件净亏损超 1.3 亿元，喜茶在全国范围内的评效与店均收入开始下滑，10 月相较 2020 年同期下降了 35% 和 32%。2022 年，喜茶开始对产品调价，头部品牌随之齐齐降价；年中，蜜雪冰城、古茗等品牌从"跑马圈地"模式逐渐转型为"toB"模式；年末，喜茶宣布开放加盟，奈雪的茶以 5.25 亿元收购乐乐茶股份，都表明新茶饮行业正发生巨大变化。

2023 年，居民消费倾向呈现复苏趋势，新茶饮企业可能选择在一级市场继续吸引融资，也可能凭借较好的业绩尝试冲向二级市场。

同时，同仁堂、童涵春堂、张仲景大药房、华北制药等国药老字号也试图入局。在新形势下，连锁新茶饮企业能否顺利实现 IPO，与其是否能够规避商业风险和法律风险具有密切联系。本书在梳理连锁新茶饮企业 IPO 上市风险的基础上，提出相关解决措施。

一、行业风险

(一) 市场竞争风险

自 2022 年起，新茶饮高端品牌纷纷降价，行业竞争加剧，尤其以喜茶、奈雪的茶、乐乐茶为代表。新茶饮行业供给呈现饱和状态，正从增量市场进入存量市场。由于现制茶行业并不存在真正的技术壁垒，新茶饮产品在口味、包装上都具有较强的可复制性，替代品风险较大。在行业增速放缓的情况下，行业竞争将进一步加剧，对公司保持行业领先地位、塑造差异化竞争优势的能力提出了较大挑战。

(二) 消费需求风险

现制茶饮属于具有较强快速消费品属性的商品，且受到文化因素、经济因素、社会因素及品牌竞争因素等多种因素的影响。在"降价潮"的趋势下，如果缩减产品成本，那么可能导致现有产品累积的老用户流失，而如果公司无法快速准确地识别消费者不断变化的喜好，并不断改良产品或开发推广新产品，那么短时间内可能严重影响公司现有产品销售，对经营业绩构成不利影响。

（三）原材料价格波动风险

由于原材料受益于新茶饮行业整体增长，因此供应商的谈判能力也在逐渐上升。例如，喜茶、蜜雪冰城、瑞幸咖啡等品牌的包装产品供应商恒鑫生活正在冲刺创业板IPO。2022年上半年，恒鑫生活已销售纸杯11.47亿只、杯盖8亿只、塑料杯2.35亿只，收入达到4.85亿元，净利润6618.03万元。主要从事饮品类、口感颗粒类、果酱类和直饮类产品的研发、生产和销售的苏州鲜活饮品股份有限公司通过和乐乐茶、古茗、蜜雪冰城等合作，也实现了2019年至2021年每年归母净利润1.287亿元、1.797亿元、1.889亿元的成绩。考虑到市场竞争较为激烈，如果公司采购的主要产品因供求变化导致价格大幅度上升，将对公司的成本控制、盈利能力造成较大的不利影响。

二、经营风险

（一）食品安全风险

行业内不同企业管理水平参差不齐，如果现制饮品、现制冰激淋行业发生影响较为重大的食品安全事件，行业整体消费信心势必严重削弱，消费者可能转向瓶装饮料等其他替代产品，从而导致市场需求大幅缩减及公司经营业绩下滑。例如，2021年8月23日，国家市场监督管理总局召开新闻通气会，对"蜜雪冰城"奶茶店、"奈雪的茶"奶茶店等公司的食品安全问题进行了通报。

此外，生产经营链条长、管理环节多，可能会导致产品质量问题发生，而时下广为采用的加盟模式加大了总部对加盟商监管的难度。

（二）加盟门店的监督管理风险

蜜雪冰城主打加盟模式使其牢牢占据下沉市场主力军的地位，各新茶饮企业纷纷效仿。在加盟销售模式下，加盟商、加盟门店与特许人属于独立法律主体，加盟商拥有对加盟门店的所有权和收益权并负责加盟门店的具体经营管理，但在经营过程中应当接受特许人的业务指导和监督。然而，当加盟门店数量过多，而特许人无法监督到位时，就可能出现未按照公司统一规范和标准进行运营等违规情况，由此产生的饮品品控问题、质量纠纷，乃至安全事故，都将对公司声誉及经营业绩产生不利影响。

（三）品牌被仿冒、产品工艺配方被复制的风险

随着公司影响力不断提高，仿冒品牌成为部分厂商不正当竞争的一种手段。例如，2020 年年底，上海市普陀区市场监督管理局通过对外卖平台进行摸排，发现上海市共有 21 家奶茶店（涉及 19 家主体）存在仿冒行为。如果企业在将要上市时，品牌被大量仿冒，可能对公司的正常生产经营产生不利影响。此外，由于工艺配方属于商业秘密而非专利，因此维权需要举证，自制饮品、仿冒饮品的出现可能导致公司经营业绩受到影响。

三、财务风险

（一）毛利率下降风险

首先，新茶饮企业的供应商谈判能力逐渐上升，且出于融资、提升业绩等需求抬高原材料价格。其次，行业集中度处于提升阶段，超 5000 家门店品牌占比持续提升、新锐品牌增加、非连锁化品牌门店占比下降、中高端品牌主动降价，都意味着行业进入了出清阶段。最后，按公允价值计入损益的金融资产受会计估计不确定性的影响。

（二）存货跌价风险

无论是采取直营模式还是加盟模式，新茶饮企业决定生产量的策略很大程度上取决于上一周期的销售额，因此存货规模与经营规模有密切关联。当公司准备上市或扩张规模时，一般都会伴随公司存货余额的增加。如市场环境发生重大不利变化，或市场竞争加剧导致公司产品价格大幅下降，公司存货将存在计提跌价损失的风险，并会对公司经营业绩造成不利影响。

（三）联名合作收益错估的风险

新茶饮签订联名合作合同等产生的收益可能无法达到预期。联名活动意味着合作费以及联名产品成本的投入，如果因各种因素无法达到预期，公司将因入不敷出而产生亏损。

四、管理风险

（一）控股股东及实际控制人不当控制风险

新茶饮企业通常在创始之初由于不具有发达的组织架构和管理能力，股权结构一般呈现为："部分创始人 + 各类融资机构"，当融资机构不参与公司的运营及管理时，公司的控股股东及实际控制人将处于绝对控股地位。在存在绝对控股人的情况下，可能出现控股股东及实际控制人通过行使表决权对公司人事、经营决策等进行不当控制的局面，存在损害公司及其他股东利益的风险。

（二）经营规模扩大导致的管理风险

如公司采取加盟模式，则日渐扩大的经营规模对产品研发、生产、仓储物流、连锁经营和品牌管理都提出较高要求。如果公司的组织管理体系及管理能力不能满足公司业务规模快速扩张的要求，将增加公司的管理风险。

（三）未必能吸引或挽留实现业务目标所需的管理人员

一方面，迫于业绩压力公司可能裁员，对后续吸引人员造成影响。另一方面，由于公司扩大经营及开发新服务及产品，需要吸引及留住经验丰富的管理层人员。然而，在目前行业出清的格局下，争夺熟练资深管理人员的情况激烈，合适的应聘者数量短绌。

五、连锁新茶饮企业 IPO 风险防控策略

（一）准确评估行业趋势与自身定位

在行业增速放缓、竞争加剧的情况下，连锁新茶饮企业要么依靠品牌壁垒，减轻替代风险和潜在进入者威胁的影响，要么依靠足够低的定价抢占市

场空间，以规模效应提升企业对供应商的议价能力，缩减供应链、原材料成本。

对于已经通过"放血"抢占市场的企业而言，有必要根据产品具体情况，通过部分口碑产品保留品牌力，定期推出低价新品以保留对潜在客户的吸引力，尽量降低"高融资，高增长，高亏损"现象对企业造成的影响。如企业未做好相应准备，建议不要贸然进入二级市场。

（二）保证产品、服务质量，提升市场竞争力

首先，在行业充分集中的情况下，企业要寻找到竞争优势，通过拼创意、拼品质、拼服务博得消费者青睐。同时，由于新茶饮消费者喜好及口味较为敏感，应当注意饮品品控问题（尤其是加盟模式的企业），在充分保证质量的基础上再考虑服务的广度及灵活性等。其次，为降低公司因产品责任造成的不良影响，公司可以为消费者投保产品责任险。最后，应积极探索饮品以外的产品及服务，"茶饮＋软包"模式、自摇奶茶都是比较成功的例子。

（三）规范经营、对内部经营活动严加管理

第一，为防止人才流失，公司要加强对员工能力的培训，制定员工奖惩机制，将优秀资深的管理人员置于关键的管理岗位。公司应注重对其他员工的能力培训，建立和完善员工向管理层级晋升的通道。

第二，控股股东及实际控制人处于绝对控股地位的，可以通过开展系列规范培训对公司实际控制人、董监高等主体开展内幕交易防控等专项培训，"以案说法"，加强警示教育。也可以组织全体上市公司的"关键少数"签署规范运作承诺书，要求其严格遵守各项法律法规及规章制度。此外，还应当强化股东监督，定期组织公司年报业绩说明会，以促进股东与公司实际控制人的交流。

第三，强化反仿冒意识。建立或聘用相关知识产权团队为公司提供定期排查、向监管部门反映情况等服务，防止仿冒产品抢占公司已有市场。

（四）重视加盟门店监管与风险隔离

加盟商、加盟门店与特许人属于独立法律主体，当加盟门店发生违规事件时，理论上加盟商应当承担相应责任。其中，如果加盟商侵犯特许人商业

秘密或商业声誉的，比起事后追究单个经营者的违约责任，成本更低的方式显然是事前禁止。作为特许人，企业应当加强合同管理，明确加盟商的违约情形与违约责任，同时应根据监管部门的要求或自行主动对上下游的特许权协议进行公示登记，以正当化特许权，明确企业控制加盟商之权利的法律正当性。当出现负面消息时，可根据合同安排要求违规人出具情况说明，以尽量减少负面消息对特许人/公司总部的影响。

第八节　毛发诊疗企业

近年来，随着工业化、城市化的逐步推进，群众正面临"脱发焦虑"。2023 年 1 月 4 日，中国社会科学院国情调查与大数据研究中心联合《南方周末》在北京共同发布的《2022 都市人群毛发健康消费白皮书》显示，随着生活方式的改变，晚睡、长期使用电子产品等原因让脱发成为困扰消费者的不可忽视的问题，76% 的消费者关注自己的头皮健康状况，53% 的人群受到脱发困扰，已经有 20% 的消费者认识到专业毛发医疗机构的重要性，选择到专业机构进行治疗或养护。

有需求就有市场，毛发诊疗行业应运而生。灼识咨询的报告显示，我国脱发患者人数由 2016 年的 1.95 亿人快速增长至 2021 年的 2.67 亿人，预计于 2026 年进一步达到 3.43 亿人。同时，国内脱发人群的低龄化趋势明显，60% 的人在 25 岁就出现了脱发迹象，30 岁前脱发人口比例达 84%。毛发诊疗服务行业市场规模由 2016 年的 83 亿元增至 2021 年的 238 亿元，复合年增长率为 23.5%，预计 2026 年进一步达 712 亿元。根据弗若斯特沙利文的资料，2020 年中国的植发医疗市场规模达 134 亿元，且预计将以复合年增长率 18.9% 的速度于 2030 年增长至 756 亿元。分析机构、市场主体皆对毛发诊疗行业的发展前景抱有较大信心，认为该市场尚且具有巨大增长潜力。

其中，已有企业打响了毛发诊疗 IPO 的号角。2021 年 12 月，雍禾医疗登陆香港交易所，凭借着高达 160 倍的认购成为年尾最热新股。2019 年至 2020 年，雍禾医疗总收入分别为 12.24 亿元、16.38 亿元，到 2021 年雍禾医疗实现收入 21.69 亿元，同比增长 32.4%；实现毛利润 15.8 亿元，同比增长 29.3%；经调整净利润为 1.8 亿元，同比增长 32.8%。大麦植发亦于 2022 年中向香港交易所递交招股书，拟香港主板上市。2022 年 3 月底，碧莲盛执行总裁师晓炯也曾表示"公司上市融资计划正在稳步推进中"。保持高毛利润的毛发诊疗企业能否顺利实现 IPO，与其能否规避商业风险、法律风险具有密切联系。本书在梳理毛发诊疗企业上市风险的基础上，提出相关解决措施。

一、行业风险

（一）市场竞争风险

根据国海证券研报，当前的植发医疗服务供给方有四大类型：一是体量有限但积淀良久的公立医院植发科室，2020 市场份额占比仅 14.8%；二是民营医美机构植发科室，可与自身轻医美客户协同，但不会将植发作为核心业务宣传推广，市场份额占比 15.7%；三是民营非连锁植发机构，设立门槛低、较为分散，拥有市场 45.6% 的份额；四是专精于毛发业务的植发机构，至 2020 年 4 月全国民营连锁植发机构份额已接近 24%。

仅就植发这一核心业务而言，就有民营连锁机构、区域性的非连锁专科机构、综合类的医美机构植发科室、公立医院的植发科"四分天下"的局面。毛发诊疗企业不仅面临同类企业的竞争压力，同时需要面对其他主体的竞争。

同时，毛发诊疗企业的核心植发业务本身并无太高的技术壁垒。目前，市面上的毛发诊疗企业都宣称其拥有独特技术：雍禾主推 LATTICE 点阵加密技术，碧莲盛首创 NHT 不剃发植发技术，大麦专注于微针植发、新生自研 3D 植发技术——但事实上，这些技术的底层技术都是 FUE 技术，仅植发设备、提取方法存在一定的差异。《毛发健康消费白皮书》显示，"好医生"已经成为消费者在选择毛发医疗服务机构时考虑的最重要的因素，有 51% 的消费者认为专业的医生与医护人员（好医生）是选择毛发医疗服务机构的最重要的因素，认为技术最重要的消费者仅有 4%。也就是说，毛发诊疗企业的差异化竞争优势更多地依靠人力资源而非知识产权。在行业门槛较低的情况下，毛发诊疗企业面临较高的潜在新进入者风险与替代品风险。

（二）消费需求风险

毛发诊疗企业的核心植发业务大多都是一次性提供，这意味着较低的复购率。国内消费领域权威媒体《消费日报》指导、知名第三方研究机构秒针发布的《2022中国植发行业研究报告》提出，复购率低一直是各机构在运营中需要解决的一个重要问题。虽然医学养护市场的发展一定程度上弥补了植发复购率低的弊端，但一段时间内植发手术收入占绝对大头的现象仍将存在。以雍禾医疗2018年至2021年分别约有98.3%、97.8%、86.2%、75%的总收入来自植发，大麦植发2019年至2022年约有95.7%、93.1%、79.0%、76.6%的总收入来自植发。这意味着毛发诊疗企业难以保证收入按预期增长，如果无法维持类似水平的新客户人数，企业的业务、业绩、财务状况与前景将受到重大不利影响。

（三）宣发支出畸高

在激烈的行业竞争下，营销是获客的关键。意图进军全国市场的毛发诊疗企业通常都具有较高的获客成本。例如，2019年至2021年，大麦植发的营销及分销开支分别为5亿元、3.99亿元和5.2亿元。同期内，大麦植发的销售费用率分别为67.0%、52.3%与50.9%。2020年，大麦植发前五大供应商均为广告公司，采购金额合计高达2.16亿元。2021年，广告公司仍为大麦植发前四大供应商，采购金额合计达2.33亿元。雍禾医疗2019年至2021年投入的营销费用总计约19亿元，2021年当年医疗销售及营销开支为10.73亿元，占营收比重为49.5%。

宣传成本受到企业发展战略的影响，同时动态调整能力较差。企业投入大量资源用于扩大客户群的同时，将会分散其现有的用于客户的资源，这可能会对企业吸引及维持现有客户的能力造成不利影响，并直接影响业务营运及财务业绩。

二、经营风险

（一）投诉事件风险

高额的宣传投入意味着广泛的宣传规模，其中出现虚假宣传的可能性较高。各头部企业都不乏消费者对"虚假夸大宣传误导欺骗消费者、售后无人处理、植发效果差、乱定价、乱收费"等内容的投诉。雍禾医疗、大麦植发的招股说明书皆表示，他们旗下的部分医疗机构因违反《广告法》《医疗广告管理办法》《互联网广告管理暂行办法》《医疗美容广告执法指南》发布若干医疗广告内容被罚款。

同时，由于植发服务被视为医疗美容服务，因此根据《医疗美容服务管理办法》，植发手术必须由持有医疗美容主诊医师资格的医生本身或在其监督下进行。雍禾医疗的招股说明书显示，在其记录期间有三起案件因未拥有持有医疗美容主诊医师资格的医生而进行植发服务受到行政处罚。2019年、2020年、2021年及2022年前七个月，大麦植发因未能达到保证存活率而作出的结算及赔偿总额分别约为19.5万元、28.1万元、38.8万元及32.6万元。

此外，植发手术较为依赖植发仪器、耗材，当植发仪器、耗材出现故障导致出现手术中断等情况时，作为医疗美容服务的提供者，毛发诊疗企业必须先行承担责任。此时如向供应商主张追偿，必须提供仪器、耗材存在瑕疵的证据，这对于毛发诊疗企业来说负担较大，并且诉讼本身意味着较高的时间、费用成本，且因诉讼造成的供应中断也会造成营运中断，影响公司的收入预期。

（二）医务人员稳定性风险

如前文指出的那样，毛发诊疗服务的主要竞争优势来源于操作植发手术的医生与护士，而毛发诊疗企业的商业利益并不直接对抗医护人员的择业自由。目前，个别头部诊疗企业会与旗下的医师、护士签订"不竞争承诺"，但该承诺/协议的效力在法律上存在一定疑问。一方面，追究相关人员违反该承诺的责任意味着要付出额外的诉讼成本；另一方面，协议的有效性存疑，且执行存在困难，不具有现实可行性。这意味着，当非劳动关系医务人员从事竞争业务时，毛发诊疗企业只能选择承担不利后果而缺乏有效的补救途径。

三、财务风险

(一)利率下降风险

毛发诊疗企业普遍面临利率下降风险。2019 年至 2021 年,雍禾医疗的毛利率为 72.6%、74.6%、72.9%,而大麦植发 2020 年至 2022 年的毛利率为 79.8%、75.9% 及 70.9%。但大麦植发在报告期内的净利率仅分别为 −2%、9.1%、6.5% 和 2.5%,雍禾医疗最近四个财年净利率不足 10%,2019 年最低时不到 3%,2022 年上半年净利率亦仅有 2.4%。

毛利率的下降一方面是因为提升复购率导致的毛利率相对较低的非手术固发业务规模增长,另一方面是因为营收大头植发服务的价格下降。以大麦植发披露的数据为例,报告期各期平均每名患者需要为手术服务支付的费用分别约为 3 万元、2.58 万元、2.47 万元和 2.31 万元,同期非手术服务需要的人均花费约为 1150 元、1490 元、3380 元和 2760 元。

而前文所提到的居高不下的营销支出将进一步导致净利润降低。加之在非一线城市新建的服务机构受到消费者消费能力限制,一定程度上会拉低全国连锁性毛发诊疗行业的毛利率水平。这对企业评估利率、进行扩张的能力提出了更大的挑战和要求。

(二)存货跌价风险

毛发诊疗企业的存货一般包括毛发移植服务所需药物及医用耗材、医疗养固耗材、洗涤及护理产品。当公司准备上市或扩张规模时,一般随着公司存货余额的增加,存货过时的风险可能上升。这对企业评估采购供应及监控产品到期情况的能力提出更高要求。此外,供应当中的任何意外均有可能导致需求减少或供应过剩,将进一步造成财务上计提跌价损失的风险,并对公司经营业绩造成不利影响。

(三)税收政策风险

毛发诊疗企业大多属于高新技术企业。符合条件的高新技术适用的企业所得税税率为 15%,有关部门每三年对高新技术企业资格进行复评,若未能满足相关条件,其使用的企业所得税税率可能会提高至 25%,从而对企业的经营业绩产生重大不利影响。此外，作为医疗美容服务提供者，毛发诊疗企业还可能享受中央政府或地方政府所提供的与健康行业有关的其他税收优惠待遇，而税收优惠待遇本身将会影响特定期间的净收入高低，如因政策变动或政企关系变化等因素导致优惠税收待遇终止，将对企业的财务状况、经营业绩、现金流量乃至发展前景造成重大不利影响。

四、管理风险

（一）经营规模扩大导致的管理风险

目前，植发行业头部机构均进行连锁化开店扩张。截至 2021 年 9 月，碧莲盛已在 32 个城市部署 32 家连锁分店，新生植发也拥有 50 城 60 院的布局，2022 年更是在广州开设首个万平方米的植发机构，已经上市的雍禾医疗和准备上市的大麦植发，连锁店数量也极为壮观。逐渐扩大的经营规模对手术管理、养护产品生产、仓储物流、连锁经营和品牌管理都提出较高要求。如果公司的组织管理体系及管理能力不能满足公司业务规模快速扩张的要求，将增加公司的管理风险。

（二）未必能吸引或挽留实现业务目标所需的管理人员

除了前述对"优质医师"的争抢之外，毛发诊疗企业还高度依赖高级管理层团队及其他主要雇员的持续服务。而行业内对有能力候选人的竞争非常激烈，且这部分管理人员的可替代性较差，如失去高级管理人员，招聘及培训新人员将产生额外的开支。此外，与医师、护士存在的情形类似的是，虽然对于与企业签订劳动关系的人员签订的不竞争协议合法性更强，但实际的执行存在困难，因此企业必须考虑吸引、挽留管理人员的长期策略。

（三）开拓养护品牌、设立医院的风险

目前，为打破低复购率造成的困局，各毛发诊疗企业开始探索新路线，其中开拓养护品牌为比较典型的模式。以雍禾医疗为例，除植发品牌"雍禾植发"之外，公司拥有医疗养固品牌"史云逊"，2022 年上半年史云逊门店已建成 9 家，还有 4 家在建设中。大麦植发则在每家医疗机构设立养护中心以提供固发及养发服务。

同时,毛发诊疗企业还开始从诊所迈向医院。如雍禾医疗表示旗下两家综合毛发医院正在投入建设,大麦植发已于2022年1月获得毛发诊疗服务互联网医院的许可证,正在搭建互联网问诊平台。

医院与诊所有着巨大的不同。毛发诊疗企业所积累的行业经验、管理人才主要从事毛发诊疗行业,并主要负责诊所的管理,对新业务、新机构是否能管理好尚需实践检验。雅戈尔耗资13.6亿元却试图将普济医院捐赠给宁波市政府时曾对外表示,近年来国内外经济形势不确定性加大,国家医疗体制改革纵深推进,且公司缺乏相关行业的运营团队和经验,若继续投入普济医院及相关资产,投入产出可能出现较大程度的失衡,不利于公司集聚资金和精力发展主业。可见,毛发诊疗企业从运营诊所过渡到运营医院,还面临着行业经验及管理人才方面的挑战。

五、毛发诊疗企业IPO风险防控策略

(一)准确评估行业趋势与自身定位

在民营连锁机构、区域性的非连锁专科机构、综合类的医美机构植发科室、公立医院的植发科室"四分天下"的格局之下,面临替代风险和潜在进入者威胁的局面,高毛利润的毛发诊疗企业却难以保持高净利润。毛发诊疗企业作为新兴医美行业,仍然难以避免互联网经济的"高融资,高增长,高亏损"现象,对积极准备上市的毛发诊疗企业而言,评价低复购率、高宣发支出对企业未来业绩的综合影响至关重要。毛发诊疗服务产品更多地具有可选消费品的属性,受到新冠疫情的影响较大,复苏也较缓慢,在新局势下,企业应当准确评估行业走势与自身定位。如企业本身仍未做好相应准备,建议不要贸然进入二级市场。

(二)保证企业核心竞争优势

毛发诊疗行业首先需要保持或提升核心业务——植发手术业务的竞争力。为此,需要从设备、耗材以及医师下手。这意味着在消费医疗行业"人力成本、耗材成本、销售费用"的三大成本当中,企业可能需要根据自身情况的不同采取新的资源分配策略。对于本身布局不广、已具有一定地区优势的企

业而言，将高昂的宣发费用用于提升设备、吸引医师，以提升服务的质量、口碑，积攒品牌效应，将成为饱和市场中的一项关键策略。

（三）规范经营

第一，由于宣发业务占据了毛发诊疗企业的绝对大头，熟悉广告法律法规对于企业商誉具有重要意义。企业应当对一线宣发人员的规范意识及业务能力开展全面的排查与培训，必要时应当建立或聘用专业的法律团队为公司开展模板制定、文案核查、应急事件处理等服务。

第二，加强对旗下医疗机构的人员管理。保证每个机构在开展植发手术时，持有医疗美容主诊医师资格的医生在场，为此，企业应当定制旗下医疗机构的行为准则，通过信息化建设实现对线下诊疗服务的全流程监管。

（四）适当投保

毛发诊疗企业应当适当对部分潜在风险及责任投保，尤其是医疗责任保险。同时，考虑到设备故障、人员自由流动可能存在的影响，拥有实力的毛发诊疗企业还可以考虑投保业务责任或服务中断保险。

（五）畅通投诉处理渠道

对毛发诊疗企业这类消费医疗行业从业者而言，管理客户改善外貌的需求至关重要，毛发诊疗企业应当加强与客户充分沟通及管理客户期望的能力。行业头部企业通常都拥有较为专业的团队专门负责客户满意度，并负责处理客户不满以及退款、投诉事件。鉴于此等投诉、退款事件可能对毛发诊疗服务及养护产品的品牌形象造成重大不利影响，建议畅通投诉处理渠道并第一时间进行积极应对。

（六）保证新业务团队的专业性

新业务运营管理过程中的任何一个服务产品或项目，先要考虑项目背景、目的、目标、影响因素、关键策略、具体手段，以及对人、事、财、物（资源）、时间的合理协调和安排，同时为了让运营管理更加有效，需要相应的制度和医院文化的支撑。对养护品牌、医院业务等新业态，建议企业在原团队的基础上，吸纳专业人士或直接另行聘用专业管理团队，建立精细化的运营体系、组织结构和激励体系，以避免陷入运营管理能力不足的困境。

第九节 医疗器械企业

"十四五"期间，我国医疗器械制造行业发展迎来重要战略机遇，伴随健康中国战略及制造强国战略的实施，产业基础能力日益增强。同时，受疫情影响，医疗器械行业成为全球最受关注的行业之一，国家发展和改革委员会已将医疗器械、医疗用品和医疗服务列入《战略性新兴产业重点产品和服务指导目录》。在鼓励国产化、优先国产化、采购国产化等国家政策的大力扶持下，我国医疗器械企业替代进口的能力得到大幅提升，我国医疗器械行业迎来快速发展时期。

艾瑞咨询报告显示，2020 年全球医疗器械行业市场规模为 34998 亿元，同比增长 4.6%，预计到 2025 年全球医疗器械行业市场规模将达近 41885 亿元，2014 年至 2020 年复合增长率为 4.5%。纵观国内，截至 2020 年，中国医疗器械市场规模约为 8118 亿元，同比增长 15.5%，接近全球医疗器械增速的 4 倍。[①]

近年政府不断发布政策指导医疗器械产业发展，进一步规范市场、鼓励投资和科技创新，为医疗器械产业创新发展发挥了积极作用。除宏观环境、市场规模及政策支持之外，医疗器械企业能否有效利用资本市场的融资功能和提高公司治理功能，也决定了医疗器械企业能否实现持续、健康、高质量发展。然而，在当今产业变革严峻与高端创新"卡脖子"的形势下，医疗器械龙头企业上市阻力增大，其能否成功上市不仅关系自身的融资、知名度和高端人才等资源获得度，更关系到国内医疗器械行业的长期稳固发展。以下通过梳理医疗器械企业 IPO 上市过程中的风险识别与防控措施，以期对医疗器械企业成功上市提供帮助。

---

① 参见《2021 年中国医疗器械国产替代趋势研究报告》，载艾瑞咨询网 2022 年 1 月 17 日，https://www.iresearch.com.cn/Detail/report?id=3921&isfree=0。

一、技术风险及防控措施

(一) 产品技术创新不能持续

医疗器械行业属于典型的技术密集型、创新密集型的多学科交叉行业，企业主营产品和业务通常涵盖计算机软硬件、电子器件、应用物理、材料学、模具、机械、临床医学、放射科学等多个学科和领域，对前沿技术的探索和技术产业化的应用要求相对较高。以医学影像设备为例，小型化、智能化是未来医学影像设备领域发展的重要方向，新技术的不断应用使低剂量扫描、高分辨率成像成为可能；此外，脑研究等前沿生命科学研究对医学影像设备的技术指标也提出更高要求。在相关技术不断升级迭代的背景下，如果企业无法对新技术、新应用场景的发展趋势做出正确判断，将会出现技术升级迭代风险，企业产品无法有效满足市场需求，进而影响企业的产品竞争力、市场占有率等。

对此，企业应当在充分考察行业发展趋势与市场需求发展趋势的基础上，确定产品研发方向与策略，可针对产品功能与性质等进行精细化分类，在企业内部设置专业分类部门进行研发，同时与各大医疗机构、科研院所、高校等开展产学研医合作，持续推进技术升级和新产品开发，并将技术创新成果转化为成熟产品推向市场。

(二) 关键核心技术遭受侵权

在医疗器械这一高精尖技术行业中，技术上的发展对于企业竞争力至关重要。医疗器械企业往往在产品研制及生产相关技术上进行了大量的投入，而从开始研发到正式投入使用这一过程具有研发投入高、周期跨度长、安全要求严等特点。企业上市后意味着要接受更多的规制与管理，接触核心技术的人员会相应增多，核心技术泄露风险会相应增加。倘若企业经过几年甚至十余年的技术研发，掌握了相关产品研制及生产的关键核心技术，关键核心技术却遭受侵权或泄密，将使企业研发投入无法达到相应产出效果，无法保证企业产品具有持续的技术优势，进而对企业的盈利产生不利影响。

为尽可能地避免关键核心技术遭受侵权或泄密给企业带来的不利影响，

企业在技术研发过程中应当及时通过授权发明专利、技术秘密以及与研发人员签署保密协议等方式对关键核心技术进行保护；此外，企业还应建立高效的组织结构，提升对可能出现的技术遭受侵权或泄密风险的应对能力与管理质量。

（三）研发失败或无法产业化

近年来，受国家产业政策支持和市场需求扩容的双重驱动，我国医疗器械行业呈现持续、快速增长态势，尤其是对临床性能佳、产品性价比高的产品需求较大。在此背景下，企业为取得或保持在市场中的竞争优势，往往会在新产品与新技术的研发上持续加大投入，而倘若企业研发投入不足，或者受研发人员、研发条件等不确定因素限制，致使企业无法按期研发成功、研制成品不具备竞争优势或是所研项目无法产业化，企业在行业中的竞争地位和市场占有率将会受到较大影响。

为避免上述风险的出现，在新产品、新技术的研发开始之前，企业应当对于技术发展、行业趋向、市场需求等进行充分考证，使在现有技术条件下新产品、新技术的研发具有充分可行性，研制成功后的新产品、新技术符合行业与市场的发展需求，具有充分的市场竞争力。此外，企业还应对研发过程及投入进行合理规划，对于研发失败或中止做好充分预案，避免研发失败或无法产业化对企业盈利产生不利影响。

（四）专利技术许可不稳定

在医疗器械的研制生产过程中，由于专业技术密集的行业特点，企业存在许多被第三方许可使用专利技术的情形，一旦专利技术许可到期无法续约，短期内企业又无法自主研制出可替代技术，则会导致企业产品研制及生产线有停滞的可能。

一方面，企业在寻求专利许可时应当规范签署专利许可协议，对于许可期限及到期续约等事宜进行充分约定，避免出现专利许可临时终止的情形，同时与许可方建立良好稳定的合作关系；另一方面，企业还应将重心放在核心技术的自主研发与创新上，对于非关键核心技术，在合作市场中可寻求多方合作，降低某一合作方合作不稳定持续所带来的风险。

（五）知识产权纠纷

由于医疗器械行业多学科交叉、知识密集、技术密集的行业特点，知识产权保护对于医疗器械企业至关重要。为了保持技术优势和竞争力、防止技术外泄，已掌握先进技术的行业内优势企业通常会通过申请专利、登记软件著作权等方式设置较高的进入壁垒。在企业的经营过程中，一方面是企业相关知识产权可能被竞争对手侵权，存在企业的相关专利技术被对方使用或模仿的风险；另一方面是企业在从事研发与生产业务时，可能发生侵犯第三方知识产权的风险。

为了企业的长期健康发展，企业在知识产权方面应当注重自身预防、及时申请专利，形成专利墙阻止竞争对手的可能侵犯；注意知识产权证件的有效期，依法交纳专利年费，做好到期专利延续保护申请；拟定好委托生产合同、质量协议、保密协议等相关保护协议。

二、经营风险及防控措施

经营管理在医疗器械企业上市中扮演着重要角色，决定着上市的成败，风险形式主要表现在产品质量责任、经销模式的合作稳定性、高端器械采购稳定性、新冠疫情对业绩的波动影响等方面。

（一）产品质量责任

根据《医疗器械监督管理条例》《医疗器械分类规则》的相关规定，国家按照风险程度对医疗器械实行三级分类管理，其中对第二类、第三类医疗器械实行产品注册管理，同时医疗器械注册人、备案人对研制、生产、经营、使用全过程中医疗器械的安全性、有效性依法承担责任。我国已通过一系列法律法规对医疗器械产品及行业准入制定了严格的标准，各境外地区也大多对医疗器械市场准入实施了严格的标准或要求。医疗器械企业主营产品常常涵盖前述三类医疗器械，更有不少属于国家重点监管的医疗器械产品，其有效性、安全性及稳定性直接影响用户的生命健康。因质量不达标或发生质量责任受到行政处罚常常导致企业经营不善。

企业在开展业务的过程中，应当重点关注自身业务资质获取情况，证书是否在有效期内；严格遵守并落实医疗器械生产经营规范和医疗器械经营质量规范，确保生产和经营全过程符合相关法律及业务规范，数据完整、真实、可溯源；此外，企业应制定完善的质量监控体系，建立产品质量的追溯管理机制及产品销售相关内控制度，从而降低被监管部门处罚、因质量问题出现大批退换货、诉讼或仲裁等可能阻碍上市的情形发生的风险。[1]

（二）经销模式的合作稳定性

医疗器械产品终端客户主要包括医院、体检等医疗机构及科研院所等，医疗器械企业的产品销售模式主要包括经销商模式和直销模式。经销商模式下，针对大型或高价值医疗器械产品的销售，通常是经销商在获取终端订单或需求后向企业进行采购，企业再依据经销商的要求发货以及履行设备安装调试等义务；针对其他产品，经销商通常先购买后再利用自身销售渠道对外销售。如果未来企业产品竞争力下降，或者提价压缩了经销商的盈利空间，可能出现核心经销商流失、企业新增终端客户减少、企业产品销售额大幅下降的风险。

对此，一方面，企业在经销收入的稳步增长、经销商网络的不断扩大的同时，应当注重对经销体系管理能力的提升，增配销售管理人员，同步提升对经销商的管理能力，避免经销商出现自身管理混乱、违法违规等行为；另一方面，企业在扩展经销商网络的同时，要避免出现经销商单一或过于依赖单一经销商的风险，进而避免与某一经销商合作出现不稳定而对企业产生不利影响。

（三）高端器械采购稳定性

我国在高端医疗器械领域的产品国产化率较低，现有医疗市场趋向于进口，目前进口产品垄断 70% ~ 80% 的高端医疗器械市场，我国高性能医疗器械产业化能力相对较弱。[2] 一方面，企业生产所需核心部件存在无法稳定供

---

[1] 参见王朋：《从生产企业的角度浅析医疗器械上市后风险管理》，载《中国医疗器械信息》2012 年第 8 期。

[2] 参见《2021 年中国医疗器械国产替代趋势研究报告》，载艾瑞咨询网 2022 年 1 月 17 日，https://www.iresearch.com.cn/Detail/report?id=3921&isfree=0。

应的风险，如采购合作关系突然终止，将进而影响企业正常生产需求；另一方面，企业对外采购核心部件存在价格波动风险，采购价格上涨，或者进口核心部件受到汇率和关税因素影响，可能增加企业的生产成本。

为了避免出现上述进口依赖或单一供应商依赖风险，一方面，企业应当与供应商建立良好稳定的业务合作关系，同时扩大供应商网络，增加可替代性；另一方面，由于国内多数高端器械依赖进口，国产替代市场空间十分可观，企业还应加强研发与自主创新，加大研发投入，努力实现自研自产，既能避免供应不稳定的不利影响，还能进行国产替代，占据大量市场。

（四）新冠疫情对业绩的波动影响

2020年新冠疫情在全球范围内暴发，受其影响，与新冠病毒检测等有关的医疗器械的市场需求量激增，但该部分业绩增长具有一定偶发性，存在不可持续的风险。同时需要注意的是，以CT、移动DR为代表的医疗影像检查器械，其使用寿命一般为5~10年，医疗机构因此前疫情的影响，早期购置的此类产品一定程度上满足了部分医疗机构今后几年的常规使用需求，进而造成其后市场总体需求相对下降。此外，疫情二次暴发的风险仍未完全消除，倘若疫情反弹或受其他突发公共卫生事件的影响，企业的生产及销售活动效率将会出现下降甚至停滞，从这一角度而言，疫情的存在也会对企业业绩产生较大影响。

对此，企业应当科学看待疫情影响，尤其是对于医疗防护、检测诊断及呼吸治疗等市场领域进行科学判断与预测，① 及时调整产业布局以面对市场变化，根据市场需求对企业内部资源进行合理配置。

三、管理风险及防控措施

（一）内部控制不当

在报告期内，企业的资产规模迅速扩张，经营规模进一步扩大，在提升企业竞争能力的同时，对企业管理与内部控制能力提出了更高的要求。随着

---

① 参见李婷、吉祥等：《新冠疫情对医疗器械产业发展的影响研究》，载《医学研究杂志》2022年第7期。

企业资产与经营规模的扩大，企业技术创新加快，产品结构不断变化，企业的生产管理体系更加复杂化，经营决策和风险控制难度也随之增加。

为避免产生企业管理能力无法与其资产规模、经营规模相适应的风险，企业应当根据资本市场要求和业务发展需要及时调整和优化管理体系，建立有效的激励约束机制，有效管理和控制企业的业务和资产，充分利用法人治理制度与内部控制体系，保证企业组织管理体系、人力资源和风险控制体系与资产、经营规模相适应。

（二）技术人才短缺及流失

医疗器械行业是人才密集型行业，充足、稳定、高素质的人才队伍对于企业的长久发展至关重要。企业上市后人才队伍会更加壮大，协调较为困难，单纯的上下级管理模式容易导致人才外流，人才管理难度更大。未来随着行业竞争日益激烈，竞争对手间对专业人才的争夺将进一步加剧，可能导致现有人才流失，且短期内无法获取匹配企业发展需求的高素质人才，从而对企业的业务及长远发展造成不利影响。

为了吸引以及留住技术人才，企业应当为技术人才提供较好的薪酬福利、工作环境和发展前景，以及通过股权激励等方式实现员工共享企业发展红利，在薪酬体系建设、员工成长路径等方面持续保持业界竞争力。

（三）商业贿赂

关于拟上市医疗器械企业是否存在商业贿赂是证监会非常关注的问题，查处医疗器械领域商业贿赂也是近年来国家的整治重点。卫生部于 2010 年出台《关于进一步深化治理医药购销领域商业贿赂工作的通知》，要求及时将掌握的商业贿赂案件线索和查办的商业贿赂案件情况向有关执纪执法部门通报，坚决惩治医药购销领域商业贿赂行贿方；国家市场监督管理总局于 2018 年印发《关于开展反不正当竞争执法重点行动的公告》，重点查处药品（医疗器械）购销领域的商业贿赂行为；最高人民法院和国家医疗保障局于 2020 年签署了《关于开展医药领域商业贿赂案件信息交流共享的合作备忘录》，要求建立医药领域商业贿赂案件定期通报制度，积极拓展医药领域商业贿赂案件司法成果在医药招采领域的运用等。商业贿赂风险可能存在于企业的采购、销售和市场推广等多个环节，从而导致企业承担赔偿或处罚等连带责任，进而对企业参与医疗器械采购招标产生不利影响。

在反商业贿赂执法趋严的态势下，医疗器械行业的很多销售模式仍存在被执法机关认定为商业贿赂的可能。就上市而言，在相关法规不甚明确的情况下，企业应当首先确保不存在商业贿赂相关违法记录，如存在相关记录，为了规避商业贿赂情形、规范开展业务经营，企业应尽早制定全面整改措施，在内部控制有效性、销售模式规范性等多方面建立健全反商业贿赂的相关内控制度。

四、财务风险及防控措施

（一）即期回报被摊薄

股票成功发行后，企业总股本和净资产将大幅增加，但医疗器械募集资金投资项目的实施和达产需要一定的时间，项目收益亦需逐步体现。尽管企业未来几年营业收入、净利润可能增加，但募集资金到位后净利润增幅可能低于净资产的增幅，从而导致企业每股收益、净资产收益率短期内下降，存在企业即期回报被摊薄的风险。

为尽可能避免即期回报被摊薄，进而影响企业整体收益，企业应当结合自身实际情况，严格规范募集资金的使用，加强对募集资金的管理，对于投资项目可行性、必要性、营利性进行充分论证；优化企业业务结构，全面提升企业综合竞争力；同时应完善利润分配制度，完善利润分配决策条件、比例和分配形式，尽可能地降低即期回报被摊薄的风险。

（二）投资风险大

医疗器械企业投资具有投资金额大、回收周期长、风险大的特点，投资风险主要是源于投资收益的不确定性，倘若投资收益无法达到预期，最终甚至可能造成企业资金链断裂，将对企业经营产生重大不利影响。

为了科学开展投资决策，降低投资风险，企业应当加强投资分析与统筹，在研发投资过程中，针对新产品、新技术的研发投资必须经过充分的市场环境调研，深入了解市场需求及未来走向，从投资可行性、投资回收期、投资收益率等方面分析评估投资项目的收益与风险。同时，投资过程中企业需要实际结合自身经营状况与资金状况，在自身经营情况不佳的情况下应当避免盲目投资。此外，企业项目投资需要多方位、多角度的投资。例如，在第三类医疗器械发展趋于成熟稳定的时候，企业可在相对风险更低、投资更为稳定的第一类、第二类医疗器械上投资，进行多元化发展，降低投资风险。

（三）应收账款无法收回

大型医疗设备等医疗器械存在产品单价较高、安装调试及验收耗时长、客户结算周期较长等特点，企业应收款项余额较大。若下游客户经营状况发生重大不利变化，支付能力出现问题或信用恶化，企业可能面临应收款项无法回收的风险。

企业应当加强对应收账款的事前控制，建立健全应收账款的管理制度，落实应收账款的管理责任到人；建立客户的信用管理制度，加强对客户的信用调查，准确获取客户的信用信息，并建立相应的授信等级制度，[①] 根据信用等级制度授予相应的应收账款的额度，以大大减少呆账、坏账的发生概率和金额。对于已经发生欠款的企业，应会同销售部门及时了解情况，加大催收力度，如欠款系因企业暂时经营问题导致，应暂停赊销，直至还清欠款。

五、行业风险及防控措施

（一）市场竞争加剧

新冠疫情下业绩增长的可持续性风险需要关注。受疫情影响，与新冠病毒检测等有关的医疗器械的市场需求量激增，销售额也相应增长，这也是相关企业争相上市的一大原因。但这部分业绩增长具有一定偶发性与不可持续性，随着疫情缓解与政策变动，相关医疗器械的市场需求将有所减少。例如，医疗机构购置以 CT、移动 DR 为代表的医疗影像检查设备以满足疫情期间日常使用需求，疫情缓解后其市场总体需求会相对下降。

长期以来，国内医疗器械尤其是高端医疗器械市场份额大部分被强生、

---

① 参见严涛：《浅谈如何加强企业应收账款管理》，载《财会研究》2012 年第 9 期。

西门子、史赛克等国际品牌占据。在高端 PET/CT、MR 和 CT 等产品市场，国际品牌曾占据90％以上的市场份额。近年来，随着技术进步和政策支持，国产化替代趋势明显，国际品牌的市场份额呈现下降趋势，但是国际品牌凭借其过去多年塑造的品牌优势、渠道优势和技术优势，仍然处于市场领先地位，国产品牌市场占比仍然较小，国产品牌面临激烈竞争。①

为提高在医疗器械行业中的竞争力，企业应当将产品研发放在首位。作为知识密集型与技术密集型行业，研发是医疗器械行业的支柱，企业在技术与产品上的创新是发展的关键。企业还应重视技术人才，制定有效的员工激励措施。医疗器械企业之间的竞争很大程度上是人才的竞争，企业应当用好人才，管理好人才，进而提升自身在市场中的竞争力。

（二）行业监管严格

依据《医疗器械监督管理条例》的规定，医疗器械分为三类，其中第二类、第三类医疗器械，即具有中度风险，需要严格控制管理以保证其安全、有效的医疗器械，以及具有较高风险，需要采取特别措施严格控制管理以保证其安全、有效的医疗器械。同时，医疗器械行业须接受国家发展和改革委员会、国家卫生健康委员会、国家药品监督管理局等多个主管部门的全面监督和管理。

企业在产品的研发、生产和销售过程需严格执行国家在医疗器械领域的监督管理制度，包括分类管理制度、生产备案与许可制度、产品备案与注册管理制度及经营备案与许可管理制度等，避免因违反行业监管要求而遭受行政处罚，进而给企业经营造成不利影响。

六、政策风险及防控措施

（一）税收优惠影响较大

医疗器械企业享受的税收优惠政策主要有高新技术企业所得税税收优惠、

---

① 参见《中国医疗器械行业：企业如何在日趋激烈的市场竞争中蓬勃发展？》，载德勤网2021年3月1日，https://www2.deloitte.com/content/dam/Deloitte/cn/Documents/life-sciences-health-care/deloitte-cn-lshc-medical-device-white-paper-zh-210301.pdf。

软件销售增值税即征即退优惠等。税收优惠占企业利润总额的比例往往较大，对利润总额的影响较大。

企业应当及时关注国家对上述税收优惠政策的具体规定与可能作出的调整，充分了解税收优惠政策的动向，并针对相关优惠政策的具体条件作出调整，避免出现因相关政策发生重大不利变化或企业优惠资格在有效期满后未能顺利通过重新认定，未能持续获得税收优惠，致使企业税收负担上升，对企业经营业绩和盈利水平产生不利影响。

（二）实施集中采购导致降价

2016 年 12 月，国务院印发《"十三五"深化医药卫生体制改革规划》，将完善药品和高值医用耗材集中采购制度列为重点任务，并要求开展高值医用耗材、检验检测试剂、大型医疗设备集中采购工作。2019 年 7 月，国务院发布《关于印发治理高值医用耗材改革方案的通知》，在高值医用耗材领域探索集中带量采购模式的推广和应用。截至目前，药品以及冠状动脉支架等高值耗材已在全国范围内组织开展集中带量采购试点，安徽、浙江、江苏、福建、山东等省份已发布实施"带量采购"政策方案。如果未来更多省（市）甚至国家层面出台、在医疗器械领域大范围施行集中采购政策，则企业可能面临较大的降价压力。

对此，企业应当加强研发投入，以提高产品技术壁垒的方式来降低同类产品的可替代性，免于被卷入集中采购激烈的价格战；打造差异化产品，提供比同类企业质量更优的产品，注重自身产品与同类企业产品的不同特性，通过延伸或附加功能提高产品竞争力；加强成本控制，从成本端入手，优化生产工艺，降低产品成本，为集中采购腾出降价空间。

医疗器械企业在面临市场巨大的发展机会时也面临市场激烈的竞争与挑战，企业要想在激烈的市场竞争中保持竞争力，顺利完成 IPO 上市，必须加强对技术、经营、管理、财务、行业、政策多方面的风险识别与防控，加强企业风险意识，完善企业管理系统，方能实现健康、快速的发展。